SUPERCEREBRO

Deepak Chopra

Deepak Chopra es médico y autor de más de 65 libros, varios de los cuales han estado en la lista de los más vendidos de *The New York Times*. Se especializó en medicina interna y endocrinología, y en la actualidad es miembro de la Academia Estadounidense de Médicos y de la Asociación Estadounidense de Endocrinólogos Clínicos, además de desempeñarse como investigador científico en la organización Gallup.

www.deepakchopra.com

Rudolph E. Tanzi

Rudolph E. Tanzi imparte la cátedra Joseph P. y Rose F. Kennedy de neurología de la Universidad de Harvard, y es director de la Unidad de Investigación Genética y de Envejecimiento del Hospital General de Massachusetts. Como jefe del proyecto del genoma del Alzheimer, el doctor Tanzi ha descubierto, en colaboración con otros investigadores, varios de los genes implicados en dicha enfermedad.

TAMBIÉN DE DEEPAK CHOPRA

La curación cuántica

Salud perfecta

Vida sin condiciones

Cuerpos sin edad, mentes sin tiempo

El camino de la abundancia

Peso perfecto

Las siete leyes espirituales del éxito

El retorno de Merlín

Energía sin límites

Digestión perfecta

El sendero del mago

Vencer las adicciones

El camino hacia el amor

Las siete leyes espirituales para padres

Poemas de amor de Rumi (traducido por Deepak Chopra y Fereydoun Kia)

Sanar el corazón

Tú eres inmortal

Los señores de la luz

Conocer a Dios

Manual de plantas medicinales del Centro Chopra (con David Simon)

Rejuvenezca y viva más tiempo (con David Simon)

Iluminación

Almas gemelas

Sincrodestino

El libro de los secretos

Fuego en el corazón

Las siete leyes espirituales del yoga (con David Simon)

Un comienzo mágico para una vida fascinante (con David Simon y Vicki Abrams)

Jamás moriremos

Buda

El tercer Jesús

Reinventar el cuerpo, resucitar el alma

La receta de la felicidad

Viaje hacia el bienestar

Dios

SUPERCEREBRO

SUPERCEREBRO

Libere el poder explosivo de su mente
para potenciar su salud, su felicidad
y su bienestar emocional

Deepak Chopra y Rudolph E. Tanzi

Traducción de
Ariadna Molinari

VINTAGE ESPAÑOL
UNA DIVISIÓN DE RANDOM HOUSE LLC
NUEVA YORK

PRIMERA EDICIÓN VINTAGE ESPAÑOL, ABRIL 2014

Copyright de la traducción © 2013 por Ariadna Molinari

Información de catalogación de publicaciones disponible en la Biblioteca del Congreso de los Estados Unidos.

Vintage ISBN en tapa blanda: 978-0-8041-7312-4
Vintage eBook ISBN: 978-0-8041-7313-1

Para venta exclusiva en EE.UU., Canadá, Puerto Rico y Filipinas.

www.vintageespanol.com

Impreso en los Estados Unidos de América
10 9 8 7 6 5 4 3 2 1

Para nuestras esposas y amadas familias

ÍNDICE

TERCERA PARTE
El misterio y la promesa

Aristóteles afirmaba que la única función
del cerebro era enfriar la sangre y que no estaba
ligado a los procesos de pensamiento.
Para algunas personas, esto es una realidad.

WILL CUPPY

PRIMERA PARTE

CÓMO DESARROLLAR SU MAYOR DON

UNA ÉPOCA DORADA PARA EL CEREBRO

¿Qué tanto sabemos en realidad acerca del cerebro humano? En los años setenta y ochenta del siglo pasado, cuando los autores de este libro estudiamos la especialidad, la respuesta más franca era "muy poco". En esos tiempos solía decirse que estudiar el cerebro era como poner un estetoscopio en el muro exterior de un estadio para entender las reglas del futbol americano.

El cerebro contiene, a grandes rasgos, 100 000 millones de neuronas que establecen entre un billón y tal vez hasta 1 000 billones de conexiones llamadas sinapsis. Dichas conexiones se encuentran en un estado permanente y dinámico de remodelación en respuesta al mundo que nos rodea. A pesar de ser una diminuta maravilla de la naturaleza, es extraordinaria.

A todo mundo le asombra el cerebro, ese órgano alguna vez denominado, con justa razón, "universo de kilo y medio". Nuestro cerebro no sólo interpreta el mundo, sino que lo crea. Las características de todo lo que vemos, escuchamos, tocamos, probamos y olemos serían imperceptibles si no fuera por el cerebro. Cualquier cosa que experimentemos el día de hoy —el café matutino, el amor que sentimos por nuestros familiares, una buena idea en el trabajo— ha sido personalizada de manera específica para cada uno de nosotros.

De inmediato nos enfrentamos a un problema crucial. Si mi mundo es único y está personalizado para nadie más que para mí, ¿quién está detrás de esa maravillosa creatividad: mi cerebro o yo? Si contesto que *yo,* las puertas a una creatividad mayor se abren de par en par. Si contesto que *mi cerebro,* entonces quizá impondré drásticas limitaciones físicas a lo que soy capaz de lograr. Puede que lo que nos restrinja sea la genética, los recuerdos dañinos o la baja autoestima, o tal vez nos quedemos cortos porque nuestras expectativas limitadas contraen nuestra conciencia, aun si no lo advertimos.

Los hechos por sí solos pueden dar cuenta de ambas cosas; a saber, el potencial ilimitado o la limitación física. En comparación con el pasado, la ciencia actual acumula información nueva a una velocidad sorprendente. Estamos en una época dorada en cuanto a la investigación del cerebro se refiere. Mes con mes surgen nuevos descubrimientos, pero ¿qué hay del individuo, de la persona que depende del cerebro para todo, en vista de estos impresionantes avances? ¿Es también una época dorada para *nuestro* cerebro?

Hemos detectado que hay una enorme brecha entre las investigaciones científicas trascendentes y la realidad cotidiana. Nos viene a la mente otro antiguo dicho común entre los estudiantes de medicina: las personas sólo suelen usar 10% del cerebro. Literalmente, lo anterior es falso. En el caso de un adulto saludable, la estructura neuronal opera al máximo de su capacidad todo el tiempo. Ni siquiera las resonancias magnéticas más sofisticadas que existen mostrarían diferencias perceptibles entre el cerebro de Shakespeare, mientras escribe un soliloquio de Hamlet, y el de un aspirante a poeta que escribe su primer soneto. Pero las cualidades físicas del cerebro no lo son todo.

Si desea crear la época dorada para su cerebro, debe utilizar de maneras nuevas el don que la naturaleza le ha dado. Lo que genera la vitalidad, la inspiración y el éxito en la vida no es el número de neuronas ni ningún tipo de magia dentro de la materia gris. Los genes desempeñan su papel pero, al igual que el resto del cerebro, también son dinámicos. Todos los días estamos en medio de una tormenta invisible de actividad eléctrica y química que configura el ambiente cerebral. Actuamos como líderes, inventores, profesores y usuarios del cerebro, todo a la vez.

- Como líderes, le entregamos las órdenes diarias al cerebro.
- Como creadores, diseñamos nuevas rutas y conexiones dentro del cerebro que no existían el día anterior.

‣ Como profesores, capacitamos al cerebro para que adquiera nuevas habilidades.

‣ Como usuarios, somos responsables de mantener el buen funcionamiento del cerebro.

En estos cuatro roles radica la diferencia absoluta entre el cerebro cotidiano —al que apodaremos "cerebro estándar"— y lo que llamamos supercerebro. Esta diferencia es inmensa. Aunque no piense literalmente "¿Qué órdenes le daré hoy a mi cerebro?", o "¿Qué nuevas rutas deseo crear?", eso es, de hecho, lo que está haciendo. El mundo personalizado en el que vive necesita un creador, y ese creador no es su cerebro, sino usted.

El supercerebro representa a un creador con total conciencia que explota al máximo las ventajas del cerebro. Dicho órgano posee una adaptabilidad infinita, por lo que usted podría estar desempeñando este rol cuádruple —líder, inventor, profesor y usuario— con resultados más satisfactorios que los que ha obtenido hasta ahora.

Como *líder,* las órdenes que le da al cerebro son distintas a los comandos mecánicos de una computadora (como "eliminar" o "ir al final de la página", los cuales han sido programados en la máquina). Dichas órdenes son captadas por un organismo vivo que cambia cada vez que recibe una instrucción. Si pienso: "Quiero los mismos huevos con tocino que comí ayer", el cerebro no cambia en absoluto. Pero si en vez de eso pienso: "¿Qué desayunaré hoy? Quiero algo nuevo", de pronto tengo acceso a una reserva de creatividad. La creatividad es una inspiración vivaz y novedosa que ninguna computadora puede igualar, así que ¿por qué no aprovecharla al máximo? El cerebro tiene la milagrosa capacidad de dar más de sí mismo, en tanto usted se lo exija.

Pongamos esta idea en términos de cómo se relaciona con su cerebro en la actualidad y cómo podría hacerlo de manera diferente. Analice las listas que le presentamos a continuación y pregúntese con cuál se identifica más.

CEREBRO ESTÁNDAR

⊙ No me exijo comportamientos distintos a los que he tenido con anterioridad.

⊙ Soy un ser de hábitos.

⊙ No suelo estimular mi mente con cosas nuevas.

⊙ Prefiero aquello que me es familiar, pues es la forma más cómoda de vivir.

⊙ Si soy franco, la repetición en mi hogar, en el trabajo y en mis relaciones personales me resulta aburrida.

SUPERCEREBRO

⊙ Cada día representa una nueva oportunidad.

⊙ Estoy alerta para no adquirir malos hábitos, y soy capaz de deshacerme de ellos con facilidad.

⊙ Me gusta improvisar.

⊙ No tolero el aburrimiento provocado por la repetición.

⊙ Me atraen las cosas nuevas en distintos aspectos de mi vida.

El *creador* sabe que el cerebro está en constante evolución. Éste es un suceso individual y exclusivo del cerebro (así como uno de sus misterios más grandes). El corazón y el hígado con los que usted nació serán en esencia los mismos órganos cuando muera, mas no así el cerebro. Éste es capaz de evolucionar y mejorar a lo largo de su vida. Si inventa cosas nuevas para que él las haga, usted se convertirá en la fuente de habilidades nuevas. Cierta teoría notable se anuncia con la consigna "10 000 horas", la cual implica que uno puede adquirir pericia en cualquier área si le dedica esa cantidad de tiempo, incluso si se trata de habilidades para la pintura y la música, antes atribuidas sólo a los talentosos. Si alguna vez ha visto un espectáculo del Cirque du Soleil, tal vez haya asumido que aquellos acróbatas sorprendentes vienen de familias circenses o de compañías extranjeras, pero, de hecho, todos los actos, salvo algunas excepciones, son realizados por gente común que asistió a una escuela especial en Montreal. En cierto momento, la vida consiste en una serie de habilidades como caminar, hablar y leer. Sin embargo, cometemos el error de limitar dichas habilidades. El mismo sentido de equilibrio que le permitió gatear, caminar, correr y andar en bicicleta, le permitiría, con unas 10 000 horas (o menos), cruzar una cuerda floja que conecta dos rascacielos. Cuando deja de exigirle al cerebro que perfeccione nuevas habilidades día con día, explota sus capacidades al mínimo.

¿Con cuál de las siguientes opciones se identifica?

CEREBRO ESTÁNDAR

- No podría afirmar que estoy creciendo tanto como cuando era joven.
- Si debo adquirir una habilidad nueva, hago lo mínimo necesario.
- Me resisto al cambio y, en ocasiones, lo considero una amenaza.
- No intento mejorar en aquello para lo que ya soy bueno.
- Paso bastante tiempo realizando actividades pasivas, como ver televisión.

SUPERCEREBRO

- Estaré en constante evolución toda mi vida.
- Si aprendo algo nuevo, lo llevo al máximo.
- Me adapto con rapidez a los cambios.
- Está bien si no soy bueno para algo cuando lo hago por primera vez. Disfruto el desafío.
- Me mantengo activo y sólo tomo unos cuantos descansos.

El *profesor* sabe que el conocimiento no está fundamentado en los hechos, sino en la curiosidad. Los maestros más inspiradores son aquellos que infunden la curiosidad a sus estudiantes. Estamos en la misma posición en relación con nuestro cerebro, excepto por una gran diferencia: somos tanto alumnos como profesores. Infundirnos la curiosidad es responsabilidad de cada uno de nosotros y, cuando ésta llega, también somos quienes nos sentimos inspirados. Ningún cerebro se inspira por sí solo; sin embargo, cuando usted está inspirado, desencadena una cascada de reacciones que lo activan, pues el cerebro desinteresado básicamente está dormido. (También se puede estar desmoronando. Existen evidencias de que podemos evitar los síntomas de la senilidad y el envejecimiento cerebral si durante nuestra vida nos mantenemos activos en lo social y curiosos en lo intelectual.) Como todo buen profesor, usted debe monitorear los errores, fomentar las fortalezas, percibir cuando el alumno está listo para enfrentar desafíos nuevos, etcétera. Asimismo, debe estar abierto a lo desconocido y ser receptivo, como todo estudiante brillante.

¿Con cuál de las siguientes opciones se identifica?

CEREBRO ESTÁNDAR

- Estoy muy conforme con mi percepción de la vida.
- Estoy casado con mis creencias y mis opiniones.
- Dejo que los demás sean los expertos.
- Rara vez veo programas educativos o asisto a conferencias públicas.
- Hace bastante tiempo que no me siento inspirado de verdad.

SUPERCEREBRO

- Disfruto reinventarme.
- Hace poco modifiqué una creencia u opinión muy arraigada.
- Hay al menos una cosa en la que soy experto.
- Me siento atraído por la televisión educativa y las actividades académicas.
- Mi vida es una inspiración cotidiana.

El *usuario* sabe que no existe ningún manual de propietario para el cerebro, pero que éste requiere ser nutrido, reparado y manejado de forma apropiada. Algunos de estos nutrientes son de tipo físico. Hoy en día, la moda del alimento para el cerebro hace que la gente corra a las tiendas en busca de ciertas vitaminas y enzimas, pero la nutrición apropiada para el cerebro también es mental. El alcohol y el tabaco intoxican, así que exponer el cerebro a estas sustancias también es una forma de darle un mal uso. Un estudio reciente ha demostrado que el estrés cotidiano de la rutina bloquea la corteza prefrontal, la parte del cerebro responsable de la toma de decisiones, la corrección de errores y la evaluación de situaciones. Por eso la gente enloquece en los embotellamientos, pues, aunque se trata de estrés rutinario, la rabia, la frustración y la impotencia que sienten algunos conductores indican que la corteza prefrontal ha dejado de gobernar los impulsos primarios que tiene la responsabilidad de controlar. Volvemos una vez más a la idea de que usted debe usar su cerebro, no dejarse usar por él. La violencia al volante sólo es un ejemplo de cuando el cerebro lo usa a usted, como también lo son los recuerdos tóxicos, las heridas causadas por traumas del pasado, los malos hábitos difíciles de cambiar y la mayoría de las terribles adicciones fuera de control. Es de fundamental importancia que usted sea consciente de esta área.

¿Con cuál de las siguientes afirmaciones se identifica?

CEREBRO ESTÁNDAR

- Últimamente me he sentido descontrolado al menos en un aspecto de mi vida.
- Mi nivel de estrés es muy alto, pero lo tolero.
- Me preocupa deprimirme o estoy deprimido.
- Mi vida puede tomar un rumbo indeseable.
- Puedo tener pensamientos obsesivos, aterradores o que me causan ansiedad.

SUPERCEREBRO

- Me siento cómodo y estoy bajo control.
- Evito las situaciones estresantes de forma activa, me alejo de ellas y las dejo pasar.
- Mi humor es estable y bueno.

⊙ A pesar de las situaciones inesperadas, mi vida está encaminada en la dirección que deseo.

⊙ Me gusta la forma en que piensa mi mente.

Aunque el cerebro no venga con manual de propietario, usted puede usarlo para andar el camino del crecimiento, el logro, la satisfacción personal y la obtención de nuevas habilidades. Sin darse cuenta, es capaz de dar un salto cuántico en relación con el uso de su cerebro. Nuestro destino final es el cerebro iluminado, el cual va más allá de los cuatro papeles que todos desempeñamos. Es un tipo de relación peculiar, en la cual usted es el observador, el testigo silencioso que presencia lo que hace el cerebro. Aquí reside la trascendencia. Cuando logra ser ese testigo silencioso, la actividad cerebral no le causa complicaciones. Al permanecer en paz absoluta y conciencia silenciosa, encontrará la verdadera respuesta a las preguntas eternas sobre Dios, el alma y la vida después de la muerte. Creemos que este aspecto de la vida es real porque cuando la mente desea trascender el cerebro está dispuesto a seguirla.

Una nueva relación

Tras la muerte de Albert Einstein, en 1955, a la edad de 65 años, surgió una enorme curiosidad por el cerebro más famoso del siglo XX. Bajo el supuesto de que dicha genialidad debía tener un origen físico, se realizó la autopsia de su cerebro. Contrario a las expectativas de que las grandes ideas provienen de cerebros grandes, se encontró que el de Einstein en realidad pesaba 10% menos que el cerebro promedio. Si apenas comenzaba el auge de la exploración genética, se estaba a varias décadas del desarrollo de teorías avanzadas sobre la formación de nuevas conexiones sinápticas. Ambas áreas de estudio representan avances muy significativos del conocimiento. No es posible ver a los genes en acción, pero sí observar cómo las neuronas desarrollan nuevos axones y dendritas, que son las extensiones en forma de hilos que permiten a las células cerebrales conectarse entre sí. Hoy en día se sabe que el cerebro es capaz de generar nuevos axones y dendritas hasta los últimos años de vida, lo cual es muy esperanzador para la prevención de la senilidad, por ejemplo, y para preservar nuestra capacidad mental por tiempo indefinido. (La capacidad cerebral de formación de nuevas conexiones es tan sorprendente que un feto a punto de nacer desarrolla 250 000 neuronas nuevas por minuto, lo cual implica millones de conexiones sinápticas nuevas por minuto.)

Al afirmar esto, sin embargo, estamos siendo tan ingenuos como los reporteros que esperaban con ansias decirle al mundo que Einstein tenía un cerebro fuera de lo común, pues el énfasis sigue puesto en la parte física. No se le da suficiente importancia a la manera en que cada individuo se relaciona con su cerebro. Consideramos que, si no se crea una nueva relación, no se puede esperar que el cerebro haga cosas nuevas e inesperadas. Imagine a un chico desanimado por la escuela. Todos tuvimos algún compañero así en nuestra infancia, el cual, por lo regular, se sentaba en la última fila del salón. El comportamiento de este tipo de niños sigue un patrón desalentador.

Primero, el niño intenta ir al mismo ritmo que los demás. Pero, cuando fracasa en el intento, por la razón que sea, se desanima. Entonces deja de esforzarse tanto como quienes son exitosos y reconocidos. La siguiente fase implica hacer algo al respecto, así que hace ruidos o bromas que distraen al grupo. Dichas interrupciones pueden ser bastante enérgicas, pero a la larga el niño se da cuenta de que no obtiene buenos resultados. Sus acciones provocan desaprobación y castigos. Así que entra a la fase final de ensimismamiento silencioso, en la que ya no hace el intento por estar al mismo nivel que sus compañeros, mientras éstos lo señalan como el niño tonto o lento, como el que no pertenece. La escuela pasa a ser una prisión asfixiante, en vez de un lugar enriquecedor.

No es difícil prever cómo afectará este ciclo de comportamiento al cerebro. Ahora sabemos que los bebés nacen con 90% del cerebro formado y un excedente de millones de conexiones. Durante los primeros años de vida se descartan las conexiones sin uso y se fortalecen las que llevarán a la adquisición de nuevas habilidades. Es de suponer que el niño desanimado suspenderá este proceso, no desarrollará habilidades útiles y las partes del cerebro en desuso se atrofiarán. El desaliento es holístico, pues comprende el cerebro, la psique, las emociones, el comportamiento y las oportunidades futuras.

Para operar bien, su cerebro requiere estímulos, pero éstos son secundarios respecto de los sentimientos del infante, los cuales son mentales y psicológicos. Un niño desalentado se relaciona con su cerebro de forma distinta que un chico animado, y los cerebros de ambos también reaccionan de maneras diferentes.

La idea del supercerebro se fundamenta en el credo de conectar la mente con el cerebro de una manera nueva. La diferencia crucial no radica en la parte física, sino en la determinación, intención, paciencia, esperanza y diligencia de la persona. Todo esto influye, para bien o para mal, en la relación entre la mente y el cerebro, la cual podemos resumir en 10 principios esenciales.

CREDO DEL SUPERCEREBRO	CÓMO SE RELACIONA LA MENTE CON EL CEREBRO

1. El proceso siempre implica ciclos de retroalimentación.
2. Los ciclos de retroalimentación son inteligentes y adaptables.
3. Las dinámicas del cerebro se equilibran y se desequilibran, pero siempre favorecen el balance general, también conocido como homeostasis.
4. Utilizamos el cerebro para evolucionar y desarrollarnos, guiados por nuestras intenciones y objetivos.
5. La autorreflexión nos empuja hacia territorios desconocidos.
6. Múltiples áreas del cerebro se coordinan de forma simultánea.
7. Tenemos la capacidad para monitorear varios niveles de conciencia, aun cuando nuestra concentración está puesta, por lo general, en un solo nivel (es decir, despertar, dormir o soñar).

8. Todas las cualidades del mundo conocido, como la vista, el sonido, la textura y el gusto, se crean de maneras misteriosas mediante la interacción entre mente y cerebro.

9. La mente es el origen de la conciencia, no el cerebro.

10. Sólo la conciencia se comprende a sí misma. No hay explicación mecánica derivada de lo que sabemos del cerebro que sea suficiente para entenderla.

Las anteriores son grandes ideas. Aún es necesario explicarlas, pero primero queríamos presentarlas en conjunto. El concepto más memorable de la primera oración —*ciclos de retroalimentación*— podría tener a los estudiantes de medicina al borde de sus asientos durante todo un ciclo escolar. El cuerpo entero funciona como un inmenso bucle de retroalimentación formado por billones de diminutos ciclos. Las células se comunican entre sí y reciben las respuestas de las otras células. Es un tipo de respuesta análogo al de la tecnología: el termostato de su sala percibe la temperatura y, si hace frío, enciende la calefacción; cuando el ambiente está templado, el termostato recibe la información y apaga la calefacción.

Este principio opera en el cuerpo mediante interruptores que también regulan la temperatura. Quizá no parezca fascinante. Sin embargo, cuando usted genera un pensamiento, su cerebro le envía información al corazón, el cual, si el mensaje es de emoción, miedo, excitación sexual u otro estado anímico, puede acelerar sus latidos. Luego, el cerebro enviará un mensaje opuesto, para indicar al corazón que vaya más despacio; pero si este ciclo de retroalimentación se rompe, el corazón puede seguir acelerándose como un auto sin frenos. Por ejemplo, los pacientes que toman esteroides sustituyen con ellos los esteroides naturales producidos por el sistema endocrino; si los consumen por periodos prolongados, la producción de esteroides naturales se reduce y las glándulas suprarrenales se encogen.

Las suprarrenales son responsables de enviar el mensaje que desacelera los latidos del corazón. Por tanto, si un paciente deja de tomar los esteroides de golpe, en vez de reducir la dosis de manera gradual, el cuerpo puede quedarse sin frenos, pues la glándula no ha tenido tiempo para regenerarse. De ser así, alguien podría llegar a hurtadillas y gritarle al oído "¡Buuu!", y su corazón se aceleraría de forma descontrolada. ¿Cuál sería el resultado? Un infarto. Ante estos escenarios, los ciclos de retroalimentación se vuelven más interesantes. Pero, para que sean realmente fascinantes, hay formas extraordinarias de hacer uso consciente de la retroalimentación cerebral. Una persona cualquiera, conectada a una máquina de biorretroalimentación, puede aprender con rapidez a controlar mecanismos corporales que suelen funcionar de modo automático. Se puede reducir la tensión sanguínea, por ejemplo, o alterar el ritmo cardiaco, e incluso alcanzar el estado de ondas alfa asociado con la meditación y la creatividad artística.

Ahora bien, es posible prescindir de la máquina de retroalimentación. Intente hacer el siguiente ejercicio: observe la palma de su mano. Siéntala mientras la mira. A continuación, imagine que comienza a calentarse. Siga mirándola y concéntrese en que aumente su temperatura; mire cómo se pone cada vez más roja. Si se concentra lo suficiente, la palma de su mano se calentará y se pondrá roja. De hecho, los monjes budistas tibetanos utilizan este simple ciclo de retroalimentación (una técnica de meditación avanzada a la que llaman *tumo*) para calentar sus cuerpos.

Es una técnica tan efectiva que los monjes que la usan pueden sentarse en cuevas heladas y meditar toda la noche sólo con las túnicas azafranadas de seda que los caracterizan. Este simple ciclo de retroalimentación es extensible a muchas cosas, pues lo que puede llegar a inducirse por medio de la intencionalidad no tiene límites. Por ejemplo, estos mismos monjes budistas alcanzan estados de compasión que dependen de cambios físicos en la corteza prefrontal del cerebro. Sin embargo, los cerebros no lograron esto por sí solos, sino que siguieron órdenes de la mente. De esta forma se cruza la frontera. Cuando un ciclo de retroalimentación mantiene el ritmo cardiaco normal, el mecanismo es involuntario; por tanto, éste lo usa a usted. Pero, si modifica su ritmo cardiaco intencionalmente (al imaginar, por ejemplo, a una persona que le despierta sentimientos románticos), es usted quien lo está usando.

Traslademos este concepto a una situación en la cual la vida puede ser tanto miserable como alegre. Piense en alguien que sufrió una apoplejía. En relación con la supervivencia de pacientes que han padecido derrames gravísimos, la medicina ha logrado avances gigantescos, los cuales pueden atribuirse al desarrollo de mejores medicamentos y al incremento de unidades médicas especializadas, ya que lo ideal es tratarlos tan pronto como sea posible. El tratamiento inmediato ha salvado incontables vidas, en comparación con otras épocas.

Sin embargo, sobrevivir no es lo mismo que recuperarse. No hay drogas que aseguren a las víctimas la recuperación de una parálisis, el efecto secundario más común de una apoplejía. A semejanza de los niños desanimados, los pacientes que han sufrido derrames cerebrales parecen depender de la retroalimentación. Anteriormente solían pasar su tiempo sentados, recibiendo atención médica, y la estrategia menos enérgica consistía en usar el lado del cuerpo que no había sido afectado por el derrame. La rehabilitación actual consiste en aplicar la estrategia más enérgica. Si el paciente tiene la mano izquierda paralizada, el terapeuta lo hará usar sólo esa mano para levantar una taza de café o peinarse.

Al principio, estas tareas son físicamente imposibles. Incluso el simple hecho de levantar un poco la mano resulta doloroso y frustrante. Pero si el paciente persevera en la intención de usar la mano dañada, una y otra vez, se crean nuevos ciclos de retroalimentación. El cerebro se adapta, y poco a poco desarrolla la nueva función. Hemos visto recuperaciones sorprendentes de pacientes que logran caminar, hablar y hasta usar sus extremidades con normalidad tras una rehabilitación intensa. Hace 20 años, estas funciones habrían languidecido o tenido mejorías poco significativas.

Hasta ahora sólo hemos explorado las implicaciones de una simple expresión. El credo del supercerebro sirve de puente entre dos mundos: la biología y la experiencia. La primera se especializa en explicar los procesos físicos, pero es incapaz de decirnos el significado y el propósito de nuestra experiencia subjetiva. ¿Cómo se siente ser un niño desanimado o una víctima de apoplejía paralizada? La historia comienza con esa pregunta, y la biología viene después. Se requieren ambos mundos para comprendernos, pues de otro modo caemos en la falacia biológica, la cual sostiene que el cerebro nos controla. Dejando de lado las incontables discusiones entre teorías sobre la mente y el cerebro, el objetivo es claro: deseamos usar nuestros cerebros, no que ellos nos usen a nosotros.

Más adelante explicaremos con más detalle estos 10 principios. Los descubrimientos más sobresalientes en el área de las neurociencias apuntan en la misma dirección: el cerebro humano puede hacer mucho más de lo que siempre hemos creído. Contrario a las creencias obsoletas, las limitaciones las imponemos nosotros, no los defectos físicos. Por ejemplo, cuando nos estábamos formando como científicos, la naturaleza de la memoria era un misterio absoluto. En ese entonces, había otro dicho común: "Sabemos tanto sobre la memoria como que el cerebro está lleno de aserrín". Por fortuna, los estudios de resonancia magnética ya estaban siendo desarrollados, así que, en la actualidad, los investigadores pueden observar en tiempo real cómo ciertas áreas del cerebro se "iluminan" para mostrar la actividad neuronal cuando el sujeto recuerda ciertas cosas. Podríamos decir que el techo del estadio ahora está hecho de cristal.

Sin embargo, la memoria sigue siendo escurridiza, no deja rastro físico alguno en las neuronas y nadie sabe en realidad dónde se almacenan los recuerdos, aunque ése no es motivo para imponer limitaciones a lo que el cerebro puede recordar. Una prodigiosa joven matemática de origen indio hizo una demostración en la que se le pidió que multiplicara mentalmente dos números, cada uno de 32 dígitos. Dio la respuesta, de 64 o 65 dígitos, apenas segundos después de escuchar los dos números. En promedio, la mayoría de la gente sólo es capaz de recordar hasta seis o siete dígitos a simple vista. Entonces, ¿cuál debería ser nuestro modelo de memoria: el de la persona promedio o el de la excepcional? En lugar de afirmar que la mujer prodigio tiene mejores genes o un don especial, pregúntese: ¿he entrenado mi cerebro para tener supermemoria? Existen cursos para hacerlo, y la gente común que los toma logra cosas como recitar la Biblia de memoria, con sólo los genes y los dones con los que nació. Todo depende de cómo nos relacionemos con el cerebro. Al imponernos expectativas más altas, entramos en una fase de funcionamiento superior.

Una de las propiedades únicas del cerebro es que sólo es capaz de hacer lo que cree que puede hacer. Cuando usted afirma: "Mi memoria ya no es lo que era" u "Hoy no me acuerdo de nada", está entrenando a su cerebro para estar a la altura de esas expectativas bajas. Y, si las expectativas son bajas, los resultados serán deficientes. La primera regla del supercerebro es que el cerebro siempre está prestando atención a los pensamientos y, a medida que los escucha, aprende de ellos. Si le enseña limitaciones, el cerebro se limitará. Pero ¿qué ocurre si hace lo opuesto?, ¿si le enseña a ser ilimitado?

Imagine que su cerebro es un piano Steinway. Las teclas están en su lugar, listas para sonar al ser presionadas por los dedos. No importa quién se siente enfrente —ya sea un aficionado o un virtuoso de clase mundial, como Vladimir Horowitz o Arthur Rubinstein—, el instrumento sigue siendo el mismo. Sin embargo, la música que produzca será radicalmente distinta. El aficionado usa menos de 1% del potencial del piano; el virtuoso lleva el instrumento más allá de sus límites.

Si no hubiera grandes músicos, nadie imaginaría las melodías increíbles que pueden salir de un piano Steinway. Por fortuna, la investigación sobre el desempeño del cerebro día con día nos ofrece ejemplos sorprendentes del potencial sin explotar que cobra vida de manera impresionante. Apenas ahora se realizan resonancias magnéticas a estos individuos increíbles, lo cual hace que sus habilidades sean más asombrosas pero, al mismo tiempo, más misteriosas.

Veamos el caso de Magnus Carlsen, prodigioso ajedrecista noruego. A los 13 años de edad recibió el título más distinguido en esa disciplina, el de *gran maestro,* siendo el tercero más joven de la historia. Más o menos en esa época, durante una partida rápida, orilló a Gary Kasparov, antiguo campeón mundial de ajedrez, al empate. "Estaba nervioso y me sentía intimidado —recuerda Carlsen—. De no ser así, lo habría derrotado." Para jugar ajedrez en este nivel, un gran maestro debe ser capaz de referirse, de forma instantánea y automática, a miles de jugadas almacenadas en su memoria. Sabemos que el cerebro no está lleno de aserrín, pero sigue siendo un misterio absoluto cómo una persona logra recordar un conjunto tan vasto de jugadas individuales que suman muchos millones. El joven Carlsen, quien ahora tiene 22 años, hizo una demostración televisada en la que jugó contra 10 oponentes al mismo tiempo en partidas rápidas... ¡de espaldas a los tableros!

Dicho de otro modo, debía recordar la disposición de las 32 piezas de cada uno de los 10 tableros, mientras el reloj le daba apenas unos cuantos segundos para cada jugada. El desempeño de Carlsen define los límites de la memoria, o al menos una pequeña parte de ella. Es difícil que una persona normal imagine tener una memoria así, pero el hecho es que Carlsen no está presionando a su cerebro. Según dice, lo que hace le parece completamente normal.

Creemos que cada hazaña mental notable es un señalamiento que indica el camino. No sabrá lo que su cerebro es capaz de hacer hasta que ponga a prueba sus límites y dé un paso más allá de ellos. Sin importar qué tan ineficiente sea su uso del cerebro, una cosa es cierta: éste es el portal hacia su futuro. El éxito en la vida depende de nuestro cerebro, por el simple hecho de que toda la experiencia nos llega a través de él.

Deseamos que *Súper mente* sea una guía tan práctica como sea posible, ya que le ayudará a resolver problemas muy difíciles o casi imposibles para el cerebro estándar. Cada capítulo concluye con una sección de "Soluciones supercerebrales", que incluye un conjunto de sugerencias innovadoras para superar muchos de los retos más comunes de la vida.

CINCO MITOS POR DESMENTIR

Para cambiar la realidad, deberá relacionarse con su cerebro de una manera nueva. Mientras más cosas descubren los neurocientíficos, más evidente es que el cerebro tiene poderes aún desconocidos. El cerebro procesa la materia prima de la vida, como un sirviente de nuestros deseos y de las visiones que imaginamos. El mundo tangible no puede resistirse a este poder, pero abrir esa puerta requiere nuevas creencias, pues el cerebro no puede hacer lo que cree que es incapaz de hacer.

Existen cinco mitos en particular de los que se ha demostrado que han impuesto límites y obstrucciones al cambio. Todos ellos fueron aceptados como verdades en su momento; no hace mucho tiempo, por cierto.

El cerebro lesionado no puede sanarse a sí mismo.

Ahora sabemos que el cerebro tiene poderes sorprendentes de regeneración que ni siquiera eran imaginables en el pasado.

Es imposible modificar las conexiones cerebrales.

El "cableado" del cerebro no está predeterminado, sino que cambia todo el tiempo, y nuestra capacidad para reconfigurar las conexiones cerebrales permanece intacta desde que nacemos hasta el final de nuestra vida.

El envejecimiento cerebral es inevitable e irreversible.

Día con día surgen nuevas técnicas para que el cerebro se mantenga joven y se conserve la agudeza mental, lo que desmiente esta creencia obsoleta.

El cerebro pierde millones de neuronas al día, las cuales son irremplazables.

El cerebro contiene células madre que son capaces de diferenciarse para formar nuevas neuronas a lo largo de la vida. En realidad, la pérdida y la recuperación de neuronas es un tema bastante complejo. Sin embargo, la mayoría de los nuevos descubrimientos representan buenas noticias para quien teme perder la capacidad mental a medida que envejece.

Las reacciones primitivas (miedo, ira, celos, agresión) dominan al cerebro superior (cortical).

Puesto que la memoria genética de miles de generaciones está grabada en el cerebro, el cerebro inferior (reptiliano) sigue presente y genera impulsos primitivos y, por lo regular, negativos, como el miedo o la ira. Sin embargo, la evolución permanente del cerebro nos ha permitido obtener la capacidad para dominar el cerebro inferior por medio de la elección y la voluntad. El novedoso campo de la psicología positiva nos enseña a hacer el mejor uso posible de nuestra voluntad para promover la felicidad y sobreponernos a la negatividad.

La buena noticia es que estos cinco mitos han sido refutados. Antes se creía que el cerebro era estático, mecánico y que se deterioraba incesantemente. Ahora sabemos que no hay nada más alejado de la verdad. En este mismo instante, cada uno de nosotros está creando la realidad, y, si ese proceso se mantiene vivo y en dinamismo, el cerebro es capaz de mantener el ritmo, año tras año.

Ahora discutamos con detalle cómo refutar estos mitos al aplicarlos a nuestras propias experiencias y expectativas.

Mito 1. El cerebro lesionado no puede sanarse a sí mismo.

Cuando el cerebro se daña por causa de un traumatismo provocado por un accidente automovilístico, por ejemplo, o como consecuencia de una apoplejía, las neuronas y las conexiones entre ellas (sinapsis) se pierden. Durante mucho tiempo se creyó que, una vez que había daño cerebral, las víctimas estaban condenadas a usar la poca o mucha función cerebral que les quedara. Sin embargo, durante las últimas dos décadas se ha hecho un descubrimiento significativo, y numerosos estudios lo han confirmado. Cuando las neuronas y las sinapsis se pierden por causa de una lesión, las neuronas circundantes compensan la pérdida e intentan restablecer las conexiones perdidas, lo cual reconstruye de forma efectiva la red neuronal afectada.

Las neuronas circundantes incrementan el trabajo y llevan a cabo una "regeneración compensatoria" de sus principales partes conectoras (el tallo principal, o axón, y las numerosas ramas en forma de hilo, o dendritas). Este crecimiento recupera las conexiones perdidas dentro de la red neuronal a la que pertenece cada célula.

Al mirar hacia atrás, nos parecía raro que la ciencia sólo les negara a las neuronas la capacidad que les concedía a otros nervios. Desde finales del siglo XVIII los científicos saben que las neuronas del sistema nervioso periférico (que son los nervios que recorren el cuerpo fuera del cerebro y la médula espinal) pueden regenerarse. En 1776, William Cumberland Cruikshank, anatomista de origen escocés, cortó una sección de un centímetro del nervio vago del cuello de un perro. El nervio vago va hacia el cerebro, a un lado de la arteria carótida en el cuello, y está involucrado en la regulación de algunas funciones principales —el ritmo cardiaco, la sudoración, los movimientos musculares al hablar— y en que la laringe se mantenga abierta para la respiración. Si se cortan ambas ramificaciones del nervio, el resultado es letal. Cruikshank cortó sólo una de las ramas y descubrió que la brecha que había creado se regeneraba al poco tiempo con tejido nervioso nuevo. Sin embargo, cuando presentó el artículo con sus resultados a la Royal Society, se enfrentó a su escepticismo, y pasaron muchos años antes de que lo publicaran.

Para ese entonces ya había otras evidencias que confirmaban que los nervios del sistema periférico, como el vago, pueden sanar cuando se les secciona. (Usted puede experimentar este fenómeno si acaso una cortada profunda le provoca insensibilidad en el dedo; después de un tiempo, se recupera la capacidad de sensación.) No obstante, durante siglos la gente creyó que los nervios del sistema nervioso central (cerebro y médula espinal) no tenían esa misma capacidad. Ahora bien, es cierto que el sistema nervioso central no puede regenerarse con la misma robustez y velocidad que el sistema nervioso periférico.

DIAGRAMA 1: NEURONAS Y SINAPSIS

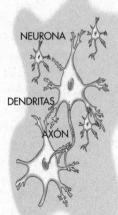
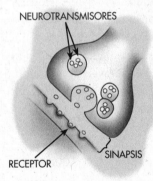

Las neuronas son auténticas maravillas de la naturaleza, pues son capaces de crear nuestro sentido de la realidad. Se conectan entre sí para formar redes neuronales vastas e intrincadas.

El cerebro contiene más de 100 000 millones de neuronas y hasta 1 000 billones de conexiones llamadas sinapsis.

Las neuronas proyectan filamentos y ramificaciones conocidos como axones y dendritas, los cuales llevan las señales tanto químicas como eléctricas hacia los espacios entre sinapsis. Cada neurona contiene varias dendritas —que reciben información de las otras neuronas—, pero sólo tiene un axón, que puede alcanzar una longitud de más de un metro. El cerebro de un adulto contiene más de 161 000 kilómetros de axones e incontables dendritas, con los cuales se podría dar más de cuatro vueltas completas a la Tierra.

Ahora bien, gracias a la "neuroplasticidad", el cerebro puede remodelar y reconfigurar sus conexiones después de una lesión. Dicha reconfiguración es la definición funcional de la neuroplasticidad, tema bastante polémico en la actualidad. *Neuro* viene de *neurona*, mientras que *plasticidad* implica maleabilidad. La antigua teoría sostenía que los niños configuraban sus redes neuronales como parte natural de su desarrollo, y después se detenía el proceso y las conexiones cerebrales se volvían definitivas. Ahora percibimos las proyecciones de las neuronas como diminutos gusanos delgados que se reconfiguran de manera constante en respuesta a la experiencia, el aprendizaje y las lesiones. Sanación y evolución están íntimamente ligadas.

Su cerebro se está remodelando en este instante. No es necesario que una lesión desencadene el proceso, pues es suficiente con estar vivo. Más aún, usted puede promover la neuroplasticidad al exponerse a nuevas experiencias. Incluso es mejor si se da a la tarea de aprender nuevas habilidades por convicción, con pasión y entusiasmo. Algo tan simple como darle a un anciano una mascota para que la cuide le infunde mayor voluntad para vivir. El hecho de que el cerebro se vea involucrado hace la diferencia, pero no debemos olvidar que las neuronas están a nuestro servicio. Un corte de disección revela cambios en el nivel de las proyecciones neuronales y los genes, pero lo que en verdad revitaliza al anciano es haber adquirido un nuevo propósito y algo nuevo a lo cual amar.

La neuroplasticidad es un concepto superior al de mente sobre materia, pues cuando los pensamientos generan nuevo crecimiento neuronal, la mente se convierte en materia. Cuando surgió, el fenómeno era motivo de burla, y los científicos que usaban el término *neuroplasticidad* eran menospreciados. Aun ahora, muchos conceptos nuevos, que tal vez serán seminales o convencionales en el futuro, son considerados insignificantes e inútiles. De ese modo, el concepto de neuroplasticidad superó ese comienzo difícil y se convirtió en una estrella.

El hecho de que la mente tenga tanto poder sobre la materia fue una idea crucial para ambos durante la década de los ochenta. Deepak se enfocaba en el lado espiritual de la conexión entre mente y cuerpo, mediante el fomento de la meditación y la medicina alternativa. Se topó con una frase que lo inspiró a seguir este camino: "Si deseas saber cómo fueron tus pensamientos, observa tu cuerpo ahora. Si deseas saber cómo será tu cuerpo en el futuro, observa tus pensamientos actuales".

A Rudy, este descubrimiento capaz de derrumbar paradigmas lo marcó cuando era estudiante de posgrado en el programa de neurociencias de la Escuela de Medicina de Harvard. Trabajaba en el Hospital Infantil de Boston intentando aislar el gen que produce la principal toxina cerebral ligada al Alzheimer: la proteína beta amiloide, una sustancia pegajosa que se acumula en el cerebro y se correlaciona con la disfuncionalidad y las fallas de las neuronas. Rudy estudiaba enérgicamente todos los artículos relacionados con el Alzheimer y con este amiloide tóxico, que puede tomar la forma de proteína beta amiloide en el caso del Alzheimer, y de priones en enfermedades similares a la de las vacas locas.

Un día, Rudy leyó un artículo que mostraba cómo el cerebro de un paciente con Alzheimer había lidiado con la acumulación de proteína beta amiloide, en un intento por remodelar la parte del cerebro responsable de la memoria a corto plazo, el hipocampo, localizado en el lóbulo temporal (llamado así porque se encuentra dentro del cráneo, por debajo de las sienes).

El hecho de que el cerebro pudiera intentar encontrar una forma de compensar el daño devastador cambió por completo la perspectiva de Rudy sobre la enfermedad que estudiaba día y noche en un diminuto laboratorio del tamaño de una pequeña bodega en el cuarto piso del hospital. Entre 1985 y 1988 se enfocó en identificar el gen que provoca que la proteína beta amiloide se acumule de forma excesiva en el cerebro de los pacientes con Alzheimer. Día con día trabajaba al lado de su colega Rachel Neve, mientras escuchaban música, sobre todo de Keith Jarrett, considerado por muchos el mejor pianista y músico de jazz que ha pisado la tierra.

A Rudy le encantaban los conciertos de Keith Jarrett por su maravillosa capacidad de improvisación. Jarrett acuñó una palabra para describirla: "extemporizada". Dicho de otro modo, era radicalmente espontánea y surgía en el acto. Para Rudy, Jarrett expresaba con música la forma en la que el cerebro funciona en el mundo cotidiano: responde al momento tomando direcciones creativas con base en las experiencias de toda una vida. Es sabiduría que se renueva al instante, memoria que se encuentra con la vida fresca. Podríamos afirmar que, cuando Rudy descubrió el primer gen de la enfermedad de Alzheimer, la proteína precursora del amiloide (APP), en ese diminuto laboratorio del cuarto piso, Keith Jarrett fue su inspiración.

En este contexto se inserta el artículo de 1986 sobre regeneración de tejido cerebral que dio esperanza a los pacientes con Alzheimer. Era un día extraordinariamente frío, incluso para el invierno de Boston. Rudy estaba sentado junto a las estanterías del tercer piso de la biblioteca de la Escuela de Medicina de Harvard, inhalando el familiar aroma del papel mohoso y viejo; algunos de los artículos científicos que se encontraban ahí no habían visto la luz del sol en varias décadas.

Entre los artículos por entonces más recientes sobre Alzheimer había uno publicado en la revista *Science,* escrito por Jim Geddes y sus colegas, y que llevaba el título "Plasticidad de las conexiones en el hipocampo en pacientes con enfermedad de Alzheimer". Tras echarle un vistazo, Rudy se apresuró hacia la máquina de monedas para cambiar un billete y hacer uso de la fotocopiadora (aún no existían las revistas digitalizadas). Rachel y él lo leyeron con detenimiento, se miraron sorprendidos durante largo rato y exclamaron: "¡Es sorprendente!" El misterio de la capacidad de autosanación del cerebro había cambiado sus vidas.

La esencia de esta investigación trascendental es la siguiente. Una de las primeras cosas que fallan cuando se tiene Alzheimer es la memoria a corto plazo. Las proyecciones neuronales que permiten el almacenamiento de información sensorial se fracturan. (Como cuando Cruikshank cortó el nervio vago del perro.) En términos más específicos, hay un pequeño saco de neuronas inflamado, llamado corteza entorrinal, la cual actúa como estación de paso de toda la información sensorial que recibimos, y la transmite al hipocampo para su almacenaje a corto plazo. (Si recuerda que la colega de Rudy se llamaba Rachel, el hipocampo ha hecho bien su trabajo.) *Hipocampo* proviene de la palabra latina para nombrar a los caballos de mar, a los cuales se asemeja esta parte del cerebro. Si pone ambas manos enfrentadas en forma de C, usando el pulgar y el índice, y luego conecta la punta del índice de una mano con la del pulgar de la otra, se dará una idea de la forma que tiene el hipocampo.

Digamos que llega a casa después de ir de compras y desea contarle a su amiga sobre unos zapatos rojos que le quedarían perfectos. La imagen de aquellos zapatos pasa por la corteza entorrinal, la cual la transmite por medio de proyecciones neuronales que llevan el nombre de giro dentado. Aquí radica la razón fisiológica por la cual una persona con Alzheimer no recordaría los zapatos; en su caso, la región exacta en la que el giro dentado se conecta con el hipocampo contiene un exceso de proteína beta amiloide neurotóxica, la cual produce un cortocircuito en la transferencia de información sensorial. Además de este daño, las terminaciones neuronales comienzan a encogerse y a fracturarse en la misma región, hasta que el giro dentado se secciona por completo.

Las neuronas de la corteza entorrinal que deberían estar produciendo dichas terminaciones nerviosas mueren al poco tiempo, pues dependen de que los factores de crecimiento, las proteínas que aseguran su supervivencia, pasen por esas terminaciones nerviosas que solían conectarse al hipocampo. A la larga, la persona se vuelve incapaz de almacenar recuerdos en la memoria a corto plazo y de aprender cosas nuevas, y la demencia se hace presente. El resultado es devastador. Como dice el dicho, uno no sabe que tiene Alzheimer cuando olvida dónde dejó las llaves del auto, sino cuando no logra recordar para qué sirven.

En su estudio elemental, Geddes y sus colegas demostraron que en esta área de daño neuronal masivo ocurre algo que casi podría describirse como mágico. Las neuronas circundantes que sobreviven comienzan a generar nuevas proyecciones para compensar las que se perdieron. Éste es un tipo de neuroplasticidad llamado regeneración compensatoria. Por primera vez, Rudy se encontró con una de las propiedades más milagrosas del cerebro. Es como si a un rosal se le arrancara una rosa, y el rosal contiguo le diera una rosa nueva.

Rudy comenzó a sentir una admiración muy profunda por el asombroso poder y la capacidad de resiliencia del cerebro humano. No debemos subestimarlo, pensó. Gracias a la neuroplasticidad, concebimos el cerebro como un órgano sorprendentemente adaptable y regenerativo. Surgió la esperanza de que, aunque el cerebro hubiera sido dañado por el Alzheimer, si se detectaba de manera temprana, la neuroplasticidad podría detonarse. Es una de las posibilidades más prometedoras para la investigación científica en el futuro.

Mito 2. Es imposible modificar las conexiones cerebrales.

Antes de que se demostrara la legitimidad de la neuroplasticidad, la medicina podría haber prestado mayor atención al filósofo suizo Jean-Jacques Rousseau, quien a mediados del siglo XVIII argumentaba que la naturaleza no era estática ni similar a una máquina, sino vivaz y dinámica. Después propuso que el cerebro se reorganizaba de forma constante de acuerdo con nuestras experiencias, por lo que la gente debe ejercitar no sólo su cuerpo, sino también su mente. Es posible que ésta haya sido la primera declaración de que el cerebro es flexible, plástico y capaz de adaptarse a los cambios en el medio ambiente.

Mucho tiempo después, a mediados del siglo xx, el psicólogo estadounidense Karl Lashley encontró evidencia que demostraba este fenómeno. Lashley entrenó a un grupo de ratas para que buscaran alimento en un laberinto, y luego les quitó porciones significativas de corteza cerebral, poco a poco, para probar si habían olvidado el aprendizaje previo. Asumía que, considerando lo delicado que es el tejido cerebral y que las criaturas son absolutamente dependientes del cerebro, eliminar una pequeña porción provocaría una pérdida de memoria grave.

Para su sorpresa, Lashely descubrió que podía quitar 90% de la corteza cerebral de la rata, y que el animal era capaz de transitar por el laberinto con éxito. Resultó que, al aprenderse los caminos, las ratas crean varios tipos de sinapsis redundantes que se basan en todos sus sentidos. Varias partes del cerebro interactúan para crear una variedad de asociaciones sensoriales que se traslapan entre sí. Dicho de otro modo, las ratas no sólo veían el camino hacia la comida, sino que también lo olían y lo sentían. Cuando se eliminaban pequeñas porciones de la corteza cerebral, el cerebro generaba nuevas proyecciones (axones) y formaba nuevas sinapsis para sacar provecho de los otros sentidos y usar las pistas restantes, sin importar lo diminutas que fueran.

Aquí está la primera pista sólida de que el "cableado" cerebral no es fijo, como solía creerse. El cerebro tiene circuitos, no de cables rígidos, sino de tejido vivo. Más aún, los pensamientos, recuerdos, deseos y experiencias reconfiguran estos circuitos. Deepak recuerda un artículo científico controversial de 1980 titulado, un poco en broma, "¿Es realmente necesario el cerebro?" Dicho artículo se basaba en el trabajo del neurólogo británico John Lorber, quien había trabajado con víctimas de un trastorno cerebral llamado hidrocefalia ("agua en el cerebro"), caracterizado por una acumulación excesiva de fluido. La presión resultante sofoca a las neuronas y provoca retraso mental, así como otros daños graves, e incluso la muerte.

Lorber había publicado un texto previo sobre dos niños que nacieron sin corteza cerebral. A pesar de tener un defecto tan extraño y fatal, parecían desarrollarse de manera normal, sin mostrar señales externas de daño. Uno de ellos vivió tres meses; el otro, un año. Si esto no era bastante extraordinario, un colega de la Universidad de Sheffield le transfirió a Lorber un joven paciente con la cabeza alargada. Era un muchacho que se había graduado de la carrera de matemáticas con todos los honores y tenía un CI de 126. No presentaba síntomas de hidrocefalia y llevaba una vida normal. Pero, al realizarle una tomografía, Lorber descubrió que "prácticamente no tenía cerebro". El interior del cráneo tenía una delgada capa de neuronas como de un milímetro de gruesa, y el resto del espacio intracraneal estaba lleno de líquido cerebral.

Aunque se trataba de un trastorno aterrador, Lorber continuó investigándolo y reportó más de 600 casos. Dividió a los sujetos en cuatro categorías, según la cantidad de fluido que tenían en el cerebro. La categoría más grave, en la que se encontraba sólo 10% de la muestra, era la de individuos cuya cavidad cerebral estaba llena de fluido en 95%. De éstos, la mitad sufría un fuerte retraso mental, mientras que la otra mitad tenía un CI de más de 100.

Como era de esperarse, los escépticos levantaron la voz. Algunos incrédulos afirmaron que Lorber debía haber interpretado mal las tomografías, pero él les aseguró que su evidencia era sólida. Otros argumentaron que en realidad no había pesado la materia cerebral restante, a lo cual respondió con indiferencia: "No puedo asegurar que el cerebro del estudiante de matemáticas pese 50 o 150 gramos, pero es claro que está lejos de pesar el kilo y medio normal". Los neurólogos que apoyaban sus descubrimientos declararon que estos resultados eran prueba fehaciente de la redundancia cerebral —muchas funciones se copian y se traslapan—. Otros descartaron la explicación con desdén, con el argumento de que "la redundancia es una forma de lavarse las manos con respecto a algo que no comprendemos". Hasta el día de hoy, el fenómeno sigue teniendo un halo de misterio, pero debemos tenerlo presente a medida que el debate se desarrolle. ¿Podría ser un ejemplo radical del poder que ejerce la mente sobre el cerebro —sin importar su tamaño— para que lleve a cabo órdenes?

Pero debemos tomar en cuenta otros factores distintos de una lesión cerebral. Un ejemplo más reciente de reconfiguración neuronal es la investigación del neurocientífico Michael Merzenich y su equipo de trabajo de la Universidad de California, en San Francisco, quienes tomaron a siete pequeños monos entrenados para utilizar los dedos con la finalidad de encontrar comida. Colocaron galletas con sabor a banana en el fondo de compartimentos pequeños, o huecos de comida, que se encontraban en una mesa de plástico. Algunos de los huecos eran anchos y superficiales, mientras que otros eran angostos y profundos. Como era de esperarse, cuando un mono intentaba alcanzar la comida, tenía mayor índice de éxito con los huecos anchos y superficiales, mientras que la mayoría de las veces fracasaba al intentar extraer las galletas de aquéllos angostos y profundos. Sin embargo, con el paso del tiempo todos los monos se volvieron muy habilidosos y, a la larga, fueron capaces de extraer todas las galletas de cualquiera de los pozos, sin importar qué tanto tuvieran que estirar los dedos para alcanzarlas.

El equipo hizo resonancias magnéticas de una zona específica conocida como corteza somatosensorial —la cual controla los movimientos de los dedos—, con la esperanza de demostrar que la experiencia de adquirir una nueva habilidad había alterado de forma tangible los cerebros de los monos. Fue todo un éxito. Esta región cerebral se reconfiguró y se conectó con otras regiones para incrementar las posibilidades de encontrar comida en el futuro. Merzenich argumentó que, a medida que las regiones del cerebro comienzan a establecer nuevas interacciones entre sí, la reconfiguración crea un nuevo circuito. En este tipo de neuroplasticidad, "las neuronas que se encienden juntas, se conectan entre sí". En la vida cotidiana, si nos damos a la tarea de aprender algo nuevo o de realizar las actividades habituales de formas novedosas (como ir al trabajo por una ruta distinta o tomar un autobús en vez de ir en auto), reconfiguramos de forma eficaz nuestros cerebros y los mejoramos. Si el ejercicio físico sirve para desarrollar músculo, el entrenamiento mental crea nuevas sinapsis que fortalecen la red neuronal.

Hay varios ejemplos más que sustentan la idea de que la doctrina tradicional del cerebro estático y estancado es falsa. Quienes sufrieron una apoplejía ya no debían resignarse ante el daño cerebral causado por una rotura en un vaso sanguíneo o un coágulo. Cuando las neuronas mueren, las neuronas cercanas pueden compensar la pérdida y mantener la integridad del circuito neuronal. Dicho en términos más entrañables, usted es capaz de visualizar la casa en la que creció, recordar su primer beso o valorar a su círculo de amistades gracias a un circuito neuronal personalizado que le ha llevado una vida desarrollar.

Otro ejemplo de la capacidad milagrosa del cerebro para reconfigurarse es el caso de un mecánico automotriz que sufrió un grave daño cerebral tras haber salido despedido de un auto durante un accidente vial. Quedó paralizado y sólo era capaz de parpadear y asentir levemente para comunicarse. Sin embargo, diecisiete años después, este hombre salió de forma espontánea de su condición semicomatosa. Una semana más tarde mostró una recuperación sorprendente, al punto de recobrar la capacidad de hablar con fluidez y mover un poco más las extremidades. Durante el siguiente año y medio, las resonancias magnéticas mostraron evidencia visible de que se estaban formando nuevas conexiones, las cuales podían permitir el restablecimiento de su función cerebral. Las neuronas saludables estaban desarrollando axones (tronco) y dendritas (ramas) nuevos para crear un circuito neuronal que compensaría la muerte neuronal previa. ¡Neuroplasticidad en toda su expresión!

En conclusión, nuestra red de conexiones neuronales no está consolidada. Nuestros cerebros son increíblemente resilientes. El maravilloso proceso de la neuroplasticidad nos da la capacidad de encaminar nuestros pensamientos, sentimientos y acciones en la dirección que deseemos.

Mito 3. *El envejecimiento cerebral es inevitable e irreversible*.

La sociedad está siendo transformada por un movimiento conocido como la nueva vejez. La norma social para los ancianos solía ser pasiva y desalentadora; solía confinárseles a sillas de ruedas y se esperaba que sufrieran un proceso de deterioro físico y mental. Ahora es al revés. Las expectativas de que los ancianos se mantengan activos y llenos de vida son cada vez más altas. En consecuencia, el concepto de vejez ha cambiado. En una encuesta realizada a personas de la generación de los *baby boomers,* su respuesta a la pregunta: "¿A qué edad comienza la vejez?" fue una edad promedio de 85 años. A medida que las expectativas aumentan, el cerebro debe estar a la altura de las mismas y acoplarse a la nueva vejez. La teoría anticuada de que el cerebro es estático y se estanca, consideraba que el envejecimiento cerebral era inevitable. Supone que, a medida que envejecemos, las neuronas mueren constantemente y su pérdida es irreversible.

Ahora que sabemos qué tan flexible y dinámico es el cerebro, ya no es válido creer en la inevitabilidad de la pérdida neuronal. Durante el envejecimiento —el cual progresa a una tasa de alrededor de 1% al año a partir de los 30— no hay dos personas que envejezcan igual. Incluso los gemelos idénticos, quienes nacen con los mismos genes, mostrarán patrones de actividad genética diferentes al cumplir 70, y sus cuerpos podrán ser muy distintos como consecuencia de sus elecciones y su estilo de vida. Dichas elecciones no suman ni restan aspectos a la genética de nacimiento, sino que cada aspecto de su vida —la alimentación, la actividad física, el estrés, el trabajo y el medio ambiente— alterará la actividad de esos genes. Es un hecho que el envejecimiento es inevitable, pero es posible encontrar ejemplos de personas que mejoran sus funciones mentales o físicas con el tiempo. Incluso hay corredores de bolsa de más de 90 años que realizan transacciones complejas, pues su memoria ha mejorado a medida que han envejecido.

El problema es que la mayoría de nosotros se apega a la norma. Conforme envejecemos, somos más apáticos o flojos para aprender. Se requiere cada vez menos estrés para irritarnos, y ese estrés persiste por más tiempo. Lo que antes solía menospreciarse por tratarse de "obstinaciones de un anciano", ahora puede ser explicado por la conexión entre mente y cerebro. En esta pareja, en ocasiones el cerebro es más dominante. Imagínese un restaurante que está retrasado en asignarles mesa a los comensales que hicieron una reservación. Una persona joven sentirá un leve enfado por aguardar en la fila, pero éste se disipará cuando tome asiento. Por el contrario, una persona mayor quizá reaccione con un arranque de ira y seguirá resentido aun después de tener mesa. Ésta es la diferencia en la reacción al estrés físico de la cual es responsable el cerebro. De igual modo, cuando alguien mayor se siente abrumado por un exceso de estímulos sensoriales (un embotellamiento ruidoso, una tienda departamental atestada), es probable que su cerebro esté mostrando un deterioro en su capacidad de absorber las marejadas de información del atareado mundo moderno.

Sin embargo, buena parte del tiempo es la mente la que domina la conexión entre mente y cerebro. A medida que envejecemos, tendemos a simplificar nuestra actividad mental, como mecanismo de defensa o barrera de seguridad. Lo que conocemos nos da seguridad, así que evitamos aprender cosas nuevas. La gente joven en ocasiones etiqueta este comportamiento como irritabilidad u obstinación, pero la verdadera causa radica en la danza entre mente y cerebro. Para mucha gente mayor, la música va a un ritmo más lento. Lo más importante es que no se salgan de la pista de baile, pues eso implicaría un deterioro tanto de la mente como del cerebro. En vez de que el cerebro desarrolle nuevas sinapsis, hace más rígidas las existentes. En esta espiral descendente de actividad mental, la persona envejecida tendrá cada vez menos dendritas y sinapsis por neurona en la corteza cerebral.

Por fortuna, podemos tomar decisiones de forma consciente. Podemos elegir ser conscientes de los pensamientos y los sentimientos que evocamos a nivel cerebral a cada instante. Podemos elegir seguir la curva ascendente de aprendizaje, sin importar nuestra edad, y, al hacerlo, desarrollaremos nuevas dendritas, sinapsis y redes neuronales que mejorarán nuestra salud cerebral e incluso nos permitirán prevenir el Alzheimer (como lo demuestran investigaciones recientes).

Si la inevitabilidad es cuestionable, ¿qué hay de los irreversibles efectos del envejecimiento? Muchos sentimos que nuestra memoria también se reduce conforme nos hacemos viejos, por ejemplo, cuando no recordamos por qué entramos a una habitación y hacemos bromas, como mecanismo de defensa, sobre la vejez. Rudy tiene un gato increíble que lo sigue a todas partes como si fuera un perro. Más de una vez, Rudy se ha levantado de la mesa para ir a la cocina, con el gato tras él, y descubre al llegar que el gato y él se quedan mirando sin saber por qué fueron ahí. Aunque solemos referirnos a estos lapsus como instancias de pérdida de memoria relacionadas con la edad, en realidad se deben a una falta de aprendizaje, de registro de información nueva en el cerebro. En muchos casos nos distraemos tanto con lo que estamos haciendo que un simple déficit de atención lleva a una falta de aprendizaje. Cuando no somos capaces de recordar algo tan simple como dónde dejamos las llaves, significa que desde el principio no aprendimos o no registramos dónde las pusimos. Como usuarios de nuestros propios cerebros, no registramos ni consolidamos la información sensorial en la memoria a corto plazo durante el proceso de poner las llaves en un lugar específico. Es imposible *recordar* lo que nunca se *aprendió*.

Si usted se mantiene alerta, el cerebro sano seguirá estando a su servicio conforme envejezca. En lugar de temer la discapacidad o la senilidad, espere siempre estar alerta. Desde nuestro punto de vista —Rudy se expresa como uno de los principales investigadores sobre Alzheimer—, una campaña pública que generara alarma respecto de la senilidad causaría un terrible daño. Las expectativas son detonantes poderosos para el cerebro. Si usted espera perder la memoria y percibe cada insignificante lapsus con ansiedad, estará interfiriendo con el acto natural, sencillo y espontáneo de recordar. Biológicamente, hasta 80% de las personas de más de 70 años de edad no muestran pérdida significativa de la memoria. Nuestras expectativas deberían ir en esta línea, en vez de sustentarse en temores ocultos e infundados.

Hastiarse o adquirir una actitud apática frente a la vida, así como sentir menor entusiasmo por las experiencias que se viven a cada momento, perjudica el potencial de aprendizaje. Para ofrecer evidencia física de lo anterior, un neurólogo señalaría las sinapsis que deben consolidarse para tener memoria a corto plazo, pero en la mayoría de los casos hay un evento mental que precede la evidencia física: jamás aprendimos lo que creímos haber olvidado.

Nada solidifica un recuerdo tanto como una emoción asociada a él. Cuando somos niños, aprendemos sin mayor esfuerzo, porque los jóvenes son naturalmente apasionados y entusiastas respecto del aprendizaje. Las emociones, como la alegría y el asombro, aunque también el horror y el temor, intensifican el aprendizaje y graban las imágenes, en ocasiones para toda la vida. (Intente recordar su primer pasatiempo o su primer beso. Ahora intente recordar el nombre del primer senador por el que votó, o el color del auto de su vecino cuando usted tenía 10 años. Por lo regular lo primero es fácil de recordar, no así lo segundo, a menos que desde joven le apasionaran la política o los autos.)

En ocasiones, ese factor sorpresivo que funciona en los niños también funciona en los adultos. Las emociones fuertes suelen ser la clave. Todos recordamos dónde nos encontrábamos cuando ocurrieron los ataques del 11 de septiembre de 2001, así como la gente mayor recuerda dónde estaba el 12 de abril de 1945, cuando el presidente Roosevelt falleció de forma repentina mientras vacacionaba en la "pequeña Casa Blanca" de Warm Springs, Georgia. Puesto que la memoria aún no es localizable en un mapa del cerebro, no podemos afirmar, en términos de función cerebral, por qué las emociones intensas provocan que los recuerdos muy detallados se graben. De hecho, algunas emociones intensas tienen el efecto contrario: en el caso del abuso sexual infantil, por ejemplo, el trauma es tan fuerte que se suprime el recuerdo y sólo es posible recuperarlo a través de terapia regular o hipnosis. Es imposible resolver estas dudas hasta que encontremos la respuesta a otras preguntas básicas: ¿qué es un recuerdo?, ¿cómo se almacenan los recuerdos en la memoria?, ¿los recuerdos dejan algún tipo de rastro físico dentro de las neuronas?

Hasta que no surjan las respuestas, creeremos que el comportamiento y las expectativas son la clave. Cuando recuperamos la pasión y la emoción por aprender, como los niños, se desarrollan nuevas dendritas y sinapsis, y la memoria puede recuperar la fuerza que poseía en la juventud. Asimismo, cuando invocamos algún antiguo recuerdo mediante la recuperación activa (es decir, cuando buscamos en nuestra mente los elementos para recordar el pasado con exactitud), se desarrollan nuevas sinapsis, lo cual fortalece las viejas sinapsis e incrementa las posibilidades de volver a invocar ese mismo recuerdo en el futuro. Usted lleva la batuta, como usuario y líder de su cerebro. Usted no es su cerebro, sino muchas cosas más. Al final del día, esto es lo que más vale la pena recordar.

Mito 4. El cerebro pierde millones de neuronas al día, las cuales son irremplazables.

El cerebro humano pierde alrededor de 85 000 neuronas corticales al día; aproximadamente una por segundo. Pero no es más que una fracción infinitesimal (0.0002%) de los cerca de 40 000 millones de neuronas que tenemos en la corteza cerebral. A ese ritmo, ¡nos llevaría más de 600 años perder la mitad de nuestras neuronas! Todos crecimos escuchando que una vez que las neuronas se mueren las hemos perdido para siempre y que es imposible remplazarlas. (Durante la adolescencia, esta advertencia era parte de los habituales regaños de nuestros padres sobre los peligros del alcohol.) Sin embargo, durante las últimas décadas se ha demostrado que la pérdida permanente es falsa. El investigador Paul Coleman, de la Universidad de Rochester, demostró que el número total de neuronas que se tiene a la edad de 20 años no cambia de forma significativa al cumplir los 70.

El crecimiento de nuevas neuronas se denomina neurogénesis. Se observó por primera vez hace cerca de 20 años en los cerebros de algunas aves. Por ejemplo, cuando los diamante mandarín desarrollan o aprenden nuevos cantos con el propósito de reproducirse, sus cerebros aumentan de forma considerable su tamaño, pues se producen nuevas neuronas para acelerar el proceso de aprendizaje. Una vez que el diamante mandarín ha aprendido la canción, muchas de estas neuronas mueren, y el cerebro regresa a su tamaño original. Este proceso se conoce como muerte celular programada, o apoptosis. Los genes no sólo saben cuándo es momento de crear nuevas células (por ejemplo, cuando los dientes permanentes remplazan a los de leche, o cuando experimentamos los cambios propios de la pubertad), sino también cuándo es momento de que una célula muera, como cuando nos quitamos las células muertas de la piel, perdemos los corpúsculos sanguíneos después de algunos meses, y otros tantos casos similares. A la mayoría de la gente le sorprende saber que esto ocurre, es decir, que la muerte existe al servicio de la vida. Aunque nos resistamos a la idea de que así sea, nuestras células lo entienden por completo.

Durante las décadas siguientes a estos descubrimientos fundamentales, los investigadores observaron la neurogénesis en el cerebro de los mamíferos, en particular en la zona del hipocampo, el cual es responsable de la memoria a corto plazo. Ahora sabemos que todos los días se producen miles de neuronas nuevas en el hipocampo. El neurocientífico Fred Gage, del Instituto Salk, demostró que el ejercicio físico y el enriquecimiento ambiental (un ambiente estimulante) fomentan el crecimiento de neuronas nuevas en los ratones. El mismo principio es visible en los zoológicos. Los gorilas y otros primates se deterioran si se les tiene confinados en jaulas sin actividad, pero florecen cuando se encuentran en espacios amplios con árboles, columpios y juguetes. Si pudiéramos saber con exactitud cómo inducir la neurogénesis en el cerebro humano de forma segura, podríamos tratar con mayor efectividad ciertos padecimientos en los que se ha perdido o dañado gran número de neuronas: Alzheimer, lesiones cerebrales, apoplejías y epilepsia. También podríamos conservar la salud cerebral de manera confiable a medida que envejecemos.

Sam Sisodia, especialista en Alzheimer de la Universidad de Chicago, demostró que el ejercicio físico y los estímulos mentales previenen el Alzheimer en ratones, incluso cuando se les ha modificado genéticamente para que tengan en su genoma una mutación del Alzheimer humano. Si usted elige ejercitarse todos los días, puede incrementar el número de neuronas nuevas, del mismo modo que si busca aprender cosas nuevas de forma activa. Asimismo, promoverá la supervivencia de estas células y la formación de conexiones nuevas. Por el contrario, el estrés emocional y los traumas ocasionan la producción de glucocorticoides en el cerebro, los cuales son toxinas que se ha demostrado que inhiben la neurogénesis en animales.

Sin lugar a dudas, podemos descartar el mito de que perdemos millones de neuronas al día. Incluso la advertencia de nuestros padres sobre cómo el alcohol mata neuronas ha resultado ser una verdad a medias. El consumo ocasional de alcohol en realidad sólo mata un número mínimo de neuronas, aun en el caso de personas que padecen alcoholismo (aunque ésta es una enfermedad que causa daños severos a la salud). La pérdida ocurre en las dendritas, pero las investigaciones parecen indicar que este daño es casi siempre reversible. Por ahora, la conclusión es que, a medida que envejecemos, las áreas clave del cerebro involucradas en la memoria y el aprendizaje siguen produciendo neuronas nuevas, y que el ejercicio físico, las actividades estimulantes (como leer este libro) y la interacción social pueden fomentar este proceso.

Mito 5. Las reacciones primitivas (miedo, ira, celos, agresión) dominan al cerebro superior (cortical).

La mayoría de la gente por lo menos sospecha que los cuatro mitos anteriores son falsos. Por desgracia, el quinto mito parece estar ganando terreno. El argumento para declarar que los seres humanos son dominados por sus impulsos primitivos tiene un componente científico, otro moral y otro psicológico. Dicho de otro modo: "Nacimos defectuosos porque es un castigo divino, e incluso la ciencia está de acuerdo en esto". Demasiada gente cree partes de esta afirmación, si no es que toda.

Ahora examinemos la que aparenta ser la postura racional, el argumento científico. Todos nacemos con una memoria genética que nos proporciona los instintos básicos necesarios para nuestra supervivencia. El objetivo de la evolución es asegurar la propagación de nuestra especie: nuestras necesidades instintivas trabajan de la mano con nuestros deseos emocionales de recolectar comida, encontrar refugio, obtener poder y procrear, y nuestro miedo instintivo nos ayuda a evitar situaciones peligrosas que amenazan nuestras vidas y las de los nuestros.

Por tanto, el argumento evolutivo se utiliza para persuadirnos de que nuestros miedos y deseos, los cuales traemos programados desde el vientre materno, están a cargo y dominan nuestro cerebro superior, más evolucionado, y su razón y su lógica (sin tomar en cuenta la evidente ironía de que el cerebro superior inventó esta teoría que lo degrada). Sin duda, las reacciones instintivas están inscritas en la estructura cerebral. Y, de hecho, ciertos neurocientíficos consideran convincente el argumento de que algunas personas están programadas para volverse antisociales, criminales e incapaces de controlar su ira, así como otras tantas están programadas para sufrir ansiedad, depresión, autismo y esquizofrenia.

Sin embargo, este énfasis en el cerebro inferior pasa por alto una verdad poderosa. El cerebro es multidimensional para permitir que *cualquier* experiencia ocurra. No es automático ni está programado en términos genéticos cuál experiencia dominará, pues hay un equilibrio entre el deseo y la restricción, entre la elección y la compulsión. Aceptar que la biología determina el destino anula el propósito de ser humano: debemos someternos al destino sólo como último recurso, pero el argumento de que el cerebro inferior es dominante pone a la sumisión como primera elección. ¿Cómo es posible justificar esto? Nos encogemos de hombros ante la idea de que nuestros antepasados se resignaran a estar condenados a la maldad humana, pues se dice que la heredamos de la desobediencia de Adán y Eva en el Jardín del Edén. La herencia genética corre el peligro de inducir ese mismo tipo de resignación, sólo que disfrazada de cientificismo.

Aunque el miedo y el deseo que experimentamos a diario son parte de las reacciones naturales ante el mundo, no tienen por qué dominarnos. Un conductor frustrado por un embotellamiento en una vía rápida de Los Ángeles, en medio del esmog sofocante, sentirá el mismo impulso de luchar o huir que sentían sus ancestros al cazar antílopes en la sabana africana, o tigres dientes de sable en el norte de Europa. Esta reacción al estrés, este impulso instintivo, está inscrito en nosotros, pero no hace que los conductores salgan de sus vehículos en masa para escapar o atacarse entre sí. Freud sostenía que la civilización depende de nuestras necesidades primitivas dominantes, para que los valores superiores puedan prevalecer, lo cual suena sensato. Sin embargo, tenía la creencia pesimista de que lo pagamos caro, pues reprimimos nuestros bajos impulsos, pero jamás los extinguimos ni hacemos las paces con nuestros miedos y agresividad más profundos. El resultado es la erupción de violencia masiva, como las dos guerras mundiales, cuando toda esa energía reprimida cobra la factura de modos terribles e incontrolables.

Es imposible resumir los miles de libros que se han escrito sobre el tema, o incluso ofrecer una respuesta perfecta. Sin embargo, es claro que etiquetar a los seres humanos como títeres de su instinto animal está mal, en primer lugar porque es una afirmación poco equilibrada. El cerebro superior es sólo una forma legítima, poderosa y evolucionada del cerebro inferior. Los circuitos más grandes del cerebro, que forman los ciclos de retroalimentación entre las zonas superior e inferior, son maleables. Es probable que un jugador de ataque en hockey sobre hielo profesional, cuyo trabajo consiste en luchar, haya configurado sus circuitos cerebrales para promover la agresión. Pero esto siempre es una elección, y, si acaso llega el día en que se arrepienta de ella, siempre podrá retirarse a un monasterio budista, meditar sobre la compasión y reconfigurar su cerebro en una nueva dirección, más elevada. La elección siempre estará ahí.

De no ser por algunas excepciones, la libertad de elección no está prohibida por una programación predeterminada. "Mi cerebro me obligó a hacerlo" se ha convertido en la explicación más común para casi cualquier comportamiento indeseable, pero la realidad es que podemos ser conscientes de nuestras emociones y elegir no identificarnos con ellas. En el caso de personas con trastorno bipolar, adicción a las drogas o fobias, es más fácil decirlo que hacerlo, pero el camino hacia el bienestar cerebral comienza con la conciencia. También termina en la conciencia, la cual nos

permite dar cada paso en el camino. En el cerebro, la energía flu-
ye hacia donde se dirige la conciencia.

Cuando la energía deja de fluir, la persona se estanca. El estancamiento es ilusorio, pero cuando nos ocurre parece muy real.
Imagine a alguien que le tiene pavor a las arañas. Las fobias son
reacciones fijas (estancadas). Un individuo con aracnofobia no puede ver una araña sin que el miedo se apodere de él. El cerebro
inferior detona una cascada de reacciones químicas complejas, las
hormonas recorren el flujo sanguíneo para acelerar los latidos del
corazón e incrementar la tensión sanguínea, los músculos se prepa-
ran para luchar o huir, y la mirada se fija en el objeto del temor. La
araña se vuelve gigantesca ante el ojo de la mente. La reacción de
miedo es tan poderosa que el cerebro superior (aquel que sabe lo
pequeñas e inofensivas que son la mayoría de las arañas) se bloquea.

Éste es un buen ejemplo de cómo el cerebro usa a la persona
y no al revés, pues le impone una realidad falsa. En el fondo, todas
las fobias son distorsiones de la realidad. Las alturas por sí solas no
son motivo de pánico, como tampoco lo son los espacios abiertos,
abordar un avión y todas aquellas cosas a las que mucha gente les
tiene fobia. Al renunciar a su propio poder de controlar su cerebro, quienes padecen fobias se estancan en reacciones fijas.

Las fobias pueden ser tratadas con éxito, activando la conciencia y restableciendo el control del usuario sobre su cerebro, como
debe ser. Una posible técnica consiste en hacer que la persona se
imagine aquello a lo que le teme. A alguien con aracnofobia, por
ejemplo, se le pide que visualice una araña y que la imagine más
grande y luego más pequeña, luego que la acerque y la aleje. Este
simple acto de poner en movimiento el objeto temido puede ser
muy efectivo para disipar su poder de inducción, pues el temor paraliza la mente. A la larga, la terapia puede utilizar una araña real
dentro de una caja de cristal. A la persona se le pide que se acerque tanto como pueda sin sentir pánico. Se permite modificar la
distancia dependiendo de qué tan cómodo se sienta el individuo,
y en este punto la libertad de cambiar también restablece la sensación de control. Así, el paciente aprende que tiene otras opciones
distintas de salir corriendo.

Es evidente que el cerebro superior es capaz de controlar hasta los miedos más instintivos; de otro modo, no habría escaladores (por el miedo a las alturas), equilibristas (por el miedo a caer) ni domadores de leones (por el miedo a la muerte). Por desgracia, todos somos como la persona con fobias que no puede siquiera imaginar una araña sin tener un ataque de pánico. Nos rendimos ante nuestros miedos, no de las arañas, sino de lo que consideramos normal: el fracaso, la humillación, el rechazo, la vejez, la enfermedad y la muerte. Es una trágica ironía que el mismo cerebro capaz de conquistar el miedo también nos someta a temores que nos atormentan de por vida.

Las denominadas criaturas inferiores están libres del miedo psicológico. Cuando un guepardo ataca a una gacela, ésta entra en pánico y lucha por su vida. Pero si no hay ningún depredador presente, la gacela lleva una vida apacible, hasta donde sabemos. Los humanos, sin embargo, sufrimos demasiado en nuestro mundo interior, y dicho sufrimiento se traduce en problemas físicos. Las estadísticas indican que es más probable que sea el cerebro el que nos use, y no a la inversa. Sin embargo, si comenzamos a usarlo a nuestro favor, las recompensas serán ilimitadas.

Soluciones supercerebrales | *Pérdida de memoria*

Hemos hecho hincapié en la necesidad de relacionarse con el cerebro de una forma nueva, en especial con la memoria. No podemos esperar que nuestra memoria sea perfecta; pero cómo responda a estas imperfecciones depende de cada uno de nosotros. Si usted considera que cada pequeño lapsus es una señal de advertencia del inevitable deterioro causado por la edad, o una indicación de que carece de inteligencia, está apostando todas sus fichas a que esta creencia se hará realidad. Cada vez que se queja de que "Mi memoria se está esfumando", refuerza ese mensaje en su cerebro. En el equilibrio entre mente y cerebro, la mayoría de la gente suele culpar primero al cerebro, cuando debería observar sus hábitos, comportamiento, nivel de atención, entusiasmo y concentración, los cuales son primordialmente mentales.

Cuando dejamos de prestar atención o renunciamos a aprender cosas nuevas, también dejamos de fomentar nuestra memoria. Como dice el axioma: aquello a lo que se le presta atención florece. Así que, para fomentar el florecimiento de la memoria, debemos poner atención a la forma como se desarrolla la vida. Pero ¿qué significa esto específicamente? La lista es larga e incluye actividades que ocurren de forma natural. La única diferencia, a medida que envejecemos, es que debemos tomar decisiones con mayor conciencia que en nuestra juventud.

PROGRAMA PARA UNA MEMORIA CONSCIENTE

- Sea un apasionado de su propia vida y de las experiencias con las que la configura.
- Aprenda cosas nuevas con entusiasmo.
- Preste atención a aquello que necesita recordar después. La mayoría de los lapsus de memoria en realidad son lapsus de aprendizaje.
- Recupere de forma activa memorias anteriores; confíe menos en las muletas para recordar, como las listas.
- Espere mantener su memoria intacta. Evite adoptar las bajas expectativas de personas que racionalizan la pérdida de memoria como algo "normal".
- No culpe ni tema a los lapsus ocasionales.
- Si no recuerda algo de inmediato, no lo considere perdido. Sea paciente y tómese unos segundos más para que funcione el mecanismo de recuperación del cerebro. Enfóquese en cosas o personas que asocia con el recuerdo perdido, y así es probable que lo recuerde. Todos los recuerdos se asocian con otros anteriores, pues ésa es la base del aprendizaje.
- Abarque un margen amplio de actividades mentales. Resolver crucigramas utiliza una parte del sistema de memoria distinto

que recordar qué hace falta comprar en el supermercado, y ambos mecanismos son distintos de aprender una nueva lengua o recordar los rostros de gente que acaba de conocer. Ejercite de forma activa todos los aspectos de su memoria, no sólo aquellos que controla mejor.

El hilo conductor de este programa es mantener la conexión entre mente y cerebro. Cada día cuenta, pues el cerebro nunca deja de prestar atención a lo que le decimos y es capaz de responder con gran rapidez. Un viejo amigo de Deepak, un editor de textos médicos, se enorgullece de su memoria desde la infancia, y señala con frecuencia que no es porque posea una memoria fotográfica (o eidética), sino que, como él lo describe, "siempre mantiene alerta la antena". Siempre y cuando le preste atención a su existencia cotidiana, es capaz de recuperar los recuerdos con rapidez y de manera confiable.

Hace poco cumplió 65 años, como la mayoría de sus amigos. Entre ellos empezaron a intercambiar bromas ácidas sobre sus momentos de senilidad (como, por ejemplo, "mi memoria es igual de buena, sólo que los recuerdos ya no tienen entrega inmediata"). Entonces comenzó a notar sus propios lapsus ocasionales, aunque no tenía problema alguno con su memoria en lo relativo al trabajo.

"Sin darle mayor importancia —relata—, decidí comenzar a hacer listas para el supermercado. Hasta entonces no había hecho lista alguna en mi vida. Salía de compras y recordaba con facilidad qué quería, incluso si la alacena estaba vacía y debía comprar todo tipo de cosas para el hogar.

"Empecé a guardar las listas del supermercado en mi escritorio, y entonces ocurrió algo inesperado. Uno o dos días después, ya no recordaba qué quería comprar. Sin la lista en la mano me sentía desvalido, y recorría los pasillos de la tienda con la esperanza de recordar lo que había ido a comprar si lo veía.

"Al principio me causó risa y lo pasé por alto, hasta una semana en la que olvidé comprar azúcar en dos ocasiones. Ahora estoy intentando dejar de depender de la lista, porque es muy fácil acostumbrarse a usarla."

Aprenda de este ejemplo, tómese un tiempo y piense a qué cosas podría prestarles más atención sin usar tantas muletas. El "Programa para una memoria consciente" le servirá de guía, pues incluye las principales áreas en las que prestar atención conlleva una mayor retribución. Las cosas más cotidianas pueden parecer poco importantes, pero también cuentan.

¿Puede dejar de depender de las listas de cosas que usted mismo es capaz de recordar? Lleve consigo la lista del supermercado, pero intente no mirarla mientras hace las compras. Tome primero las cosas que recuerda, y sólo mire la lista hasta el final. Cuando llegue al punto en el que no haya olvidado nada, deshágase de las listas por completo.

¿Puede dejar de culparse por los lapsus de memoria? Obsérvese la siguiente vez en la que automáticamente diría: "No puedo recordarlo" o "Es otro momento de senilidad". Sea paciente y espere un poco. Si se da tiempo para evocar los recuerdos, es probable que lo logre.

Deje de bloquear su memoria. Recuperar un recuerdo es algo delicado: es fácil bloquear el paso a los recuerdos al estar demasiado ocupado, distraído, preocupado, estresado, cansado por falta de sueño o mentalmente saturado por hacer dos o más cosas al mismo tiempo. Examine primero estas situaciones, antes de culpar a su cerebro.

Establezca un ambiente propicio para la memoria, libre de los obstáculos que acabamos de mencionar. Dicho de otro modo, cuídese del estrés, duerma lo suficiente, tenga hábitos regulares, no se sobrecargue a nivel mental con demasiadas tareas, etcétera. Desarrollar hábitos regulares es de ayuda, ya que el cerebro opera con mayor facilidad por medio de la repetición. Una vida desordenada y distraída provoca que la sobrecarga sensorial sea dañina e innecesaria para el cerebro.

Si está envejeciendo y siente que está perdiendo la memoria, no entre en pánico ni se resigne a lo inevitable. Mejor concentre sus esfuerzos en actividades mentales que estimulen la función cerebral. Algunos programas computacionales, incluidos los llamados "gimnasios cerebrales", y libros como *Neurobics,* publicado en coautoría con el neurobiólogo Larry Katz de la Universidad de Duke, están diseñados para ejercitar el cerebro de forma sistemática. Los resultados de la implementación de ejercicios cerebrales para convertir la mala memoria en memoria moderada siguen siendo anecdóticos, pero eso no significa que no sean alentadores.

Por último, considere que todo este proyecto es algo natural, pues el cerebro está diseñado para seguirnos, así que un estado de mayor relajación será mejor para la relación entre mente y cerebro. La mejor memoria es aquella con la que uno puede contar con sólo confiar en ella.

ÍDOLOS SUPERCEREBRALES

Una vez habiendo disipado algunos mitos, el camino hacia el supercerebro se ve más claro. Pero aún hay otro obstáculo que lo bloquea: la complejidad. La red neuronal del cerebro es la computadora del cuerpo, pero también de la vida. Como tal, absorbe y registra cada experiencia, por insignificante que sea, y la compara con otras anteriores antes de almacenarla. Es posible afirmar "¿Otra vez espagueti? Si eso comimos dos veces la semana pasada", porque el cerebro almacena información por medio de una comparación constante de las actividades del día con las anteriores. Al mismo tiempo, desarrollamos gustos y aversiones, nos aburrimos, anhelamos la variedad y llegamos al final de una fase en la vida, listos para la siguiente. El cerebro permite que todo esto ocurra, pues la red neuronal se remodela y se redefine segundo a segundo, al igual que el mundo que experimentamos. La supercomputadora más grande del mundo no puede igualar esta cualidad, la cual solemos dar por sentada.

Al cerebro no lo desalienta la infinidad de tareas por realizar. Cuanto más le exijamos, más puede hacer. El cerebro es capaz de hacer un trillón de sinapsis, cada una de las cuales es como un teléfono microscópico que se conecta con otro tantas veces como lo desea. El biólogo y premio Nobel Gerald Edelman señala que el número de posibles circuitos neuronales en el cerebro asciende a 10, seguido de un millón de ceros, mientras que se calcula que el número de partículas existentes en el mundo conocido es de apenas 10, seguido de 79 ceros.

Tal vez crea que en este momento está leyendo esta oración, o que está mirando por la ventana para saber cómo está el clima, pero no es así. Lo que en realidad está haciendo es sobrepasar al universo. Esto es un hecho, no ciencia ficción. En ocasiones, ese hecho se inmiscuye en la vida cotidiana con resultados sorprendentes. Cuando esto ocurre, la complejidad es aliada o enemiga, o a veces un poco de ambas. Uno de los clubes más exclusivos del mundo está conformado por un puñado de gente que comparte un padecimiento misterioso descubierto hace poco, en 2006: la hipertimesia. Son personas capaces de recordar todo. Tienen memoria total. Cuando se reúnen, se entretienen con juegos mentales como "¿Cuál ha sido el mejor 4 de abril de tu vida?" Cada persona examina con rapidez su agenda mental, pero, en vez de ver páginas, revisan los eventos que ocurrieron cada 4 de abril a lo largo de sus vidas. En menos de un minuto, alguien interviene: "Ah, sin duda el de 1983. Traía puesto un vestido amarillo nuevo, y mi madre bebía soda de naranja en la playa mientras mi padre leía el periódico. Eso fue en la tarde, y luego fuimos a cenar langosta a un restaurante".

Son capaces de recordar cada día de sus vidas con una precisión absoluta e inequívoca. (*Timesia,* una de las raíces de *hipertimesia,* es la palabra griega para "recordar". La otra raíz, *hiper,* significa "en exceso".) Hasta la fecha, los investigadores han encontrado apenas siete u ocho estadounidenses con esta condición, que no es una enfermedad. Ninguno de ellos tiene daño cerebral, y en algunos casos su capacidad para recordar cada detalle de sus vidas surgió de pronto, un día específico, cuando su memoria ordinaria dio un salto cuántico.

Para ser diagnosticada con hipertimesia, una persona debe resolver exámenes de memoria que parecen imposibles. A una mujer se le puso la canción principal de una serie de televisión de los años ochenta que sólo tuvo dos episodios, pero, como había visto uno de ellos, recordaba el nombre del programa. Otra candidata era una fanática del beisbol. Se le pidió que recordara el marcador de cierto juego entre Pittsburgh y Cincinnati. "Ésa es una pregunta capciosa —contestó—. El avión del equipo de Pittsburgh se descompuso, así que no pudieron llegar al juego. Se perdió por *default*."

Hemos hablado ya de la memoria, y la hipertimesia es el ejemplo por excelencia de una capacidad que todos compartimos, pero llevada a límites sobrehumanos por humanos mismos. Cuando a una de estas personas se le preguntó si le gustaba tener una memoria perfecta, suspiró y dijo: "Bueno, también puedo recordar todas y cada una de las veces en las que mi madre me dijo que estaba gorda". Las personas con hipertimesia concuerdan en que regresar al pasado puede ser muy doloroso. Por lo tanto, evitan pensar en las peores experiencias de sus vidas, las cuales serían desagradables para cualquiera que las recordara, pero para ellos son extremadamente vívidas, casi como si las volvieran a vivir. La mayor parte de las veces, la memoria total es incontrolable, y la simple mención de una fecha desencadena una reproducción visual que se proyecta en la mente al mismo tiempo que se observan las imágenes visuales normales. ("Es como una pantalla dividida en dos; puedo estar hablando con alguien y estar viendo otra cosa a la vez", asegura un sujeto con hipertimesia.)

Ni usted ni yo tenemos hipertimesia, así que ¿cómo se relaciona este tema con el objetivo del supercerebro? Es aquí donde entra el problema de la complejidad. La ciencia ha estudiado la memoria total y los centros de memoria del cerebro, algunos de los cuales son más grandes en el caso de personas con hipertimesia. Sin embargo, se desconoce la causa. Los investigadores sospechan que hay un vínculo con el trastorno obsesivo compulsivo (pues la gente con hipertimesia suele mostrar comportamientos compulsivos) o con diversas formas de déficit de atención, pues la memoria total no puede apagarse una vez que los recuerdos empiezan a fluir. Tal vez sean personas que nunca desarrollaron la habilidad para olvidar. Pero, en relación con el cerebro humano, hay algo con lo que siempre podemos contar: es imposible mirar hacia algún lugar sin mirar hacia todas partes.

En busca de ídolos

La forma de abordar el problema de la complejidad es ponerlo de cabeza. Si el cerebro está adelante del universo, entonces su

potencial oculto debe ser superior a lo que cualquiera se imagina. Dejémosles el trillón de conexiones a los neurocientíficos y
enfoquémonos en tres áreas en las que un cerebro normal puede
alcanzar el máximo desempeño. En cada una hay un pionero que
nos muestra el camino. A ellos los denominamos ídolos cerebrales, aunque nunca antes se les haya considerado así.

ÍDOLO 1 | **ALBERT EINSTEIN**
Por su adaptabilidad

Nuestro primer ídolo es el gran físico Albert Einstein, aunque no
lo elegimos por su intelecto. Einstein —como los genios en general— es el modelo del éxito. Las personas como él son más inteligentes y creativas de lo que dicta la norma, y, si supiéramos cuál es
su secreto, cada uno de nosotros tendría mayores éxitos, sin importar lo que nos propusiéramos. La gente altamente exitosa no se
basa sólo en siete hábitos, sino que usa su cerebro de una forma
encaminada al éxito. Si usted se cierra a la forma en la que Einstein usaba su cerebro, limitará sus posibilidades, y no es sólo cuestión de tener "buenos genes", pues Einstein usaba su cerebro de
una forma que cualquiera puede aprender.

La clave está en la *adaptabilidad*.

El supercerebro saca ventaja de nuestra capacidad innata de
adaptación, la cual es indispensable para la supervivencia. De todos los seres vivos, los humanos son los únicos que se han adaptado a todos los ambientes existentes en el planeta. Si nos enfrentamos a los climas más extremos, las dietas más extrañas, las peores
enfermedades o las crisis más temibles ocasionadas por fuerzas de
la naturaleza, nos adaptamos. El *Homo sapiens* se adapta de forma
tan increíble que lo damos por sentado hasta que aparece alguien
que lleva la adaptabilidad a un nuevo nivel: alguien como Einstein.

Einstein se adaptó al enfrentarse a lo desconocido y conquis-
tarlo. Su campo de estudio era la física, pero lo desconocido
confronta a todo mundo día con día. La vida está llena de retos

inesperados. Para adaptarse a lo desconocido, Einstein desarrolló tres fortalezas y evitó tres obstáculos:

Tres fortalezas: dejar ir, ser flexible, no aferrarse
Tres obstáculos: hábitos, condicionamientos, estancamiento

Es posible medir la adaptabilidad de una persona al observar qué tanto deja ir, se mantiene flexible y no se aferra a las cosas al enfrentar dificultades. Es posible medir lo poco que se adapta alguien al ser dominado por los viejos hábitos y condicionamientos que lo mantienen estancado. Las memorias dolorosas de traumas y fracasos del pasado les repiten una y otra vez lo limitados que son. Einstein era capaz de ignorar los viejos hábitos de pensamiento que lo rodeaban, no se aferraba y permitía que le llegaran nuevas soluciones a través de sueños y de su intuición. Aprendía todo lo que podía sobre un problema y luego se entregaba a las posibilidades desconocidas.

Ésta no es la imagen que el público tiene de Einstein, a quien se le imagina como un erudito despeinado que llenaba pizarras de ecuaciones matemáticas. Pero observemos su carrera desde una perspectiva personal. En sus propias palabras, su gran motivación consistía en sorprenderse y maravillarse ante los misterios de la naturaleza. En ese estado espiritual, afirmaba que penetrar los secretos del universo era como leerle la mente a Dios. Al concebir el cosmos primero como un misterio, Einstein negaba el hábito de verlo como una máquina gigante cuyas partes en movimiento son descifrables y medibles. Así es como concebía Isaac Newton la física. Curiosamente, Einstein tomó las nociones más básicas del sistema newtoniano, como la gravedad y el espacio, y las reinventó por completo.

Poco después, el mundo sabría que lo hizo mediante la teoría de la relatividad y su famosa ecuación: $E = mc^2$. Sin duda, el proceso involucraba matemáticas avanzadas, pero eso era sólo un distractor. Alguna vez les dijo a unos jóvenes estudiantes: "No se preocupen por sus problemas con las matemáticas. Les aseguro que los míos son más grandes". No era falsa modestia. Su método creativo consistía más en soñar que en deliberar; una vez que "visualizó" cómo funcionaban el tiempo y el espacio, trazar la demostración matemática vino después, con mucha dificultad.

Cuando enfrentamos un problema nuevo, es posible solucionarlo de la forma anticuada o de una forma nueva. La primera opción es, sin duda, la más fácil. Imagínese a un matrimonio de muchos años que discute todo el tiempo. Se sienten frustrados y bloqueados, y ninguno de los dos quiere ceder en lo más mínimo. El resultado es un ritual en el que reproducen las mismas opiniones obtusas, sus quejas son igual de irritantes y muestran la misma incapacidad de aceptar el punto de vista del otro. ¿Cómo podría esta pareja salir de su miseria de una forma distinta y nueva?

En vez de estancarse en comportamientos viejos, los cuales están grabados en sus cerebros, pueden utilizar éstos de las siguientes formas:

CÓMO SER ADAPTABLE

- Deje de repetir lo que nunca le ha funcionado.
- Hágase a un lado y pida una solución nueva.
- Deje de luchar en el nivel del problema, pues la solución nunca está ahí.
- Cuando se detonen los estresantes usuales, aléjese.
- Vea la ira justa como lo que en verdad es: ira destructiva disfrazada para aparentar ser positiva.
- Reconstruya los lazos que se han deteriorado.
- Asuma una parte de la carga mayor de la que cree merecer.
- Deje de darle tanto peso a estar en lo correcto. En el esquema global de las cosas, tener la razón es insignificante en comparación con ser feliz.

Estos pasos no sólo tienen un fundamento psicológico sólido, sino que también crean un espacio en el cual el cerebro es capaz de cambiar. La repetición graba los hábitos viejos en el cerebro, así como albergar sentimientos negativos es la vía más rápida para bloquear las emociones positivas. Así que cada vez que un matrimonio de muchos años regresa a los mismos resentimientos, no está haciendo más que grabarlos con más fuerza en su cerebro. Irónicamente, Einstein, el maestro de la adaptabilidad en física, se consideraba un fracaso como esposo y padre. Se divorció de su primera esposa, Mileva, en 1919, tras cinco años de separación. En 1902 tuvo una hija fuera del matrimonio, la cual ha desaparecido de las páginas de la historia. Uno de sus dos hijos era esquizofrénico y murió en una institución de salud mental, mientras el otro, que sufrió de niño la separación de sus padres, estuvo alejado de su papá durante dos décadas. Todo esto le causó gran dolor a Einstein pues, aun para los genios, las emociones son más primitivas y apremiantes que los razonamientos. Los pensamientos se mueven como rayos; las emociones son mucho más lentas, e incluso su movimiento llega a ser casi imperceptible.

Éste es un buen momento para señalar que la separación entre emociones y razonamiento es del todo artificial. Ambos están fundidos. Las resonancias magnéticas demuestran que el sistema límbico —parte inferior del cerebro que desempeña un papel crucial en las emociones— se enciende cuando la gente considera que está tomando decisiones racionales. Es un hecho indudable, porque los circuitos cerebrales están interconectados entre sí. Algunos estudios han demostrado que la gente está dispuesta a pagar grandes cantidades por ciertas cosas cuando se siente bien. (¿Trescientos dólares por un par de zapatos? ¿Por qué no?, si hoy me siento de maravilla.) Sin embargo, también está dispuesta a pagar más cuando está deprimida. (¿Seis dólares por una galleta con chispas de chocolate? ¿Por qué no? Me alegrará.) El punto es que tomamos decisiones en función de nuestro contexto emocional, aunque racionalicemos lo contrario.

Parte de la adaptabilidad consiste en tener conciencia del componente emotivo, en lugar de negarlo. De otro modo, se corre el riesgo de que el cerebro comience a usarnos, y no al revés. El economista Martin Shubik ideó una subasta inusual, en la que el objeto en venta era un billete de un dólar. Uno podría pensar que la puja ganadora era de un dólar, pero no fue así, porque, en esta subasta, el ganador se llevaba el dólar, pero quien hiciera la segunda puja más alta debía pagarle esa cantidad al subastador. Entonces, si yo ganaba al pujar 2 dólares, y usted perdía por pujar 1.50, usted debía entregar esa cantidad sin retribución alguna.

Cuando se llevó a cabo el experimento, la subasta superó por mucho el dólar. Como de costumbre, los últimos dos postores fueron dos estudiantes hombres, muy competitivos. Cada uno deseaba castigar al otro, y ninguno de los dos quería ser el perdedor que recibiera el castigo. Sin importar cuáles fueran sus razones, los factores irracionales hicieron que la cantidad aumentara cada vez más. (Uno se pregunta por qué no se disparó hasta el punto en el que uno de los postores se quedara sin dinero.)

Igual de interesante es que, cuando los investigadores intentan eliminar el lado emocional de la toma de decisiones en los experimentos, fracasan. Nadie ha logrado realizar un estudio en el que los sujetos tomen decisiones puramente racionales. La cuota que pagamos por apegarnos de forma obstinada a nuestras opiniones, sustentadas por emociones, hábitos, memorias y creencias estancados, es muy alta.

En pocas palabras, si desea lograr el éxito en cualquier campo, vuélvase como Einstein y maximice la capacidad de su cerebro para adaptarse.

UNA PERSONA SE VUELVE MÁS ADAPTABLE CUANDO:

- Es capaz de reírse de sí misma.
- Sabe que las situaciones tienen aspectos que no se ven a simple vista.
- Deja de ver como antagonistas a quienes no comparten su opinión.
- Se involucra de forma genuina en la negociación, la cual empieza a funcionar.
- El compromiso se vuelve una palabra positiva.
- Es capaz de no aferrarse y de permanecer en un estado de alerta relajada.
- Es capaz de observar las cosas de manera distinta y nueva, lo cual lo deleita.

ÍDOLO | UN RECIÉN NACIDO
SUPERCEREBRAL 2 | Por su capacidad de integración

Nuestro siguiente ídolo no es un genio ni un superdotado, sino un bebé recién nacido. Los bebés son ejemplos de salud y bienestar, pues cada una de sus células vibra de vitalidad. Para ellos, el mundo es un lugar de descubrimiento sin fin, y cada día, si no es que cada minuto, es como un mundo nuevo. Su estado de robusto bienestar no se debe a que hayan nacido de buen humor, sino a que sus cerebros están en constante movimiento y se reconfiguran a medida que su mundo se expande. El día de hoy es un nuevo mundo, seamos o no bebés, si se expande con las experiencias de ayer.

Los bebés no se han cerrado al mundo ni se han estancado en condicionamientos desgastados. Lo que sus cerebros absorbieron el día anterior permanece ahí, en su lugar, mientras los horizontes se siguen abriendo: la capacidad de caminar, de hablar, de aprender cómo relacionarse y de sentir. Cuando crecemos, sentimos nostalgia por la inocencia de la niñez y percibimos una pérdida. ¿Qué hemos perdido que los bebés tienen en abundancia?

La clave es la *integración*.

Entre todos los seres vivos, los humanos asimilan cada estímulo posible y lo integran, es decir, recrean el panorama entero. En este mismo instante, al igual que un recién nacido, usted está filtrando miles de millones de fragmentos de información en bruto para formar un mundo coherente. El término en inglés, propuesto por el psiquiatra Daniel Siegel, es *sift* (filtrar), que representa cuatro aspectos:

S - Sensation (sensación)
I - Image (imagen)
F - Feeling (sentimiento)
T - Thought (pensamiento)

Nada es real si no se percibe a través de estos canales; ya sea que se experimente como una sensación (dolor o placer), se imagine visualmente, se sienta a nivel afectivo o se piense. El filtro siempre está presente, pero no por ello deja de ser un gran misterio. Visualice en su mente un hermoso atardecer. Los fotones de luz no atraviesan su retina, como ocurriría si estuviera viendo un atardecer real. No hay luz que ilumine la corteza visual, la cual está sumergida en la misma oscuridad que el resto del cerebro. Sin embargo, a través de las neuronas corren en varios sentidos los iones de electricidad que como por arte de magia producen la imagen de luz, sin mencionar la belleza y la cascada de asociaciones con todos los atardeceres que ha presenciado con anterioridad. (La forma en la que el cerebro correlaciona esta imagen por medios físicos con la imaginación es uno de los misterios centrales de la conexión entre mente y cerebro.)

La integración de fragmentos de información en bruto para producir imágenes de la realidad es un proceso que tiene lugar incluso en las células, pues todo lo que el cerebro hace se comunica con el resto del cuerpo. Literalmente, cuando nos deprimimos, tenemos una idea brillante o creemos estar en peligro, las células participan de la sensación. En términos técnicos, lo que está en juego es un ciclo de retroalimentación que integra mente, cuerpo y mundo exterior en un solo proceso. La información que entra estimula el sistema nervioso, surge una respuesta cuyo reporte se envía a cada célula, y las células, a su vez, responden con lo que piensan al respecto.

Los bebés son máquinas de retroalimentación perfectas. Podemos aprender de ellos lo que significa integrar la realidad personal con mayor éxito. Sólo es cosa de hacer de forma consciente lo que hace el cerebro infantil por designio de la naturaleza.

CÓMO INTEGRAR LA RETROALIMENTACIÓN

- Manténgase abierto a tantos estímulos como le sea posible.
- No paralice el ciclo de retroalimentación con juicios de valor, creencias rígidas y prejuicios.
- No censure la información de entrada por medio de la negación.

- Examine otros puntos de vista como si fueran suyos.
- Reafirme su posesión de lo que configura su vida. Sea autosuficiente.
- Libérese en los bloqueos psicológicos, como la vergüenza o la culpa, pues le dan un color falso a la realidad.
- Emancípese emocionalmente, pues la resiliencia emocional es la mejor defensa contra un mundo cada vez más rígido.
- No albergue secretos, pues éstos crean sitios oscuros dentro de la psique.
- Esté dispuesto a redefinirse día con día.
- No se arrepienta del pasado ni le tema al futuro, pues ambas actitudes causan miseria y minan la confianza en uno mismo.

De una u otra forma, usted creará una realidad en torno a su punto de vista. Nadie logra una integración perfecta del mundo sin sesgo alguno, pero los bebés nos enseñan cómo hacer más completa nuestra realidad. Desde el nacimiento, la naturaleza nos diseñó para asimilar el mundo en su totalidad, pero cuando fragmentamos la experiencia, la completitud se destroza. Entonces, en vez de vivir la realidad, nos engañamos con una ilusión de ella.

Imagine a un dictador que se ha acostumbrado a ostentar poder sin ser cuestionado y que se asegura de mantenerlo a través del terror y de la policía secreta. Soborna a sus enemigos o los desaparece en medio de la noche. Por lo regular, a esos dictadores les sorprende el surgimiento de la oposición, y, hasta el momento en que los deponen o los asesina una multitud enardecida, consideran que sus acciones están justificadas. Incluso fantasean con que quienes padecen la opresión en un Estado policiaco aman a su opresor. Esto ejemplifica la ilusión de realidad llevada al extremo.

La caída de los dictadores resulta fascinante en otro nivel, porque en el fondo sentimos que el poder ilimitado podría tener el mismo efecto en nosotros. Es como si cierto tipo de magia negra vendara los ojos del crédulo. Pero, en el caso de la ilusión de realidad en la que todo mundo vive, no hay magia negra, sólo una imposibilidad de integración. Nacemos con la capacidad de producir completitud, pero elegimos la negación, la represión, el olvido, la falta de atención, la memoria selectiva, el sesgo personal y los viejos hábitos. Estas influencias son difíciles de superar, pues tienen la inercia de su lado. Sin embargo, es imposible sentirse equilibrado, seguro, feliz y en armonía hasta que se recupera la completitud natural a todo recién nacido. Ésta es la clave para el bienestar y la salud física.

Ser una persona integrada en su totalidad implica tener tres fortalezas que reflejan la postura de un bebé frente al mundo y evitar tres obstáculos que nos someten como adultos.

Tres fortalezas: comunicación, mantener el equilibrio, ver el panorama completo

Tres obstáculos: aislamiento, conflicto, represión

Cuando estamos en un estado integrado, sea en mente o en cuerpo, nos comunicamos de forma abierta. Sabemos lo que sentimos, lo expresamos, absorbemos las señales de los demás a nuestro alrededor. Sin embargo, son incontables los adultos que viven rupturas en la comunicación, se sienten aislados de todo tipo de cosas, de sus sentimientos, de otras personas, de los empleos a los que van todos los días. Se enfrascan en conflictos y, como resultado, aprenden a reprimir sus verdaderos sentimientos y deseos. Dichos sentimientos no son sólo factores psicológicos: afectan el cerebro y, a su vez, cada célula del cuerpo.

En resumen, si desea volver a un estado natural de salud y bienestar, sea como un recién nacido. Integre sus experiencias en ·un acto de completitud, en lugar de vivir una vida de separación y conflicto.

UNA PERSONA SE VUELVE MÁS INTEGRADA CUANDO:

▸ Crea un lugar seguro en el que puede ser ella misma.
▸ Invita a otros a entrar en ese mismo lugar seguro para que puedan ser ellos mismos.
▸ Desea conocerse a sí misma.

- Examina las áreas de negación, acepta las verdades difíciles y se enfrenta a la realidad.
- Hace las paces con su lado oscuro y deja de considerarlo un aliado secreto o un enemigo aterrador.
- Evalúa con honestidad la culpa y la vergüenza, y las sana.
- Recae sobre ella el sentido de un propósito superior.
- Se siente inspirada.
- Se ofrece a servir a otros.
- La realidad superior parece real y alcanzable.

ÍDOLO 3 | BUDA
Por su expansión de la conciencia

Utilizamos nuestros cerebros, en primera instancia, para ser conscientes, pero hay quienes llevan la conciencia mucho más allá que el resto de la gente. Nuestros ídolos, nuestros modelos de conocimiento interno, son los guías espirituales de la humanidad, dondequiera que surjan. Uno de ellos en particular, Buda, y la clase de individuo que representa —santos, sabios y visionarios—, despliega a la perfección una cualidad única de los seres humanos: vivir a favor de un sentido, lo cual conlleva un anhelo de alcanzar el sentido más elevado. Este sentido proviene del interior y va más allá de los hechos simples de la vida. La información en bruto que se percibe con los cinco sentidos es insignificante por sí misma. Al observar las vidas breves y brutales de los hombres paleolíticos de las cavernas o de los primeros cazadores y recolectores, resulta impensable creer que sus cerebros hayan sido capaces de hacer operaciones matemáticas, desarrollar ideas filosóficas, crear arte y alcanzar un razonamiento superior. Estas capacidades estaban ocultas, y una figura como Buda, que vivió en medio de la pobreza y la lucha por la vida en India hace más de 2 000 años, indica que aún hay muchas cosas por descubrir en nosotros, si estamos dispuestos a conectarnos con nuestro anhelo de encontrar sentido.

La clave es la *expansión de la conciencia*.

Sin importar qué tipo de experiencias tengamos, éstas presuponen que somos conscientes. Ser humano es ser consciente; la pregunta es qué tan conscientes somos. Si eliminamos los matices religiosos y místicos, el estado de conciencia elevada que Buda ejemplifica es parte de la herencia de la humanidad. Un antiguo adagio indio compara la conciencia con una lámpara junto a la puerta, que ilumina tanto el interior de la casa como el mundo exterior al mismo tiempo. De forma simultánea, nos hace conscientes de lo que hay "allá afuera" y "aquí adentro". Ser consciente crea una relación entre ambos, interior y exterior.

¿Esta relación es buena o mala? Los cielos y los infiernos concebidos por la mente humana no son más que un producto del pensamiento. Ideamos cómo llegar a ellos o salir de ellos. Un sabio aforismo asegura que "sólo se está tan a salvo como se esté en el pensamiento". Pero ¿de dónde vienen los pensamientos, tanto los peligrosos y aterradores como los confiables que nos refuerzan? Para la mente, la conciencia es la matriz de la creación y, para alcanzar una vida llena de sentido, debemos descifrar cómo ser más conscientes. Sólo entonces nos convertiremos en arquitectos de nuestro propio destino.

CÓMO EXPANDIR LA CONCIENCIA

- Conceda un valor superior a los estados de conciencia, alerta y vigilia.
- Resístase al conformismo. No piense ni actúe como los demás.
- Valórese. No espere la aprobación de los demás para validarse. En vez de desear la validación externa, aspire a ayudar a los demás.
- Exponga su mente a una visión superior a través del arte, la poesía y la música. Lea con frecuencia las escrituras y los libros sagrados del mundo.
- Cuestione sus creencias nucleares.
- Esfuércese por reducir las exigencias del ego. Expándase más allá de los límites del "yo, mí, mío".
- Aspire a alcanzar el sentido de la vida más elevado posible.

◉ Transite el camino de la espiritualidad, según la defina, con
franqueza y esperanza.

La conciencia es curiosa; todos la tenemos, pero nunca es suficiente. Sin embargo, la oferta es infinita. Por representar este desdoblamiento eterno, Buda es más que el budismo. Los más grandes
guías espirituales ejemplifican tres fortalezas y evitan tres obstáculos.

Tres fortalezas: evolucionar, expandirse, inspirarse
Tres obstáculos: la contracción, las fronteras fijas, el
conformismo

Ninguno de estos términos es inherentemente religioso, sino
que describe una existencia con mayor conciencia. Según la le-
yenda, cuando Buda era apenas un individuo abrumado llamado
Siddharta, el rey, su padre, quería que su hijo, nacido príncipe, cre-
ciera y llegara a ser un gran gobernante. Para reprimir los anhelos
espirituales de Siddharta, su padre lo mantuvo encerrado tras los
muros del palacio, rodeado de lujos, y le impedía tener contacto
con el sufrimiento cotidiano. Ésta es una parábola de lo que le hacemos a nuestra propia conciencia: nos contraemos tras los muros
del ego, nos negamos a mirar más allá de las fronteras mentales fijas
y perseguimos los placeres y las posesiones que la sociedad consumista nos ofrece.

La conciencia elevada no es necesariamente un estado espiritual, sino un estado expandido. La espiritualidad llega en su momento, dependiendo de qué tan contraídos hayamos estado en
un inicio. Como es de esperarse, una vida llena de estrés provoca
que la conciencia se contraiga; es un mecanismo de supervivencia,
como cuando una manada de antílopes cierra filas al acercarse un
león. Es necesario que comprendamos que la contracción puede
generar una especie de seguridad primitiva, aunque también implica rigidez, temor, paranoia e inseguridad. Sólo al expandir la
conciencia se puede ser como la lámpara junto a la puerta y ver el
mundo exterior sin miedo, así como a uno mismo sin inseguridad.

En resumen, si quiere alcanzar el crecimiento interior, sea más como Buda respecto de su acercamiento a la conciencia. Expanda su conciencia y vea más allá de los muros que ha construido en su mente.

Una persona se vuelve más consciente cuando:

- Habla con su propia verdad.
- Deja de ver la bondad y la maldad como opuestos fijos. Acepta los tonos de gris que hay en medio.
- Perdona con mayor facilidad porque comprende el contexto de los demás.
- Se siente más a salvo en el mundo. Entiende que el mundo es como es él.
- Se siente menos aislada y sola, lo cual demuestra que basa su felicidad en sí misma y no en los demás.
- El temor deja de ser tan persuasivo como antes.
- Ve la realidad como un campo rico en posibilidades, y no puede esperar para explorarlas.
- Se desprende del poder de un pensamiento religioso, político y de estatus social que exhibe la mentalidad de "ellos contra nosotros".
- Deja de sentirse amenazada o atemorizada por lo desconocido, pues ahí nace el futuro, y no en otro lugar.
- Encuentra la sabiduría en la incertidumbre. Esta actitud permite que la vida fluya con naturalidad, sin necesidad de que las cosas sean blancas o negras.
- Concibe su presencia en el mundo como una recompensa en sí misma.

Los ídolos supercerebrales no son superhéroes; son modelos realistas de cambio. Creemos que el desarrollo continuo del supercerebro conllevará una mayor salud y funcionamiento del cerebro. Asimismo, le permitirá que sus emociones y sus pensamientos cumplan el propósito de crear la realidad en la que desea con vehemencia vivir. Dejará de identificarse con patrones cerebrales cíclicos y repetitivos, y con el comportamiento limitado en el que derivan. De este modo, será libre de experimentar una conciencia superior y un sentido más poderoso de quién puede ser usted en realidad.

Soluciones supercerebrales | *Depresión*

En este capítulo hemos dado un paso más para mostrarle cómo usar su cerebro, en lugar de permitir que él lo use a usted. Aplicar este principio a la depresión, la cual padecen millones de personas —es la principal discapacidad de estadounidenses entre 15 y 45 años—, liberará un mar de bienestar. No hay un ejemplo más doloroso de cuando el cerebro usa a las personas. En palabras de un antiguo paciente: "Sentía como si cayera y estuviera por estrellarme contra el piso, sólo que en lugar de que la sensación durara unos segundos, el pánico permanecía durante días y días, al grado de que ya no sabía a qué le temía". Quienes padecen depresión se sienten víctimas de un cerebro defectuoso.

Aunque la depresión se considera un trastorno afectivo, atribuido a la incapacidad del cerebro para reaccionar de forma apropiada al estrés interno y externo, afecta a todo el cuerpo. Altera los ritmos corporales, en términos de irregularidad en el sueño. Provoca una pérdida de interés en el sexo y disminuye el apetito. Las personas deprimidas realizan actividades como comer y tener relaciones sexuales con indiferencia y hastío. Asimismo, se sienten fuera de lugar en situaciones sociales y no pueden entender con claridad lo que otras personas les dicen. Son incapaces de explicar a los demás cómo se sienten, pues la interacción social es como estar en medio de una niebla perturbadora.

El cerebro está involucrado en estos síntomas que se expresan en todo el cuerpo. Las resonancias magnéticas de personas con depresión muestran un patrón único en el que algunas áreas del cerebro están demasiado activas, mientras otras tienen poca actividad. La depresión suele afectar la corteza cingulada anterior (la cual está implicada en emociones negativas, pero también en la empatía), la amígdala (responsable de las emociones y de las reacciones a situaciones nuevas —las personas con depresión no suelen reaccionar bien a las cosas nuevas—) y el hipotálamo (el cual está involucrado en impulsos como el sexo y el apetito). Estas áreas interconectadas se vinculan con una especie de circuito depresivo, red que deseamos afectar de forma positiva para que sea posible volver a la normalidad.

La depresión es provocada por un detonador, pero éste puede ser tan pequeño que pase inadvertido. Cuando se detona por primera vez, el cerebro cambia, así que para caer en una depresión en el futuro se requieren detonantes cada vez más pequeños, hasta que dejan de ser necesarios. Cuando eso ocurre, la persona se vuelve prisionera de las emociones desencadenadas que la llevan a desarrollar trastornos afectivos.

¿Está usted deprimido? Solemos usar el término como algo casual, pero estar triste no es lo mismo que estar deprimido. Para llegar a un diagnóstico de depresión clínica aguda (de corta duración) o crónica (de larga duración), el estado de ánimo de la persona debe haber roto el patrón normal de balancearse hacia atrás y hacia adelante. Se vuelve imposible sacudirse la sensación de tristeza, invalidez y desesperanza, así como interesarse en lo que ocurre en el entorno, y las actividades cotidianas parecen abrumadoras. Freud vinculaba la depresión con la aflicción, pues hay similitudes entre ambas. En muchos casos, así como la aflicción se termina después de un tiempo, también la depresión desaparece. Sin embargo, si permanece, la persona enfrenta cada día sin esperanza de liberación; percibe su vida como un fracaso absoluto y quizá no encuentre razones para seguir viviendo. (Alrededor de 80% de los suicidios son provocados por un episodio de depresión grave.)

Personas con depresión de larga duración a veces son incapaces de identificar cuándo empezaron los síntomas y por qué. Tal vez sientan que la clave es genética si tienen familiares con depresión, o quizá tengan un vago recuerdo de la primera vez que notaron que estaban tristes todo el tiempo o se sentían desesperanzados sin razón aparente. La depresión, junto con el autismo, es considerada el trastorno psicológico con mayor componente genético, pues hasta 80% de quienes la padecen tienen algún familiar que está o ha estado deprimido. Sin embargo, en la mayoría de los casos hay una mera predisposición genética a este tipo de trastornos, pero ésta no asegura su desencadenamiento. Para detonar una enfermedad psiquiátrica, los genes y el medio ambiente trabajan en colaboración.

Mucha gente deprimida afirma que su problema no es el sentimiento de depresión en sí mismo, sino la abrumadora fatiga que sienten; como alguien dijo alguna vez, lo opuesto de estar deprimido no es estar feliz, sino lleno de vitalidad. La fatiga, a su vez, provoca mayor depresión. Una vez que decidimos de forma consciente y con determinación que no somos nuestro cerebro, es posible ser uno con las emociones y las reacciones al mundo exterior. Actuar como líder del cerebro permite reprogramar de forma activa la química neuronal propia e incluso la actividad genética, de modo que no fomente más los trastornos afectivos.

La clave está en poner en movimiento las partes estancadas o desequilibradas del cerebro. En cuanto esto ocurre, se debe seguir adelante hasta que el cerebro regrese a su equilibrio natural. Éste es el objetivo que deseamos ayudar a alcanzar, así como también es la aproximación más holística al problema.

Tres pasos para la depresión

Cuando el cerebro recibe cierto entrenamiento, sus reacciones parecen normales. En ocasiones, las personas deprimidas se han adaptado tan bien a la situación que les sorprende que un amigo, médico o terapeuta les diga que están deprimidas. Aún son muy difundidas algunas teorías sobre la influencia genética y los desequilibrios químicos en el cerebro de los pacientes con depresión, pero estas explicaciones han comenzado a despertar sospechas. (La investigación médica básica ha revelado que los pacientes con depresión no son distintos de otros en términos genéticos. Tampoco es claro si los antidepresivos funcionan para corregir un desequilibrio químico. Sin embargo, cuando los pacientes con depresión reciben psicoterapia adecuada, en la cual expresan sus sentimientos, sus cerebros cambian de forma similar a como cambian con los medicamentos. Esto agrega otro misterio: ¿cómo es posible que tanto hablar como tomar una píldora provoquen el mismo resultado fisiológico? Nadie lo sabe.) Si conociera a un joven con malos modales en la mesa, ¿a qué lo atribuiría? Lo más probable es que creyera que su comportamiento comenzó durante la infancia y se volvió un hábito. Si el hábito permaneció, es porque la persona no encontró buenas razones para cambiarlo. ¿Y si la depresión tiene el mismo perfil? Podríamos rastrear los pasos para desarrollar la depresión y eliminarlos.

Consideremos, entonces, la depresión como un comportamiento fijo. Este tipo de comportamientos tiene tres componentes:

1. Una causa externa temprana, que suele haber sido olvidada.
2. Una reacción a esa causa, la cual por algún motivo es poco saludable o no ha sido examinada.
3. Un hábito arraigado que se vuelve automático.

Liberemos nuestras mentes de la idea de que todo tipo de depresión es una enfermedad, en particular la depresión leve a moderada que padece la mayoría de los pacientes. (Sin duda, la depresión crónica y severa debe ser tratada como otros trastornos mentales graves.) Si usted se deprime después de un divorcio difícil, no significa que esté enfermo. Si sufre la pérdida de un cónyuge muy amado, alguien podría afirmar que "ha perdido la razón a causa de la aflicción", pero este sentimiento es natural, al igual que la depresión que lo acompaña. Estos ejemplos nos enseñan que la depresión es una respuesta natural que puede salirse de control.

Cuando la depresión se sale de control, es culpa de los tres componentes mencionados:

1. *Causas externas:* los eventos externos pueden deprimir a cualquiera. Durante la fuerte recesión económica de 2008, el 60% de las personas que perdieron su empleo se sentían

ansiosas o deprimidas. El número aumenta en el caso de trabajadores que llevan más de un año desempleados. Si usted se somete a suficiente estrés durante un periodo considerable de tiempo, es más probable que desarrolle depresión. Ese estrés de larga duración puede ser provocado por un empleo aburrido, una relación infeliz, periodos prolongados de soledad o aislamiento social, y enfermedades crónicas. Hasta cierto punto, la persona con depresión reacciona a circunstancias negativas, sean actuales o pasadas.

2. *La reacción:* una causa externa no puede deprimirnos a menos que reaccionemos a ella en una forma determinada. La gente con depresión aprendió en el pasado a tener reacciones oblicuas, como las siguientes, cuando algo en su vida no salía bien:

- Es mi culpa.
- No soy lo suficientemente bueno.
- Nada funcionará.
- Sabía que las cosas saldrían mal.
- No puedo hacer nada al respecto.
- Sólo es cuestión de tiempo.

Los niños pequeños que reaccionan así creen que tiene sentido. Le dan al cerebro un punto de vista sobre la realidad, y el cerebro se adapta a esa imagen de la realidad que está entrenado a ver. Los niños pequeños tienen poco control sobre sus vidas, pues son débiles y vulnerables. Un padre poco amoroso puede provocar cualquiera de estas reacciones, al igual que un evento familiar devastador, como una muerte. Sin embargo, cuando los adultos tienen estas respuestas, el pasado está dominando el presente.

3. *El hábito de estar deprimido:* cuando tenemos una reacción depresiva, se refuerza la reacción que se tendrá al enfrentar una nueva situación externa estresante. ¿Mi primera novia me abandonó? Entonces se vuelve natural temer que la segunda también lo haga. Hay quienes son capaces de

controlar este temor, pero para otros perdura por mucho tiempo. En vez de aventurarse a encontrar un nuevo amor que sea más amoroso y leal, vuelcan la culpa y el temor hacia su interior. Siguen teniendo reacciones depresivas, generadas en su interior, las cuales después de un tiempo se vuelven hábito.

Deshacer el pasado

Una vez que la depresión se vuelve hábito, lo cual es probable que ocurra años antes de que la persona reconozca que se siente triste y desesperanzada, ya no necesita un detonante exterior. La gente deprimida se deprime por estar deprimida. Es como una capa gris que cubre todo e imposibilita cualquier rastro de optimismo. Ese estado de derrota indica que el cerebro ha desarrollado caminos fijos, y que quizá estén involucrados la genética y los neurotransmisores. Todo el sistema de apoyo de la persona para crear su realidad personal entra en juego.

Cuando se internaliza, la respuesta depresiva funciona como trozos de carbón encendidos que arden si se les remueve un poco. Un incidente menor, como un neumático desinflado o un cheque rebotado, no le da espacio a la persona para decidir si se molestará o no. La respuesta depresiva ya está grabada. Por ello, los individuos deprimidos incluso se sienten tristes ante las buenas noticias, pues siempre están esperando que algo malo pase, ya que están atrapados en el hábito de la depresión. El desequilibrio cerebral puede depender de la actividad mental. Las resonancias magnéticas de personas con depresión parecen apoyar la existencia de esa conexión, pues muestran que con los efectos benéficos de los antidepresivos se iluminan las mismas áreas que cuando la persona empieza a ir a terapia y supera la depresión hablando de sus problemas. Hablar es un tipo de comportamiento.

Si el comportamiento permite superar la depresión, es razonable suponer que también puede hacernos caer en ella. (Por lo pronto, dejaremos de lado el tipo de depresión que tiene causas físicas —u orgánicas, como las llamarían los médicos—, como diversas enfermedades y demencia senil, así como una mala alimentación y la presencia de toxinas ambientales. En estos casos, cuando la causa física se elimina, la depresión suele desaparecer de manera automática.) Puesto que esta explicación suena razonable, la pregunta clave es cómo evitar la reacción depresiva y cómo revertir la depresión una vez que se presenta. Es posible abordar el asunto de la prevención y la mejoría usando las mismas tres categorías que hemos analizado.

Eventos externos: hay quienes dicen: "¿Viste las noticias? Me deprime mucho la situación mundial", o "Me deprimí mucho después de los ataques del 11 de septiembre". Los eventos externos pueden deprimirnos, pero en realidad son el ingrediente menos poderoso de la depresión. Perder el empleo también puede ser deprimente si uno es propenso a tener reacciones depresivas, pero, si no es así, puede impulsarnos a salir adelante con más fuerza. Las situaciones negativas son inevitables, pero hay factores que las empeoran:

- El estrés se repite.
- El estrés es impredecible.
- No se tiene control sobre el estrés.

Imagine a una mujer cuyo marido es irascible y abusador. La ha golpeado varias veces y ella es incapaz de predecir cuándo enloquecerá, como tampoco es capaz de reunir la fuerza o la voluntad para dejarlo. Una mujer así es un candidato ideal para la depresión, pues en su situación están presentes los tres elementos de estrés grave. El abuso que se ejerce en su contra es reiterado, impredecible y está fuera de su control.

Su sistema mente-cuerpo comenzará a apagarse si sigue en esa situación. Es lo que les ocurre a los ratones que reciben ligeras descargas eléctricas. Cuando los investigadores separan las descargas en intervalos aleatorios, y las administran una y otra vez, sin que los ratones tengan escapatoria, deja de importar que sean inofensivas. Al poco tiempo, los ratones se rendirán, adquirirán un comportamiento letárgico y de indefensión, y después morirán. Dicho de otro modo, la depresión inducida es tan extrema que destruye su voluntad de vivir.

¿Qué significa esto para alguien como usted, que desea evitar la depresión? En primer lugar, debe dejar de exponerse a situaciones de estrés recurrente, ya sea un mal jefe, un marido abusivo o cualquier otra que se refuerce día con día. En segundo lugar, evite la impredecibilidad estresante. Si bien es verdad que la vida es incierta, hay un límite de incertidumbres aceptables. Un jefe que de la nada tiene arranques de ira es inaceptable. Para muchas personas, un trabajo de ventas en el que cualquier cliente puede azotarles la puerta en la cara es demasiado incierto. De igual forma, un cónyuge que puede o no ser infiel es impredecible en el mal sentido.

Asimismo, debe incrementar las rutinas predecibles que le ayuden a defenderse contra el estrés. Todos necesitamos dormir bien, hacer ejercicio con regularidad, así como tener una relación de pareja estable y un trabajo con el que podamos contar. Los hábitos regulares no sólo son buenos en un sentido amplio y generalizado, sino que ayudan a evitar la depresión al entrenar al cerebro de forma positiva.

Además de sentirse desesperanzadas e indefensas, las personas deprimidas tienden a ser pasivas en situaciones de estrés. Son incapaces de imaginar una forma fructífera de resolver la situación y se niegan la posibilidad de tomar decisiones clave que quizá funcionarían; en lugar de eso, se inclinan por no tomar decisión alguna, lo cual rara vez funciona. Toleran la situación durante demasiado tiempo. Cuando no hay depresión, es posible descifrar por lo general qué es lo que se debe arreglar, qué se puede tolerar y de qué es mejor alejarse, las cuales son elecciones básicas que debemos hacer a lo largo de la vida.

Si usted se sabe propenso a padecer depresión, es importante que lidie con los problemas con mayor premura y de forma más directa que otras personas, porque, cuanto más tiempo espere, más oportunidades de surgir le da a la reacción depresiva. Me refiero a situaciones ordinarias como conflictos potenciales en el trabajo, un adolescente en casa que no respeta la hora de llegada o una pareja que no está cumpliendo con su parte de las responsabilidades domésticas. La depresión nos hace mucho más sensibles a los pequeños detonadores, lo cual produce una sensación de resignación e impotencia. Sin embargo, si actúa desde el principio, antes de llegar a esta fase, tendrá espacio para manejar el estrés cotidiano y energía para decidirse a hacerlo. Aprenda a tomar esas decisiones con oportunidad y no haga caso de la vocecita que le advierte que no haga alboroto. No es hacer alboroto, sino cortarle el paso a la reacción depresiva.

La reacción depresiva: las causas más sutiles de la depresión son más difíciles de eliminar que el estrés exterior. Si no quiero tener sobrepeso, es mucho más fácil que evite ganar peso a perder los kilos de más una vez que ya los tengo encima. Lo mismo ocurre con la depresión. Es mucho más fácil aprender cuál es la reacción correcta al estrés en vez de desatar la inadecuada. La reacción correcta implica resiliencia emocional, la cual permite liberarse del estrés en lugar de aferrarse a él. Revertir la reacción inadecuada requiere volver a entrenar el cerebro, y así como muchas personas con sobrepeso logran adelgazar, un cerebro entrenado a reaccionar de forma depresiva puede ser entrenado de nuevo.

Todos tenemos reacciones derrotistas, y no nos gusta lo que nos provocan. Se requiere tiempo y esfuerzo para remplazarlas con alternativas mejores. En el caso de la depresión, es un hecho aceptado que cambiar las creencias derrotistas de una persona deprimida es útil para su recuperación. Las creencias son un poco como los programas computacionales que repiten los mismos comandos una y otra vez, sólo que las creencias son más perniciosas, pues se graban más y más con cada repetición.

Aquí hay algunos ejemplos de la programación grabada que surge de forma automática cuando nos sentimos deprimidos, seguidos de creencias alternativas que pueden contrarrestar la reacción depresiva:

CAMBIAR LAS CREENCIAS TÓXICAS

1. Es mi culpa

En vez de esto, piense: no es mi culpa, no es culpa de nadie, no se ha determinado de quién es culpa, tal vez no es culpa de nadie *o* señalar culpables no sirve de nada y más bien deberíamos enfocarnos en la solución.

2. No soy lo suficientemente bueno

En vez de esto, piense: soy lo suficientemente bueno, no necesito compararme con los demás, no es cuestión de ser bueno o malo, ser "suficientemente bueno" es relativo, mañana seré mejor *o* estoy en una curva de aprendizaje.

3. Nada funcionará

En vez de esto, piense: algo se me ocurrirá, de alguna forma las cosas se resolverán, puedo pedir ayuda, si algo no funciona siempre habrá algo que sí funcione *o* una actitud pesimista no me ayuda a encontrar la solución.

4. Sabía que las cosas saldrían mal

En vez de esto, piense: no lo sabía, es una suposición, sólo me siento ansioso y ya pasará, *o* mirar hacia atrás sólo es bueno si fomenta un mejor futuro.

5. No puedo hacer nada al respecto

En vez de esto, piense: puedo hacer algo al respecto, puedo encontrar a alguien que haga algo al respecto, siempre tendré la opción de alejarme, necesito analizar mejor la situación *o* ser derrotista no me ayuda a mejorar las cosas.

6. Sólo era cuestión de tiempo

En vez de esto, piense: no soy fatalista, era algo impredecible, ya pasará como lo demás, nunca llueve todo el tiempo *o* ser fatalista me impide ser libre para elegir.

No estamos afirmando que todas las creencias alternativas funcionan siempre, sino que debemos ser flexibles. El despreciable truco de la reacción depresiva es que pinta todo con la misma brocha. Es normal sentir impotencia al no poder reparar la transmisión del automóvil (¿quién no se frustraría?), pero no lo es sentirla al no poder levantarse de la cama por las mañanas (síntoma de depresión). Para ser flexibles, debemos vencer la reacción depresiva en su propio juego.

¿Cómo lograrlo? Si la reacción automática está asociada con tristeza, impotencia y desesperanza, niéguese a aceptarla. Dese un momento, respire profundo y consulte la lista de reacciones alternativas. Encuentre una que le funcione. Se requiere tiempo y esfuerzo, pero la retribución lo vale. Aprender una nueva reacción crea nuevas redes neuronales en el cerebro y también abre puertas. ¿Qué tipo de puertas? Cuando se está deprimido, se tiende al aislamiento, la soledad, la apatía, la inactividad, la pasividad y el rechazo al cambio. Las puertas nuevas tienen exactamente el efecto opuesto. Al introducir una nueva reacción, se resiste a la tentación de caer en los viejos hábitos obsoletos. En lugar de permanecer aislado, usted se dará cuenta de que estar con otras personas es bueno. En lugar de ser pasivo, se dará cuenta de que tomar las riendas también es positivo para usted.

Otra estrategia consiste en desarticular la reacción depresiva en fragmentos manejables y menos abrumadores. La mejor táctica es dar un paso a la vez y elegir las piezas con las que uno cree que puede lidiar. La inercia es la mejor amiga de la depresión. Siempre habrá un obstáculo por saltar antes de que sea posible hacer algo en verdad positivo, pero es apenas un montículo que no debemos convertir en la cima del Himalaya.

Impulsarnos a superar ese pequeño montículo insta al cerebro a cambiar el viejo patrón por uno nuevo. Al permitir la entrada de impulsos nuevos provenientes de la fuente, del verdadero yo, expandimos nuestra conciencia en verdad. Tras la máscara de la depresión, la cual es un comportamiento atado a una respuesta fija, está el verdadero yo, el yo nuclear que es capaz de dirigir el proceso de sanación. Dicho de otro modo, cada uno de nosotros tiene el poder de sanarse a sí mismo. La depresión genera la ilusión de que nos han quitado ese poder, pero la verdad es que, una vez que encontramos una abertura, podemos recuperar a nuestro verdadero yo, paso a paso.

El hábito de la depresión: si alguna vez ha vivido cerca de un alcohólico o adicto de cualquier tipo, sabe que se comportan de forma oscilante y predecible. Cuando están sobrios o desintoxicados, se arrepienten con sinceridad y no desean volver al hábito. Sin embargo, cuando enfrentan la tentación de beber, drogarse, comer en exceso o explotar de rabia (según sea el hábito que tengan), las buenas intenciones salen disparadas por la ventana. La voluntad se esfuma, el hábito toma el control y lo único que importa es recibir una dosis.

La depresión tiene un lado adictivo, en el cual la tristeza y la desesperanza toman el control. Tanto el adicto como la persona deprimida suelen afirmar: "No puedo ser de otro modo". En muchos casos, el "yo bueno" y el "yo malo" luchan entre sí. Para el alcohólico, el "yo malo" bebe, mientras que el "yo bueno" es el que está sobrio. Para la persona deprimida, el "yo malo" está triste y sin esperanza, mientras que el "yo bueno" es feliz y optimista. La verdad es que la depresión cierne una sombra sobre cualquier cosa. Los mejores momentos no son más que un preludio de la recaída. El "yo malo" siempre ganará, mientras que el "yo bueno" es apenas su peón.

La guerra está perdida, cada victoria es sólo temporal y el péndulo sigue oscilando de un lado a otro. Cuando es imposible ganar, ¿de qué sirve luchar? El secreto para derrotar cualquier hábito fijo es dejar de pelear contra uno mismo y encontrar en el interior un lugar que no esté en guerra. En términos espirituales, ese lugar es el yo verdadero. La meditación abre el camino para alcanzarlo. La sabiduría tradicional del mundo afirma que a nadie se le puede negar la paz, la calma, el silencio, la alegría absoluta y la reverencia por la vida. Cuando la gente frunce el ceño y me dice que no cree en la meditación, respondo que entonces tampoco debe creer en el cerebro, porque las cuatro últimas décadas de investigación cerebral han demostrado que el cerebro se transforma con la meditación, y ahora hay nuevas evidencias que sugieren que la actividad genética también mejora con ella; es decir, los genes buenos se activan, mientras los dañinos se inactivan.

Para desafiar la reacción depresiva, no basta con sólo mirar hacia adentro. Debemos activar nuestro *yo verdadero* y traerlo al mundo. Hasta que usted pueda demostrarse la utilidad de tener reacciones y creencias nuevas, las anteriores se aferrarán a su conciencia, pues está muy acostumbrado a ellas y ya conocen bien el camino de regreso. Por lo tanto, romper el hábito de la depresión implica combinar el trabajo interno con el externo, de la siguiente forma:

| **TRABAJAR AMBOS LADOS** | TRABAJO INTERNO: CAMBIAR LO QUE SENTIMOS Y PENSAMOS |

- Medite.
- Examine sus creencias negativas.
- Rechace las reacciones derrotistas a los desafíos de la vida.
- Aprenda nuevas reacciones que mejoren la vida.
- Adopte una visión superior de la vida y sea congruente con ella.
- Reconozca los juicios propios y rechácelos.
- Deje de creer que el miedo es bueno sólo porque es poderoso.
- No confunda estado de ánimo con realidad.
- Trabajo externo: modificar el comportamiento
- Disminuya las condiciones de estrés.
- Encuentre un empleo satisfactorio.
- No se relacione con personas que lo hacen sentirse más deprimido.
- Encuentre personas cercanas a usted a las cuales admire.
- Aprenda a dar de sí. Sea generoso de espíritu.
- Adopte buenos hábitos de sueño y ejercítese un poco todos los días.

- Enfóquese en relaciones en vez de distracciones y consumismo interminable.
- Aprenda a ser su propio padre y reedúquese al relacionarse con personas emocionalmente maduras y sanas a las cuales pueda amar, y quienes lo acepten sin juzgarlo.

Cualquier médico o terapeuta se ha topado con cientos de personas deprimidas que buscan ayuda con desesperación, pero ¿cuántas de ellas estaban en el camino hacia la recuperación? La mayoría pone toda su fe en píldoras o ha caído en un estado de resignación y agotamiento. En algunos casos, los medicamentos sirven para eliminar los síntomas, pero la depresión leve a moderada no requiere un tratamiento de enfermedad, el cual muchas veces no trae nada bueno. Los descubrimientos más recientes lo confirman: en el caso de depresión leve a moderada, los antidepresivos apenas superan la respuesta al placebo (el cual provoca una mejoría promedio en 30% de los pacientes). Su efectividad aumenta a medida que la depresión es más grave.

Los tres elementos en los que nos hemos concentrado —elementos externos, reacciones depresivas y el hábito de la depresión— nos ofrecen una nueva posibilidad de aproximación. Nos dan el poder de revertir las condiciones que subyacen a la depresión. Ahora bien, no estamos afirmando que ya se sepa cuál es la causa de la misma, pues en última instancia está relacionada con todos los aspectos de la vida de cada individuo, incluido lo que ocurre en su cuerpo.

Por ello, usted debe remodelar su vida en varios niveles, pero sólo puede hacerlo si es consciente. A veces es sencillo salir de una depresión, si es que dejar un mal trabajo o un matrimonio tóxico puede considerarse algo sencillo. Al menos es una solución directa. En otras ocasiones, la depresión es como una bruma imposible de asimilar, por donde se le vea. Sin embargo, la bruma se disipa, y la mejor noticia es que el yo verdadero nunca está deprimido ni lo ha estado jamás. Al abrir el camino para encontrar al yo verdadero, usted logrará más que sólo sanar su depresión. Saldrá a la luz y verá la vida de una forma nueva y diferente.

SEGUNDA PARTE

CÓMO CREAR LA REALIDAD

NUESTRO CEREBRO, NUESTRO MUNDO

A medida que continúe leyendo este libro, observará que mente, cerebro y cuerpo trabajan juntos de forma ininterrumpida. La vida es un proceso continuo, y, mientras más expertos seamos en este proceso, más cerca estaremos de alcanzar el objetivo del supercerebro. Un investigador como Rudy, quien analiza información sobre la neuroplasticidad, se maravilla por la manera en la que el cerebro crea nuevos caminos, conexiones, redes. Sin embargo, la mayor maravilla de todas es que la mente puede crear materia, pues eso es lo que ocurre en el cerebro miles de veces por segundo. Ya sea la emoción que se siente tras ganar la lotería, o el "arrebato deleitable, libre y negligente" que conmovía al poeta Robert Browning al escuchar el canto de un tordo, ambas experiencias requieren que el cerebro configure una representación física. El arrebato precisa procesos químicos, al igual que cualquier pensamiento, sentimiento y sensación. La neurociencia ha confirmado este hecho en más de una ocasión.

Ahora queremos llevarlo al lugar donde radica la verdadera maestría, donde el "cerebro" no se queda sentado en su compartimento mundano mientras la "mente" flota con frivolidad por encima de él. La diferencia entre mente y cerebro es un producto humano engañoso. Mente y cerebro están fundidos, y el lugar en el que nace el supercerebro está en el interruptor del control que todos podemos aprender a manejar.

En las sutiles regiones de la conciencia yace el poder verdadero. Cuando alguien sube al estrado para recibir el Oscar a la mejor película, suele exclamar algo como: "¡Es un sueño hecho realidad!" Los sueños son sutiles, pero poderosos. La visión personal pone en marcha el curso de la vida, pero primero debe poner el cerebro en marcha, después de lo cual vienen las acciones, posibilidades, oportunidades, golpes de suerte y cualquier otra cosa que se necesite para hacer un sueño realidad. A este proceso lo llamamos "creación de la realidad" y consiste en un desdoblamiento continuo, expresado a grandes rasgos en los productos del cerebro a los que los neurocientíficos les prestan atención, como las sinapsis, los potenciales eléctricos y las sustancias neuroquímicas. La realidad comienza en un nivel imperceptible a simple vista y mucho más sutil.

Entonces, ¿cómo tomamos control de la creación de la realidad? Éstas son algunas de las reglas del juego que deberá considerar:

LAS REGLAS DE LA CREACIÓN DE LA REALIDAD

- No somos nuestro cerebro.
- Somos responsables de crear cómo vemos y sentimos el mundo.
- La percepción no es pasiva. No estamos recibiendo una realidad fija y predeterminada, sino que la estamos moldeando.
- La autoconsciencia modifica la percepción.
- Mientras más conscientes seamos, más poder tendremos sobre la realidad.
- La conciencia posee el poder de transformar el mundo personal.
- En un nivel sutil, la mente está fundida con las fuerzas creativas del universo.

Explicaremos cada regla a medida que avancemos. Sin embargo, cabe mencionar que la creación de la realidad es un acto natural que no requiere esfuerzo, aunque al mismo tiempo es algo casi increíble. Para crear una estrella el universo va al mismo lugar que usted para visualizar una rosa en la mente. Ahora depende de nosotros demostrar que esta afirmación increíble es cierta.

No somos nuestro cerebro

El primer principio de creación de la realidad es que no somos nuestro cerebro. Ya hemos visto lo fundamental que resulta este conocimiento para la gente que sufre depresión (o cualquier otro trastorno anímico, como la ansiedad, que es tan epidémica como la depresión). Cuando usted se enferma de un resfriado fuerte, sin importar cuánto esté sufriendo, no afirma: "Soy un resfriado". Decimos: "Tengo un resfriado". Pero en lugar de afirmar: "Tengo una depresión", decimos: "Estoy deprimido", lo cual implica una identificación con la condición en sí. Para incontables personas con depresión y ansiedad, el verbo "estar" se vuelve demasiado poderoso, pues el ánimo es el que le da color al mundo. Cuando usted se identifica con el estado depresivo, el mundo refleja cómo se siente. Cuando ve un limón, no piensa que el que es verde es usted, así que lo mismo debería ocurrir con la depresión. En ambos casos, la mente está usando al cerebro, ya sea para crear el color verde o para crear la depresión. Hay un vínculo estrecho en el nivel psicológico; si usted es capaz de controlarlo, puede cambiar cualquier cosa.

Si el cerebro estuviera a cargo de su identidad personal, tendría tanto sentido afirmar "Soy un limón verde" como decir "Estoy deprimido". Entonces, ¿cómo distinguimos una cosa de la otra? ¿Cómo sabemos que no somos limones verdes, pero una persona con depresión se identifica con el trastorno a tal grado que puede incluso suicidarse? La diferencia es, en parte, emocional, aunque también entra en juego la biología. El hipocampo está conectado de cerca con la amígdala, la cual regula los recuerdos emocionales y la reacción de temor. En estudios de imagen, cuando a un sujeto se le muestra un rostro aterrador mientras se le realiza una resonancia magnética funcional (que es el mejor estudio para mostrar la actividad cerebral en tiempo real), la amígdala se enciende como árbol de navidad. La reacción de temor llega al cerebro superior, al cual le toma un poco de tiempo darse cuenta de que las imágenes aterradoras no son razón para temer. Los miedos incontrolables, aunque no tengan una causa realista, son capaces de provocar ansiedad y depresión crónicas.

Sin embargo, hay reacciones biológicas compensatorias. Estudios recientes sugieren que las nuevas neuronas en el hipocampo son capaces de inhibir las emociones negativas evocadas en la amígdala.

Asimismo, las actividades que liberan estrés, como ejercitarse o aprender cosas nuevas, fomentan el nacimiento de neuronas nuevas, las cuales, como ya hemos visto, promueven la neuroplasticidad: la creación de nuevas sinapsis y circuitos neuronales. La neuroplasticidad puede regular de forma directa el ánimo y así evitar la depresión. Por tanto, el nacimiento de neuronas nuevas en el hipocampo de un adulto ayuda a contrarrestar los desequilibrios neuroquímicos que provocan trastornos afectivos como la depresión.

En el campo de la neurociencia, esta idea es novedosa, pero en la vida real muchas personas han descubierto que salir a correr puede eliminar la tristeza. Puesto que el limón verde no detona reacciones emocionales, y la depresión sí, hemos encontrado una diferencia importante en el cerebro. Algunos estudios han demostrado que los antidepresivos como el Prozac funcionan al menos en parte al incrementar la neurogénesis (la creación de nuevas neuronas) en el hipocampo. Para sustentar esta idea, a grupos de ratones se les han dado antidepresivos y han mostrado cambios positivos en su comportamiento, los cuales se evitan si se bloquea de forma deliberada la neurogénesis en el hipocampo.

El lector perspicaz nos señalará que parecemos estar cayendo en una contradicción. Si el Prozac nos hace sentir mejor, ¿qué tiene de malo tomar una píldora que promueve efectos deseables en el cerebro? En primer lugar, los medicamentos no curan los trastornos anímicos, sólo los alivian. Una vez que el paciente deja de tomar los antidepresivos o tranquilizantes, el trastorno resurge. En segundo lugar, los medicamentos tienen efectos secundarios. En tercero, los efectos benéficos de los medicamentos disminuyen con el tiempo, por lo que se requieren dosis más elevadas para obtener el mismo beneficio. (Con el tiempo, deja de ser posible obtenerlo.) Por último, algunos estudios han demostrado que los antidepresivos no son tan efectivos como se nos ha hecho creer, pues en la mayoría de los casos de depresión la psicoterapia puede ser igual de benéfica. El problema consiste en que nuestra cultura es adicta a tomar píldoras como si fueran caramelos, pero la realidad es que hablar con el terapeuta cura la depresión, mientras que consumir medicamentos no lo logra a la larga.

Si el cerebro cambia, la realidad también. La gente deprimida no sólo vive triste, sino que su mundo es triste. La luz del sol está teñida de gris y los colores carecen de brillo. Quienes no padecen un trastorno anímico atribuyen al mundo cualidades más vivaces. La luz del semáforo es roja porque el cerebro la hace roja, aunque las personas daltónicas la ven gris. El azúcar es dulce porque el cerebro la hace dulce, pero quienes han perdido las papilas gustativas por una lesión o una enfermedad no perciben la dulzura. También entran en juego otras cualidades más sutiles. Por ejemplo, usted quizá agregue un componente emotivo al sabor del azúcar si éste le recuerda que es prediabético, así como puede agregársele a la luz roja del semáforo si le trae malos recuerdos de un accidente automovilístico. Lo personal es inseparable de los "hechos" de la vida diaria. En realidad, los hechos son personales. La parte radical es que nada escapa al proceso de creación de la realidad.

Todas las cualidades del mundo exterior existen porque las creamos. El cerebro no es el creador, sino el traductor. El verdadero creador es la mente.

Sabemos que necesitará más argumentos para convencerse de que es usted quien crea la realidad. Es comprensible, pues la duda surge ante la falta generalizada de conocimiento sobre la forma en que la mente interactúa con el mundo exterior.

Todo depende del sistema nervioso que vive la experiencia. Dado que los humanos no tienen alas, no tenemos idea de cómo es la experiencia de un colibrí, pues mirar por la ventanilla de un avión no es igual a volar. Un ave se lanza en picada y se eleva, se estabiliza en medio del aire, mira en todas direcciones, etcétera. El cerebro del colibrí coordina la velocidad de las alas, la cual alcanza hasta 80 aleteos por segundo, y el ritmo cardiaco, que supera los 1 000 latidos por minuto. Los humanos no pueden vivir esa experiencia pues, en esencia, un colibrí es un giroscopio vibratorio que se balancea en medio de un tornado giratorio de alas. Basta con consultar una tabla de los récords mundiales de aves para maravillarse. El ave más pequeña del mundo, el zunzún, pesa 1.8 gramos, que es apenas poco más de la mitad del peso de un centavo, pero tiene la misma fisiología básica del ave más grande del mundo, el avestruz africano, que pesa alrededor de 150 kilos.

Para explorar la realidad, el sistema nervioso debe mantenerse a la par de la experiencia nueva, monitorearla y controlar el resto del cuerpo. El sistema nervioso de las aves también explora experiencias en fronteras distintas al vuelo. Por ejemplo, las aves de agua están diseñadas para sumergirse en ella. El pingüino emperador alcanza a sumergirse a una profundidad de 483 metros. La inmersión más veloz jamás medida ha sido la de los halcones peregrinos estudiados en Alemania, los cuales, según el ángulo, alcanzan velocidades de 260 a 345 kilómetros por hora. La estructura física de las aves se ha adaptado para superar las fronteras de sus propias capacidades, y la clave está en el sistema nervioso, no en las alas ni en el corazón. Por tanto, el cerebro de las aves ha creado la realidad del vuelo.

Este argumento puede llevarse aún más lejos en el caso del cerebro humano, pues nuestra mente tiene libre albedrío, mientras que la conciencia del ave (hasta donde sabemos) opera sólo con base en el instinto. Para los humanos es posible dar un salto gigantesco respecto de la creación de la realidad.

Antes de continuar, haremos un paréntesis sobre algo que a Deepak le apasiona de modo especial. No es correcto afirmar que el cerebro "crea" un pensamiento, una experiencia o una percepción, así como tampoco lo es afirmar que un radio crea a Mozart. El papel del cerebro, como el de los transistores de un radio, es proporcionar la estructura física para transmitir un pensamiento, al igual que el radio permite escuchar la música. Cuando vemos una rosa, olfateamos su suntuoso aroma y acariciamos sus suaves pétalos, ocurre todo tipo de correlaciones en el cerebro, las cuales son visibles en una resonancia magnética funcional. Pero el cerebro no está viendo, oliendo o tocando la rosa; ésas son experiencias, y sólo nosotros podemos tener esa experiencia. Este hecho es esencial, pues demuestra que somos más que nuestro cerebro.

Para mostrar la diferencia, veamos otro ejemplo. En los años treinta del siglo pasado, un neurocirujano pionero llamado Wilder Penfield estimuló una zona del cerebro conocida como corteza motora. Descubrió que con una diminuta descarga eléctrica en esta área los músculos se movían. (Investigaciones posteriores ahondaron de forma extensiva en ese descubrimiento. Aplicar descargas en los centros de memoria puede hacer que las personas vean recuerdos de forma vívida, mientras que al hacerlo en los centros emocionales se desencadenan explosiones sentimentales espontáneas.) Sin embargo, Penfield advirtió que la distinción entre mente y cerebro era crucial. Por ejemplo, puesto que el tejido cerebral es incapaz de experimentar dolor, se puede realizar una cirugía a cerebro abierto con el paciente despierto.

Penfield estimulaba una zona local de la corteza motora, lo cual ocasionaba que el paciente levantara el brazo. Cuando le preguntaba al paciente qué había ocurrido, éste contestaba: "Mi brazo se movió". Entonces le pedía que levantara el brazo, y después, al preguntarle de nuevo qué había ocurrido, el paciente contestaba: "Moví el brazo". De esta forma directa y simple, Penfield demostró algo de lo que todos somos conscientes en un nivel instintivo. Hay una enorme diferencia entre el hecho de que el brazo se mueva y moverlo uno mismo, lo que deja al descubierto el misterioso intervalo entre mente y cerebro. Querer mover el brazo es una acción de la mente, mientras que el movimiento involuntario es una acción detonada en el cerebro; por lo tanto, no son lo mismo.

Esta distinción puede parecer puntillosa, pero a la postre resulta de absoluta importancia. Por ahora, recuerde que usted no es su cerebro. La mente que le ordena al cerebro es la única creadora verdadera, como Mozart es el auténtico creador de la música que se transmite en el radio. En vez de aceptar con pasividad cualquier cosa del mundo exterior, primero reclame su papel como creador, el cual es activo. Aquí empieza en verdad el aprendizaje para crear la realidad.

La creatividad se basa en hacer nuevas las cosas existentes. Pablo Picasso solía colocar dos ojos del mismo lado de la cara, lo cual no se asemeja en nada a la naturaleza (excepto en el caso de los peces planos, como el mero, cuya descendencia nace con un ojo en cada lado de la cabeza, y después ambos emigran a un solo lado cuando maduran). Algunas personas lo acusarían de haber cometido un error. Por ejemplo, hay un chiste sobre una profesora de primer año que lleva a sus alumnos a un museo de arte moderno; al estar frente a una pintura abstracta, afirma: "Se supone que esto es un caballo". Uno de los niños del grupo pregunta: "¿Y entonces? ¿Por qué no es un caballo?"

La pintura abstracta comete "errores" para crear algo nuevo. Por ejemplo, Picasso ve el rostro humano de una forma distinta. Puesto que la percepción es adaptable más allá de los límites, si le damos una oportunidad a Picasso permitiremos que nuestra mirada se distorsione, en comparación con la percepción común de los rostros. Entonces surge una emoción trastornada, y, de pronto, nos reímos, o temblamos de nervios, o encontramos la belleza en ese estilo abstracto. Esta forma nueva de ver el mundo nos estimula y nos volvemos parte de ella. El cerebro está diseñado para permitir que todos hagamos nuevas las cosas existentes. Si el cerebro fuera una computadora, almacenaría la información, la archivaría de formas distintas y realizaría cálculos a gran velocidad.

La creatividad va más allá de todo esto. Convierte la materia prima de la vida en un paisaje completamente nuevo, nunca antes visto. Si cena hamburguesas cinco noches seguidas, es normal que se aburra, se queje y se pregunte por qué la vida no cambia. Pero también puede hacer algo nuevo. En este instante está armando el mundo como un rompecabezas en el que usted tiene control de cada pieza.

| HACER NUEVAS LAS COSAS | CÓMO TRANSFORMAR SU PERCEPCIÓN |

- Responsabilícese de sus propias experiencias.
- Sea escéptico frente a las reacciones fijas, tanto propias como ajenas.
- Confronte los viejos condicionamientos, pues éstos nos llevan a tener comportamientos inconscientes.
- Sea consciente de sus emociones y de dónde provienen.

▶ Examine sus creencias nucleares. Mírelas a contraluz y descarte aquellas que lo mantienen estancado.

▶ Pregúntese qué parte de la realidad está negando. Siéntase libre de consultar el punto de vista de las personas que lo rodean y respete lo que ellas perciben de la situación.

▶ Practique la empatía de modo que pueda experimentar el mundo a través de los ojos de los demás.

Todos estos puntos se basan en la autoconsciencia. Cuando hacemos cualquier cosa —desayunar, hacer el amor, contemplar el universo, escribir una canción—, la mente sólo puede estar en uno de tres estados: inconsciente, consciente y autoconsciente. Cuando se está en estado inconsciente, la mente recibe de forma pasiva el flujo constante de estímulos del mundo externo, con un mínimo de reacciones y sin creatividad alguna. Cuando se está en estado consciente, se presta atención a este flujo de estímulos y se selecciona, elige, clasifica, procesa y demás, y se toman decisiones sobre qué se aceptará y qué se rechazará. Cuando estamos en estado autoconsciente, observamos en retrospectiva lo que estamos haciendo y nos preguntamos: "¿Cómo es esto para mí?" En cualquier momento, los tres estados coexisten. No sabemos si lo mismo le ocurre a una criatura como el colibrí; si se pregunta: "¿Estoy cansado?" mientras su corazón late mil veces por minuto. Esta pregunta surge de la autoconsciencia. ¿Acaso el ave pensará: "Mi corazón late muy, muy rápido"? Ésta es una pregunta surgida de la simple conciencia. Suponemos, sin saberlo en verdad, que el colibrí no es autoconsciente, e incluso tal vez tampoco sea consciente. Quizá pase la vida entera en estado de inconsciencia.

Inconsciente, consciente, autoconsciente

Los seres humanos existimos en estos tres estados, pero depende de cada uno de nosotros cuál de ellos predomina en un momento determinado. El supercerebro depende de que usted logre reducir los momentos de inconsciencia e incremente tanto los de conciencia como los de autoconsciencia. Consideremos el cuarto elemento de la lista anterior: *sea consciente de sus emociones y de dónde provienen.* La primera parte es una cuestión de conciencia; la segunda, de autoconsciencia. "Estoy enojado" es un pensamiento consciente, mientras que salirse de las casillas es inconsciente. Por eso somos comprensivos con alguien que enloquece, por ejemplo, en un accidente automovilístico. No nos tomamos en serio lo que dice hasta que se le pasa la ira y se calma. Algunos sistemas jurídicos incluso perdonan la inconsciencia y son indulgentes en el caso de los denominados crímenes pasionales. Si usted encontrara a su esposa en la cama con otro hombre y lo estrangulara ahí mismo, se consideraría que actuó de forma inconsciente.

Es bueno ser consciente, pero la autoconsciencia es aún mejor. Afirmar: "Estoy enojado" es una mera enunciación. Si su objetivo es controlar la ira, saber de dónde proviene agrega el componente de la autoconsciencia y le permite observar un patrón en su comportamiento. Así, tomará en cuenta los arrebatos del pasado que no le han servido de mucho. Quizá se enfurezca porque su cónyuge lo abandonó en el pasado, o porque alguien llamó a la policía. Una vez que inserta la autoconsciencia, la realidad cambia, usted comienza a tomar el control, y el poder de cambiar se pone en sus manos.

Es un hecho irrefutable que la conciencia es parte del mundo animal. Los elefantes se congregan en torno a un bebé elefante que ha muerto. Se quedan ahí un tiempo, e incluso regresan al sitio un año después. Se reúnen cerca de la madre que ha perdido a su cría. Si la empatía significa algo más de lo que los humanos creemos, parecería que los elefantes sienten empatía por sus semejantes. En realidad no sabemos si el colibrí diminuto que emigra miles de kilómetros de México a Minnesota es consciente de la ruta que lleva, incluyendo los letreros en los postes, el movimiento de las estrellas y hasta el campo magnético de la Tierra.

Sin embargo, nos atribuimos la capacidad de autoconsciencia. (Este orgullo de ser únicos podría tambalearse con facilidad. Por ejemplo, cuando regañamos a un perro por orinarse en la alfombra, el mundo entero interpretaría la reacción del animal como vergüenza, la cual es una reacción autoconsciente.) Somos conscientes de nuestra conciencia. Dicho de otro modo, nuestro nivel de autoconsciencia trasciende el simple aprendizaje y la memoria en el cerebro.

La neurociencia reduccionista no explica de qué forma la conciencia nos permite distanciarnos de la actividad cerebral, pues sólo recopila información y descubre hechos. En su investigación, Rudy porta la camiseta del reduccionismo, pues su campo de investigación principal es el Alzheimer y los genes que están involucrados en él. Sin embargo, la neurociencia reduccionista no explica a quien en realidad experimenta los sentimientos y los pensamientos. Entre la conciencia y la autoconsciencia hay un mar de por medio. "Me han diagnosticado Alzheimer" es una afirmación hecha a partir de la conciencia, pues un individuo inconsciente no se daría cuenta de que algo anda mal con su memoria. "Detesto tener Alzheimer y me atemoriza" es una afirmación que proviene de la autoconsciencia. Por tanto, los hechos que describen la enfermedad incluyen los tres estados —inconsciencia, conciencia y autoconsciencia—, mas no explican cómo nos vinculamos con ellos. El cerebro sólo hace lo que hace, pero se requiere de la mente para vincularse con ello.

Ahora bien, esta "conciencia de ser consciente" también es posible gracias al cerebro. No podemos afirmar que sabemos, en términos reduccionistas, dónde se localizan la conciencia y la autoconsciencia en los mapas mentales, pues es posible que no estén confinadas en una región específica. Nadie ha resuelto este rompecabezas aún. Mientras el cerebro produce sentimientos y pensamientos con los que nos identificamos, el supercerebro apela a nuestra capacidad de ser el observador o espectador, distanciado de los pensamientos y los sentimientos transmitidos por el cerebro.

Si una persona iracunda es incapaz de tomar distancia y observar lo que ocurre cuando tiene un arranque de furia, entonces su ira está fuera de control. Es inconsciente respecto de dónde proviene o de qué hacer hasta que interviene cierto grado de distanciamiento. En las resonancias magnéticas se muestra que varios centros de la corteza cerebral se encienden o se apagan, dependiendo de si la persona tiene control sobre sus emociones. Sin embargo, para muchas personas, o quizá incluso para la mayoría, la

idea de distanciarse de sus emociones detona una visión aterradora de una existencia estéril e insípida, carente de pasión.

No obstante, las emociones cambian, dependiendo de cómo
seamos.

Inconsciente: en este estado, las emociones tienen el control. Surgen
de manera espontánea y siguen su propio curso. Se liberan hormonas, las cuales a su vez suelen provocar una reacción de estrés.
Si nos dejamos llevar por ellas, las emociones inconscientes generan un desequilibrio en el cerebro. Los centros superiores de toma
de decisiones se debilitan y no hay quien controle los impulsos de
miedo e ira. El resultado puede ser un comportamiento destructivo, además de que los hábitos emocionales se graban y las conexiones neuronales se hacen fijas.

Consciente: en este estado, la persona es capaz de afirmar: "Me siento
de forma X". Éste es el primer paso para equilibrar la emoción X.
El cerebro superior ofrece el juicio, el cual pone la emoción en
perspectiva. La memoria le dice a la persona cómo funcionó dicha
emoción en el pasado, haya sido para bien o para mal. Después
sigue un estado de mayor integración, en el cual participan los
circuitos cerebrales superiores e inferiores. Cuando empezamos
a controlar las emociones y afirmamos: "Me siento de forma X",
damos el primer paso hacia el distanciamiento.

Autoconsciente: cualquiera puede ser consciente, pero al ser autoconscientes nos volvemos únicos. "Me siento de forma X" se
transforma en "¿Qué pienso sobre X?", "¿Adónde me está llevando?", "¿Qué significa esto?" Una persona enojada quizá se detenga
ahí, en un grado menor de autoconsciencia. Un jefe irritable que
reprende a sus subordinados año tras año es muy consciente de su
enojo, pero sin la autoconsciencia es incapaz de ver lo que provoca en sí mismo y en los demás. Tal vez llegue un día a casa y se
sorprenda de que su esposa lo haya abandonado. Una vez que la

autoconsciencia llega a nuestras vidas, las preguntas que podemos hacernos sobre nosotros mismos, sobre cómo pensamos y cómo nos sentimos, son ilimitadas. Las preguntas autoconscientes son la clave para la expansión de la conciencia; cuando esto ocurre, las posibilidades son infinitas.

Las emociones no son enemigas de la autoconsciencia, pues cada una de ellas desempeña su papel en la totalidad de la vida y son necesarias para darles sentido a las circunstancias. Las reacciones emotivas también permiten que los recuerdos se fijen en la mente. Por ello, es más fácil recordar el primer beso que el precio que tenía la gasolina ese mismo día. Puesto que son "persistentes", las emociones no están distanciadas. Sin embargo, el distanciamiento se vuelve parte del paisaje completo, pues permite dar un paso atrás y separarse de las emociones (lo cual explica que el primer beso no suela llevar a la concepción de un hijo). Tal vez esta afirmación parezca fría e insensible, pero hay placer en el distanciamiento. Una vez que las experiencias dejan de fijarse con tanta fuerza, es posible trascenderlas y alcanzar un nivel superior de la experiencia donde todos los aspectos de la vida son significativos. Al ser conscientes de nuestros pensamientos y sentimientos, empezamos a crear nuevas conexiones neuronales que no sólo registran la ira, el miedo, la felicidad y la curiosidad, sino también los sentimientos espirituales, como la dicha, la compasión y el asombro. La creación de la realidad no tiene límite superior. Cuando asumimos que la realidad está dada, lo que en realidad estamos aceptando no es el mundo exterior, sino nuestras propias limitaciones internas.

Cómo interfiere el ego

Si la autoconsciencia tiene un enemigo, es el ego, el cual constriñe con fuerza nuestra conciencia cuando sobrepasa su función designada. Esta función es vital, lo que se hace evidente al echarle un vistazo al cerebro. Mientras miles de millones de neuronas remodelan billones de sinapsis en medio de una red neuronal en evolución, el ego nos hace creer que dentro del cráneo todo es estático y está en calma. Sabemos que no es así. Sin embargo, sin una sensación de constancia estaríamos expuestos al proceso tumultuoso en el que el cerebro se reconfigura a sí mismo cuando responde a cada una de las experiencias que tenemos, sea despiertos o en sueños. (El cerebro está muy activo mientras dormimos, aunque mucha de esta actividad sigue siendo un misterio.)

Una vez que las nuevas experiencias se registran en el cerebro, el ego las asimila. Usted es el *yo* al que le ocurren cosas nuevas, que se añaden a su depósito de placer y dolor, miedo y deseo, el cual se ha ido llenando desde la infancia. Saber que la remodelación cerebral siempre tiene un efecto es importante, aunque el ego produzca la ilusión de constancia.

Cuando Rudy y su esposa Dora estaban criando a su hija Lyla, decidieron que durante su primer año de vida la atenderían cada vez que llorara. Otros padres criticaron su decisión, con el argumento de que sería una niña consentida y ellos un par de zombis sin descanso, pero de todos modos cumplieron la promesa que se hicieron a sí mismos. Para Lyla, así como para todos nosotros, la infancia es el periodo en el cual se sientan las bases de la red de conexiones neuronales. Aunque el proceso no es evidente a la vista, se está configurando una visión del mundo, y años después, cuando ocurra una nueva experiencia placentera o dolorosa, se comparará con experiencias previas antes de que encuentre su lugar en la memoria.

Dora y Rudy querían dotar al cerebro de Lyla con bases de felicidad, seguridad y aceptación, no de descontento, abandono y rechazo. Ahora bien, esto implicaba mucho más que sólo atenderla cuando llorara. Durante la infancia, los padres son el mundo entero del bebé, así que, mientras crecía, Lyla tendría una razón muy arraigada para ver el mundo como un lugar de aceptación y crecimiento. El mundo no es inmóvil, sino que existe cuando lo experimentamos y lo incorporamos a nuestra visión de las cosas. Por lo tanto, la objeción de que Lyla no estaría preparada para la dura realidad no era válida. Al igual que el resto de la gente, Lyla enfrentaría al mundo según la imagen creada en su cerebro. (Lyla es ahora una niña muy feliz que irradia el amor que ha recibido.)

El ego es absolutamente necesario para la integración de todo tipo de experiencias, pero también tiende a ir demasiado lejos. El término común para describir este exceso es *egocentrismo,* aunque no es el tema que nos interesa abordar aquí. Cualquier persona llega a verse enfrascada en situaciones paradójicas que involucran al ego. Es imposible vivir sin él, pero tomarse todo personal puede provocar un delirio egocéntrico, y entonces "yo, mí, mío" se anteponen a cualquier otra consideración. En vez de tener un punto de vista y valores personales sólidos (parte positiva del ego), el egocéntrico se levanta en armas para defender sus preferencias y sus prejuicios sólo porque son suyos (parte negativa del ego). El ego pretende ser el yo, pero el verdadero yo es conciencia. Por lo tanto, cuando rechazamos cualquier aspecto de la experiencia y afirmamos: "Ése no soy yo", "No quiero pensar en eso" o "Esto no tiene nada que ver conmigo", excluimos algo de nuestra conciencia y creamos una imagen egocéntrica, en lugar de abrirnos a las posibilidades infinitas de la creación de la realidad.

Esta visión estrecha conlleva la reducción o el desequilibrio de la actividad cerebral, como se observa en las resonancias magnéticas. Las experiencias nuevas equivalen a redes neuronales nuevas. Asimismo, impulsan la remodelación, lo cual mantiene sano el cerebro. Por su parte, cuando la gente se dice a sí misma: "No muestro mis emociones" o "No me gusta pensar demasiado", apaga ciertas regiones del cerebro. El ego es responsable de estas racionalizaciones que restringen la conciencia, así como también la actividad cerebral. Hay hombres que creen que afirmar: "Soy hombre" equivale a decir "Un hombre no muestra sus emociones". Dejando de lado la riqueza existencial que las emociones otorgan, esa actitud se contrapone a la evolución. El cerebro pone las emociones al servicio de nuestras necesidades instintivas, las cuales están programadas para asegurar la supervivencia. Debemos usar las emociones para empoderar nuestra pasión por alcanzar nuestras metas. Debemos utilizar nuestro intelecto para diseñar estrategias, así como distanciar nuestra conciencia a fin de adquirir la seriedad necesaria para alcanzar tales metas. Dicho de otro modo, es necesario transitar entre la pasión generada por los miedos y los deseos, y los pensamientos racionales asociados con el autocontrol y la disciplina. Para llevar a cabo un vuelo sobre el Atlántico que rompiera récords, Charles Lindbergh necesitó determinación y entusiasmo, tanto como serenidad y objetividad suficientes para conducir el avión. Todos somos como él.

El cerebro es fluido y dinámico, pero pierde el equilibrio cuando se le ordena que ignore o modifique su proceso natural. Cuando se restringe la conciencia, se restringe también el cerebro y se paraliza la realidad en patrones fijos.

BLOQUEOS DEL EGO	PENSAMIENTOS TÍPICOS QUE RESTRINGEN LA CONCIENCIA

- No soy el tipo de persona que hace X.
- Quiero permanecer en mi zona de confort.
- Eso me hará ver mal.
- Simplemente no quiero; no necesito un motivo.
- Que alguien más lo haga.
- Sé lo que pienso. No intenten hacerme cambiar de opinión.
- Sé más que los demás.
- No soy lo suficientemente bueno.
- Esto está por debajo de mis capacidades.
- Viviré por siempre.

¿Se da cuenta de cómo algunas de estas afirmaciones lo engrandecen mientras otras lo hacen ver pequeño? Sin embargo, en todas ellas se defiende una imagen. La verdadera función del ego es ayudar a construir un yo fuerte y dinámico (en un capítulo posterior ahondaremos sobre esto), pero cuando interviene para protegernos innecesariamente, disfraza el miedo y la inseguridad. Un hombre de mediana edad que de pronto se compra un auto deportivo rojo brillante quizá se siente inseguro, al igual que una mujer de la misma edad que se somete a cirugía plástica cuando descubre sus primeras arrugas alrededor de los ojos. Ni obstante, la defensa del ego es mucho más sutil, y los mecanismos de defensa que construimos a nuestro alrededor pasan inadvertidos. En vez de avanzar en el proyecto de construcción de la realidad, nos concentramos en fortalecer la misma realidad anticuada que nos hace sentir seguros. Para algunas personas, darse importancia es lo que les da seguridad, mientras que para otras la modestia cumple la misma función. Es posible sentirse pequeño por dentro y disfrazarlo con una imagen exterior de bravuconería, o incluso cubrir ese mismo sentimiento con timidez. No hay fórmulas fijas. Eso sí, quien se cierra a ciertas experiencias no sabe de lo que se pierde.

Sin embargo, las experiencias individuales cuentan menos que la sorprendente capacidad de la mente para recibir, transmitir y procesar dichas experiencias. Incluso si decide no participar en algo, las cosas que se niegue a ver lo afectarán de igual forma, sólo que el efecto será inconsciente. Todos conocemos a personas que no se han afligido cuando alguien cercano a ellos muere. La aflicción hizo lo suyo, sólo que no fue evidente, como una escaramuza clandestina que continuó a pesar de que el ego dijera: "No quiero sentir".

La creación de la realidad es algo recíproco. La creamos al mismo tiempo que ella nos crea a nosotros. A nivel neurobiológico, los neurotransmisores excitatorios como el glutamato están involucrados en un acto constante de equilibrio tipo yin yang con los neurotransmisores inhibitorios como la glicina, mientras las emociones y el intelecto se desempeñan en la danza que crea la personalidad y el ego. Todo esto nos proporciona el sentido de quiénes somos y cuál es nuestra reacción frente a la vida en un momento determinado. Asimismo, desde que estamos en el vientre materno, cualquier experiencia sensorial crea sinapsis, las cuales consolidan los recuerdos y sientan las bases para la red de conexiones neuronales. Estas primeras sinapsis nos configuran. Imagine su reacción al ver una araña en su casa. En teoría, podría reaccionar de cualquier forma, pero la realidad es que la respuesta ya está programada y parece natural una vez que se ha grabado. Ya sea que diga: "Las arañas me dan asco", "No me molestan las arañas" o "Me aterran las arañas", la reacción es una elección personal que usted ha configurado, pero que a su vez lo configura a usted. Es algo completamente natural. El problema surge cuando interviene el ego y convierte la reacción personal en un hecho: "Las arañas son asquerosas, las arañas son inofensivas, las arañas son aterradoras". Es imposible confiar en estas afirmaciones en cuanto hechos, pues el juicio personal se transforma en una supuesta realidad "objetiva".

Ahora intercambie la palabra *araña* por *católicos, judíos, árabes, gente de color, la policía, el enemigo,* etcétera. El prejuicio se afirma como hecho ("Todos ellos son iguales"), pero lo que subyace es el miedo, el odio y la actitud defensiva. A pesar de sus manipulaciones sutiles, es posible contrarrestar el ego con unas cuantas preguntas sencillas:

- ¿Por qué pienso de esta forma?
- ¿Cuáles son mis motivaciones?
- ¿Acaso estoy repitiendo las mismas cosas anticuadas que siempre digo/pienso/hago?

Cuestionarnos es importante porque nos permite seguir en movimiento. Las respuestas se actualizan y la autoconsciencia recibe tanta información como es posible. Tener más información que procesar estimula al cerebro a renovarse, y la mente, al tener más respuestas cerebrales a su disposición, se expande más allá de los límites imaginables. Cualquier cosa que esté fija es limitada; cualquier cosa que sea dinámica permite expandirnos más allá de los límites. El supercerebro elimina las limitaciones en su totalidad. Cada paso que damos nos acerca a nuestro verdadero yo, el cual crea la realidad en un estado de libertad.

Soluciones supercerebrales | *Sobrepeso*

El sobrepeso es un problema adecuado para ejemplificar el uso del cerebro de una nueva manera. Más de una tercera parte de los estadounidenses tiene sobrepeso, y más de una cuarta parte padece obesidad. Dejando de lado las cuestiones médicas, esta epidemia es provocada por nuestras elecciones. En una sociedad que en promedio consume 70 kilogramos de azúcar al año, hace una décima parte de sus comidas en restaurantes de comida rápida y década tras década incrementa los tamaños de las porciones alimenticias, cualquiera creería que nuestras malas decisiones son tan evidentes que nos apresuraríamos a revertirlas. Pero no es así, y los asesores de salud pública tampoco parecen ser de mucha ayuda. La obesidad ha aumentado más allá de lo razonable porque la razón no es efectiva para detenerla.

¿Qué está haciendo mal el cerebro? Se ha señalado que la culpa es de tipo moral. Tener sobrepeso ha sido considerada una señal de debilidad personal, un remanente de la inclusión medieval de la gula entre los siete pecados capitales. En el fondo, muchas personas con sobrepeso se castigan por su falta de voluntad. ¡Si tan sólo pudieran dejar de ser tan indulgentes consigo mismas! Si tan sólo pudieran dejar de castigarse con esas calorías que alimentan el círculo vicioso: comen, suben de peso, la imagen que tienen de sí mismos empeora, se sienten mal consigo mismos, lo cual les da un buen motivo para consolarse con más comida.

Las decisiones son conscientes, pero los hábitos no. Con esta sencilla afirmación observamos el sobrepeso desde la perspectiva del cerebro. Las partes inconscientes del cerebro han sido entrenadas para exigir comida que el cerebro superior no desea. La oscilación entre atragantarse, sentir remordimiento y volver a atragantarse tiene su contraparte en la fisiología. Las hormonas que funcionan como señales naturales para indicar que se ha satisfecho el hambre se suprimen o son anuladas por otras hormonas que mandan señales de apetito voraz. La comida en sí misma no es el problema. Por muy tentador que sea un helado o un delicioso corte de carne al carbón, no son sustancias adictivas.

Entonces, ¿cuál es el problema? Las respuestas que ya todos conocemos llevan un halo de inutilidad. Hay tantos factores involucrados en la alimentación y en la salud que, sin importar adónde miremos, siempre hay nuevos culpables a quienes señalar. Según los expertos, la gente engorda por las siguientes razones:

- Baja autoestima
- Mala imagen corporal
- Historial familiar de obesidad
- Predisposición genética
- Malos hábitos alimenticios adquiridos en la infancia
- La mala calidad de la comida rápida y de los alimentos procesados llenos de aditivos y conservadores
- La disminución en la demanda de alimentos frescos
- La obsesión de la sociedad por el cuerpo "perfecto", que es inalcanzable para la gran mayoría
- El derrotismo intrínseco de las dietas constantes y el efecto rebote

Cuando nos enfrentamos a este desalentador inventario, el cerebro estándar pronto se siente abrumado. Esto desata un patrón familiar de comportamiento derrotista. Una dieta fallida lleva a la siguiente, debido a la frustración y a la confusión. El fracaso genera más frustración, pero también nos hace propensos a recurrir a trucos y soluciones rápidas: la presión irracional del hambre, el hábito y las fantasías nublan la capacidad del cerebro superior para tomar decisiones.

¿Cómo puede el supercerebro cambiar estos patrones arraigados? En primer lugar, necesitamos declarar una tregua a la gordura. El cerebro estándar no ha ganado la guerra. Los estudios demuestran que muchas personas que hacen dietas pierden peso, pero hasta 100% de ellas lo recupera en menos de dos años. Quienes logran evitar recuperar una cantidad considerable de kilos, afirman estar preparados para contar cada caloría, todos los días, durante el resto de sus vidas. La química cerebral también desempeña su papel. Tras perder peso, las personas a dieta suelen sentir más hambre que antes. Un grupo de investigadores australianos cree que se debe a un cambio biológico. Los estómagos de las personas que lograron bajar de peso pero luego empezaron a recuperarlo mostraron niveles 20% más altos de grelina, la denominada "hormona del apetito", en comparación con los niveles anteriores a la dieta. Un reporte de diciembre de 2011, publicado en el *New York Times* afirma: "Sus cuerpos aún con sobrepeso actuaban como si estuvieran famélicos y trabajaban horas extra para recuperar el peso perdido". El cerebro es responsable de regular el metabolismo corporal a través del hipotálamo, y al parecer las dietas también lo afectan. La gente que logra alcanzar un peso normal necesita 400 calorías menos al día en comparación con quienes han conservado su peso ideal durante muchos años.

Lo que la persona con sobrepeso necesita para liberarse del derrotismo no es un cerebro nuevo, un mejor metabolismo u hormonas balanceadas. Es decir, la respuesta no radica en estos factores, pues éstos se subordinan a algo más: el equilibrio. Un desequilibrio en las conexiones cerebrales es consecuencia del fortalecimiento de las zonas de comportamiento impulsivo y del debilitamiento de aquéllas responsables de la toma de decisiones racionales. La repetición de patrones negativos también daña la toma de decisiones, pues cuando nos culpamos a nosotros mismos o nos sentimos fracasados, las partes inferiores del cerebro están sometiendo de nuevo la corteza cerebral. El equilibrio mental se restablece cuando logramos tomar decisiones a favor de nosotros mismos, como cuando dejamos de comer para llenar un vacío emocional. Una vez restablecido el equilibrio, el cerebro tenderá de manera natural a preservarlo. Este equilibrio, conocido como homeostasis, es uno de los mecanismos más poderosos del sistema nervioso autónomo o involuntario. Una de las características únicas del cerebro es que funciona por medio de un control dual. Los procesos operan en automático, pero, si se les instruye para que operen de la forma deseada, la voluntad y el deseo toman el control. Sin embargo, no es cuestión de fuerza de voluntad, pues ésta implica la fuerza. Quizá queramos comer una segunda rebanada de pastel o saquear el refrigerador por las noches, pero tomamos la determinación de resistirnos a hacerlo.

Esto no es voluntad, sino resistencia. Y aquello a lo que nos resistimos, persiste. Ahí está el meollo del asunto. Mientras permanezcamos enfrascados en una guerra interna entre las ansias y lo que sabemos que es bueno para nosotros, la derrota es inevitable. En su estado natural, la voluntad es lo opuesto a la resistencia. Si seguimos la corriente, la voluntad de la naturaleza, sustentada por miles de millones de años de evolución, nos llevará. La homeostasis es el camino que el cuerpo quiere tomar. Cada célula ha sido diseñada con cuidado para mantener el equilibrio. (Por eso, por ejemplo, una célula suele almacenar comida suficiente para unos cuantos segundos. No necesita almacenar más porque, en el equilibrio general del cuerpo, cada célula cuenta con que se le alimentará continuamente.)

El supercerebro implica tener el control de lo que el cerebro hace. Nuestro eslogan es: "Use al cerebro, en vez de que el cerebro lo use a usted". En el ámbito del peso se incluyen pacientes que sufren trastornos alimenticios. Una chica con anorexia grave puede mirarse al espejo y enfrentarse a la imagen de un cuerpo esquelético, en el que costillas, codos y rodillas resaltan de forma grotesca, y el rostro semeja una máscara estirada sobre el cráneo. Sin embargo, lo que ella ve es que está gorda. La información en bruto que entra a su corteza visual es irrelevante. Como muchas otras personas con trastornos alimenticios, la imagen que ve es la que tiene en mente. Lo mismo nos pasa a los demás, sólo que por lo regular el reflejo normal en el espejo coincide con una imagen normal en nuestra cabeza. En los bordes, sin embargo, millones de nosotros vemos un cuerpo "demasiado gordo" cuando miramos la imagen de un cuerpo que entra dentro del rango de lo normal. Ahora bien, también puede tomar el control la negación, y después de cierto punto quizá tengamos demasiado sobrepeso como para ignorarlo. (Una tira cómica refleja con astucia a una mujer que le pregunta a su esposo: "Dime la verdad, ¿este cuerpo me hace ver gorda?")

La clave está en recuperar el equilibrio cerebral, y luego hacer uso de su capacidad para equilibrar todo lo demás: las hormonas, el hambre, las ansias y los hábitos. El peso está en nuestra cabeza porque, en última instancia, nuestro cuerpo está en nuestra imaginación. Es decir, el cerebro está en la base de todas las funciones corporales, como la mente está en la base de nuestro cerebro.

El supercerebro requiere que nos relacionemos con el cerebro de una nueva manera. La mayoría de la gente está desequilibrada porque sus cerebros son muy adaptables y compensan cualquier cosa que le ocurra al cuerpo. Hay personas con obesidad severa que llevan vidas normales dentro de ciertos límites, y tienen familias y relaciones afectivas funcionales. Sin embargo, en otro nivel son miserables. El desequilibrio genera más desequilibrio, con lo cual se perpetúa el círculo vicioso. Necesitan dejar de adaptarse a su obesidad y relacionarse con su cerebro para encontrar la respuesta, no como otro problema más.

CONCIENCIA PARA LA PÉRDIDA DE PESO

- Deje de pelear consigo mismo.
- Ignore la cantidad de calorías.
- Deje de consumir alimentos *light*.
- Restablezca el equilibrio en las áreas más desequilibradas (como las emociones, el estrés, el sueño). Enfrente las cosas que lo desequilibran.
- Enfóquese en alcanzar un punto decisivo.
- Deje que su cerebro se haga cargo de restablecer el equilibrio físico.

Sólo es posible cambiar un hábito cuando siente la urgencia de hacer algo al respecto. Comer no es lo que cambia, pues igual querrá una rebanada de pizza por las noches o se encontrará comiendo helado a escondidas antes de dormir. ¿Qué está ocurriendo en ese instante? Si puede contestar esta pregunta, abrirá la puerta al cambio.

1. Tiene hambre o está calmando lo que siente.

Hay dos posibilidades básicas. En el momento en el que busque la comida, pregúntese cuál de las dos está eligiendo.

Tengo hambre: si es así, entonces comer es una necesidad corporal natural que se satisface cuando desaparece el hambre (antes de sentirse satisfecho o incluso lleno). Unas cuantas calorías (una comida tiene en promedio 600 calorías) le permitirán superar el ataque de hambre pasajero.

Estoy calmando lo que siento: si es así, entonces el sentimiento que desea calmar será tan evidente como el hambre. Sin embargo, tiene la costumbre de pasar por alto el sentimiento, o quizá no lo ve porque está disfrazado. Como sea, tome unos segundos para observar cómo se siente:

- Abrumado y exhausto
- Frustrado
- Presionado
- Distraído
- Ansioso
- Aburrido
- Inseguro
- Inquieto
- Enojado

Una vez que identifique cómo se siente, dígaselo, de preferencia en voz alta. Por ejemplo: "Me siento frustrado en este instante", o "Estoy exhausto".

2. Una vez que sabe lo que siente, siga adelante y coma.

No pelee consigo mismo. La lucha interna entre "No debería comer esto" y "Tengo que comerlo" es interminable. Si tuviera fin, alguna de las dos partes habría ganado hace mucho tiempo. Así que registre si en verdad tiene hambre o si sólo está calmando lo que siente. Después de esto, coma.

3. Espere a que se abra la puerta.

Si ha sido honesto con la respuesta a "¿Qué estoy sintiendo?" antes de comer, en algún momento la mente dirá algo nuevo, como:

"No necesito comer esto" o "En realidad no tengo hambre, así que no tiene caso comer". No es necesario anticipar ese momento, ni mucho menos forzarlo. Lo importante es estar preparado y mantenerse alerta. La urgencia de liberarse del hábito es real, sólo que por el momento no es tan fuerte como el hábito de comer.

Cuando se abra la puerta, actúe en función de su nueva urgencia y luego olvídela.

4. Aprenda mejores formas de salir adelante.

Cuando calma lo que siente, el sentimiento desaparece de forma temporal, pero siempre vuelve. Entonces come de nuevo para lidiar con sus sentimientos. Sin embargo, hay otras formas de enfrentarlos, y una vez que las aprendemos la necesidad de comer disminuye, porque la mente y el cuerpo saben que no sólo cuentan con un mecanismo de supervivencia principal.

Los mecanismos de supervivencia incluyen:

- Expresar lo que sentimos sin miedo al rechazo.
- Confiar en la persona indicada, alguien que sea empático, no nos juzgue y tome distancia. (Confiar en personas que dependen de nosotros por cuestiones financieras, sociales o laborales nunca es buena idea.)
- Confiar en alguien lo suficiente para seguir sus pasos. Confiar por completo en uno mismo es un acto solitario que puede derivar en percepciones distorsionadas.
- Encontrar una forma de disipar la energía subyacente al miedo o la ira. Estos dos sentimientos negativos básicos promueven comportamientos adictivos.
- Tomar muy en serio la vida interna, al igual que la vida externa.
- Sentirse lo suficientemente bien para no necesitar otras satisfacciones. Sentirse mal nos tienta a ser autoindulgentes. Piénselo: no es el delicioso sabor de la comida el que nos desvía del camino.

5. Cree nuevas redes neuronales.

Los hábitos son rutinas mentales que dependen de las redes neuronales. Una vez establecidas, la respuesta es automática. Cuando una persona se resiste al impulso de atiborrarse de comida, el cerebro "recuerda" que atiborrarse es lo que debe hacer. Sigue la rutina de forma automática y con ahínco. Por tanto, debemos darle al cerebro un nuevo camino, lo cual implica construir nuevas redes neuronales. No es posible hacerlo cuando nos ataca el ansia de comer, pero hay muchos momentos y formas para construir nuevos patrones cerebrales.

En realidad nadie disfruta tener que calmar lo que siente, pues se parece mucho al fracaso y nos recuerda nuestra debilidad. Ahora bien, los sentimientos tampoco quieren ser calmados, sino que buscan realizarse. Los sentimientos positivos (amor, esperanza, optimismo, aprecio, aprobación) se realizan cuando nos conectamos con otras personas y expresamos la mejor versión de nosotros mismos. Los sentimientos negativos se realizan al liberarlos. El sistema entero reconoce los sentimientos negativos como algo tóxico, y por ello es inútil embotellarlos o pasarlos por alto. La negatividad se va o se queda; no tiene otra alternativa.

Cuando nuestras emociones se realizan, el cerebro cambia y forma nuevos patrones, y ése es el objetivo que perseguimos.

También es necesario replegarse de la lucha, el conflicto o la confusión interna que mantiene los impulsos, sean buenos o malos, en guerra. La meditación es útil para lograrlo, pues le ofrece al cerebro un lugar de descanso. Dejando de lado las implicaciones espirituales, encontrar un lugar de verdadero descanso, en el que ningún aspecto del yo esté en pugna con los demás, es de inmensa ayuda y le da al cerebro las bases para cambiar. En la meditación no se siguen rutinas, patrones ni condicionamientos anticuados. Cuando el cerebro se dé cuenta de ello, querrá experimentarlo con mayor frecuencia. Entonces, en lugar de sentir las viejas ansias, comenzará a tener más momentos de equilibrio, claridad y libertad.

Convierta a su cerebro en su aliado; si no, seguirá siendo su adversario.

La clave está en la claridad. Es posible cambiar lo que vemos, mientras que lo que no vemos seguirá haciéndonos compañía. Puesto que jamás perdemos la habilidad de ver, siempre estamos abiertos al cambio.

El objetivo de este programa no se mide en kilos. Con el paso del tiempo, cuando haya entrenado al cerebro para reconocer lo que siente, sus impulsos y la falta de satisfacción involucrada en comer en exceso, alcanzará el punto decisivo en el que tendrá la confianza de usar su cerebro, en vez de permitirle a él usarlo a usted. Con facilidad elegirá no atiborrarse de comida. Al tener claro el propósito, hará con naturalidad lo que siempre ha sido bueno para usted. Estos dos temas —aprender a usar el cerebro en vez de estar a su servicio y aprender a no obligarnos a tener nuevos comportamientos— aparecerán con frecuencia a lo largo del libro, pues son los principios clave para evolucionar hacia el supercerebro.

EL CEREBRO ESTÁ EN EVOLUCIÓN

Todas las elecciones benéficas que hacemos implican la evolución de nuestro cerebro. En cierto momento es lenta, si consideramos que llevó cientos de millones de años que los cerebros animales más primitivos crecieran y se desarrollaran hasta llegar al espectacular y sofisticado cerebro humano. En términos darwinianos, no hay otro tipo de evolución más que ésta, la cual depende de mutaciones aleatorias de genes durante eones. Sin embargo, nosotros creemos que los seres humanos pasan por un segundo tipo de evolución provocado por las elecciones personales que crean nuevas conexiones neuronales y sinapsis, además de neuronas nuevas. Al ser impulsados por lo que queremos de la vida, nuestro crecimiento personal reconfigura el cerebro; por tanto, si elegimos crecimiento y desarrollo, lideramos nuestra propia evolución.

El supercerebro es producto de la evolución consciente. La biología se fusiona con la mente. Más o menos hasta la edad de 20 años, la naturaleza está a cargo de nuestro desarrollo físico, el cual ocurre de forma relativamente automática. No elegimos perder los dientes de leche o aprender a enfocar, pero son muchas menos las cosas que dependieron de la vinculación entre mente y genes. A los tres años, la mayoría de los niños no están listos para leer (con excepción de unos cuantos que tienen un trastorno conocido como hiperlexia, el cual les permite desarrollar la capacidad de lectura antes de los dos años de edad). Al llegar a los cuatro o cinco años, los niños están deseosos de leer, y sus cerebros están preparados. Entonces el niño descubre que las manchitas negras sobre la página tienen significado. También hay una edad óptima para aprender lenguas extranjeras, la cual alcanza su máximo en la adolescencia tardía.

Cuando los neurocientíficos creían que el cerebro era fijo y estable, el aprendizaje era considerado algo distinto a la evolución. Pero si el cerebro cambia a medida que aprendemos, ambos conceptos son sinónimos. Hace poco salió una noticia sobre Timothy Doner, un estudiante de preparatoria de 16 años de la ciudad de Nueva York que decidió aprender hebreo moderno en 2009, poco antes de su *bar mitzvah*. Su familia contrató un tutor, y las lecciones fluyeron bien. Un día Timothy estaba discutiendo política israelí con su tutor, y eso lo llevó a pensar en aprender árabe (considerada una de las cinco lenguas más difíciles del mundo), así que asistió a un curso de verano universitario.

El artículo continúa: "Le tomó cuatro días aprender el alfabeto, y una semana leer con fluidez. Luego se sumergió en otras lenguas: ruso, italiano, persa, swahili, indonesio, hindi, ojibwa, pashto, turco, hausa, kurdo, yiddish, neerlandés, croata y alemán, las cuales aprendió sobre todo de libros de gramática y *apps* de iPhone". Timothy comenzó a colocar en internet videos en otras lenguas, y pronto tuvo su propio club de seguidores internacional. Descubrió que era políglota, alguien que domina varias lenguas extranjeras. Más allá de esta etapa están los hiperpolíglotas, que son individuos obsesionados con aprender docenas de lenguas. "A Timothy lo inspiró un video de Richard Simcott, hiperpolíglota británico que habla 16 lenguas a la perfección."

El hecho de que el prefijo *hiper,* "excesivo", aparezca con tanta frecuencia en este libro (*hipertimesia* para la memoria, *hiperlexia* para la lectura e *hiperpolíglotas* para quienes aprenden muchas lenguas extranjeras) indica lo bajos que son los estándares que le imponemos al cerebro. No hay razones para considerar *excesivo* un desempeño excepcional, pues ese adjetivo implica que es extraño, si no es que incluso un trastorno. Nuestra teoría es que podemos estar evolucionando hacia un nuevo estándar mucho más alto que los anteriores. La evolución consciente nos lleva al supercerebro, el cual no es extraño, no está trastornado ni es anormal en forma alguna. Las manchas negras sobre la hoja en blanco habrían desconcertado a nuestros ancestros, aunque los cerebros de aquellos primeros *Homo sapiens* ya habían evolucionado lo suficiente para permitir el lenguaje y la lectura. Lo que les hacía falta era tiempo y el surgimiento de culturas que harían madurar el lenguaje. ¿Qué clase de cosas sorprendentes hará la humanidad en el futuro de forma rutinaria, casi con el mismo cerebro que tenemos ahora? Es más, nuestras vidas actuales son de una complejidad inconcebible para personas de dos generaciones anteriores.

¿De quién es ese rostro?

El hecho de que Timothy pudiera aprender las bases de un lenguaje nuevo al mes, e incluso adquiriera un acento decente en hindi o alemán, demuestra que cuando se entrena al cerebro en momentos óptimos, éste puede dar un salto cuántico en una habilidad que ya trae grabada. Pero ¿qué es exactamente lo que se ha grabado? La ciencia encuentra la respuesta por fragmentos, casi siempre como resultado de un problema médico.

Un ejemplo sorprendente es la prosopagnosia, o incapacidad para reconocer los rostros. Algunos soldados que regresaron a casa después de la Segunda Guerra Mundial y que habían sufrido heridas en la cabeza no lograban reconocer los rostros de sus familiares ni de ninguna otra persona. Podían describir cada una de sus características con precisión —color de cabello, ojos, forma de la nariz—, pero cuando al final se les preguntaba: "Entonces, ¿sabes quién es esta persona?", negaban con la cabeza, confundidos.

Al principio, los científicos vinculaban la prosopagnosia con heridas traumáticas; por su parte, los médicos de los siglos XVIII y XIX habían notado ya algunos déficits mentales extraños en sus pacientes. Sin embargo, durante las siguientes cinco décadas se encontró que hay una predisposición a la prosopagnosia, y que poco más de 2% de la población la padece. En casos extremos, la persona es incapaz incluso de reconocer su propio rostro. (El aclamado neurólogo Oliver Sacks, quien ha escrito un libro sobre el tema, reveló que él padece prosopagnosia. Relata que en una ocasión se disculpó por haber chocado contra alguien, pero después descubrió que se estaba disculpando con su reflejo en un espejo.)

Sea por una lesión o por cuestiones genéticas, la gente con pro-sopagnosia tiene algún defecto en el giro fusiforme, una parte del lóbulo temporal que se vincula no sólo con el reconocimiento fa-cial, sino también de formas corporales, colores y palabras. Curio-samente, pueden pasar años antes de que la persona descubra que tiene este defecto, pues se apoya en pretextos como: "Soy malo para recordar los rostros" y utiliza otras claves sensoriales, como el sonido de la voz de un amigo o su forma de vestir, en lugar de re-conocer su cara. Un hombre con este padecimiento reportó que, cuando su mejor amiga del trabajo se cortó el cabello, él pasó a su lado sin saludarla como si fuera una desconocida.

La prosopagnosia parecería un diagnóstico concreto y locali-zable en una pequeña zona específica del cerebro. Es un hecho bastante documentado que nuestros cerebros están programados para permitirnos reconocer los rostros de otros. De forma incons-ciente, lo que vemos se registra en cinco zonas de la parte poste-rior del cerebro, pero para que las veamos de forma consciente, estas señales deben transmitirse a la corteza cerebral que está al frente. Cuando estos circuitos no funcionan de forma adecuada, el reconocimiento se vuelve imposible. (Otra zona específica nos permite reconocer lugares. Cuando alguien tiene un problema en ella, es capaz de describir con detalle una casa, pero no logra reco-nocer su hogar cuando está frente a él.) Todos los animales poseen las cualidades de adaptación básicas, y la evolución los ha dotado de capacidades de reconocimiento sorprendentes. Por ejemplo, los pingüinos de la región antártica que vuelven a casa con ali-mento para sus crías pueden caminar en medio de una multitud de millones de aves y enfilar directamente hacia donde está su criatura. (La explicación estándar es que el padre o la madre tie-nen grabado el chillido que emite su crío, aunque también po-drían estar involucrados otros sentidos.) Pero hay otro aspecto de la prosopagnosia que no ha sido estudiado con profundidad: la ca-pacidad opuesta que algunos individuos demuestran tener de ser "superreconocedores".

Los superreconocedores recuerdan casi cualquier rostro que han visto en su vida. Pueden acercarse a alguien en la calle y decirle: "¿Me recuerdas? Me vendiste un par de zapatos en Macy's hace 10 años". Por lo regular, la persona abordada casi nunca se acuerda. Dado que estos encuentros son tan alarmantes, en ocasiones se ha acusado a estos individuos de ser acosadores, pues es más fácil aceptar la explicación de que nos han estado siguiendo a creer que en realidad se acuerdan. El paso del tiempo tampoco los engaña. Cuando se les muestran fotografías de chicos de siete u ocho años que después se convirtieron en actores de Hollywood, los superreconocedores saben al instante de quién se trata. Al preguntarle cómo lo hacía, una mujer se encogió de hombros: "Para mí, una cara que envejece sólo cambia a nivel superficial, como cuando alguien se tiñe el cabello o se peina de forma distinta". Las arrugas de un octogenario no enmascaran las similitudes que tiene consigo mismo al compararlo con su foto de tercer año de primaria.

Si la prosopagnosia es un defecto cerebral, ¿qué será el super-reconocimiento? Para responder esta pregunta deberíamos saber de inicio cómo funciona el reconocimiento facial. Por un lado, no utilizamos claves sensoriales, como lo hacen las personas con prosopagnosia para compensar su incapacidad. Cuando nos encontramos a una mujer de cierta edad no revisamos la lista de características de sus ojos, nariz, cabello y boca, y luego afirmamos: "Ah, es mi madre". La reconocemos al instante, pues esta capacidad se remonta a la predisposición que tiene cada bebé casi desde el nacimiento. Aunque pensemos que las madres son un caso especial, el misterio no se clarifica en lo más mínimo. El cerebro forma imágenes completas, conocidas como *gestalts,* pues la biología subyace en nuestra capacidad de reconocer rostros al instante y no por partes.

También es un hecho que los fotones de luz que estimulan las células de la retina y las señales que se transmiten a la corteza visual no llevan la imagen en sí misma. El nervio óptico transforma las imágenes en mensajes neuronales sin forma ni luminosidad. La información entonces pasa por cinco o seis pasos de procesamiento. Se ordenan las regiones luminosas y oscuras, se detectan los contornos, se decodifican los patrones, etcétera. El reconocimiento ocurre casi al final del proceso Sin embargo, cuando afirmamos: "Ah, es mi madre", nadie tiene la más remota idea de cómo la reconoció el cerebro. Las seis fases del procesamiento no abarcan la totalidad de la historia. Los expertos computacionales que trabajan en el campo de la inteligencia artificial han intentado diseñar máquinas que reconocen rostros a través de varias claves de patrones. En el mejor de los casos, los resultados son rudimentarios. Si vemos la fotografía de alguien que conocemos, aunque esté un poco borrosa, sabemos de quién se trata, pero hasta la computadora más sofisticada puede confundirse.

Sin embargo, si fotografiamos un rostro y luego volteamos la imagen, perdemos la capacidad de reconocerlo, ya sea un familiar, una celebridad o nosotros mismos. Es posible demostrarlo al abrir cualquier revista de sociales y ponerla al revés; los rostros famosos se vuelven rompecabezas indescifrables. Por el contrario, a la computadora diseñada para hacer reconocimiento facial no le importa que la imagen esté volteada o no, pues se le puede programar con facilidad para esto. ¿Por qué la evolución nos ha dado el potencial de superreconocimiento, mas no el de reconocer rostros puestos de cabeza?

Nuestra respuesta no se limitaría a cuestiones cerebrales. Afirmaríamos que la mente no necesita reconocer rostros al revés, por lo que el cerebro nunca ha desarrollado esta capacidad. Un darwiniano consideraría este argumento absurdo, pues, en términos estrictamente darwinianos, no hay mente, no hay guía en la evolución, no hay propósito; nada se hereda si no es a través de mutaciones genéticas aleatorias. Para Rudy, como investigador genético, introducir la mente en la ecuación es un acto quijotesco, pero él está convencido de que el cerebro crece y se desarrolla de acuerdo con lo que la mente quiere. Para sustentar su argumento, señalamos la imagen cambiante de la conexión entre mente y cerebro. Si la neuroplasticidad demuestra que el comportamiento y las elecciones de estilo de vida pueden cambiar el cerebro, no es un gran salto afirmar que este proceso es evolutivo. A medida que evolucionamos, las variaciones surgen poco a poco en nuestro cerebro y en nuestros genes.

Sin embargo, en la fase actual de la neurociencia, la predisposición es una imagen mixta con aspectos incomprensibles. Ya no se considera que hay una separación, en el desarrollo humano, entre naturaleza y crianza. Algunas veces domina la naturaleza, como en el caso de ciertos prodigios musicales que tocan fugas de Bach en el piano a los dos años de edad. Pero la música también puede aprenderse, lo cual es un aspecto de la crianza. El campo de estudios que desea que todas las predisposiciones sean genéticas tiene sólo una parte de la verdad de su lado; el campo contrario, que degrada el talento innato al afirmar que 10 000 horas de práctica pueden duplicar la habilidad del genio, también posee sólo la mitad de la verdad.

Regresemos a los políglotas que se obsesionan con aprender docenas de idiomas. Para aprender una lengua, los seres humanos dependen de los genes, junto con algunas características descritas de forma vaga como inteligencia y atención; también dependen de la crianza, la cual implica la práctica necesaria para entrenar al cerebro con una nueva habilidad. Pero ¿dónde entran otros aspectos necesarios, como la paciencia, el entusiasmo, la pasión e incluso el interés? ¿Acaso debe haber un gen especial para modelar vacas de mantequilla en la feria estatal de Iowa año tras año? La gente desarrolla intereses muy específicos y hasta peculiares.

Más misterioso aún es el hecho de que cerebros lesionados o enfermos pueden superar a cerebros sanos. Éste es el caso de la gente con síndrome del savant o savantismo, considerada ahora una forma de autismo que en ocasiones se vincula con una lesión en el lóbulo temporal derecho. Las personas que padecen savantismo (a quienes solía llamárseles "idiotas eruditos") carecen de habilidades simples y cotidianas, pero poseen otras que son extraordinarias. Los savants musicales, por ejemplo, pueden tocar en el piano cualquier pieza que hayan escuchado una sola vez, incluyendo obras complejas, aunque jamás hayan tomado una clase de piano. Los savants de calendario son capaces de decir en qué día de la semana cae cualquier fecha, aunque sea el 23 de enero de 3323. También hay savants de la lengua. Un niño que padecía este síndrome era incapaz de cuidarse a sí mismo u orientarse en la ciudad sin ayuda. Por sí solo había logrado aprender lenguas extranjeras a través de libros, lo cual no fue descubierto sino hasta que se perdió en un viaje escolar. Sus cuidadores entraron en pánico, pero finalmente encontraron al chico, quien se encontraba con toda calma fungiendo como intérprete de dos extraños, uno de los cuales hablaba chino y el otro finés. Al igual que el árabe, éstas son dos de las cinco lenguas más difíciles del mundo. Lo más sorprendente es que el niño había aprendido chino con el libro de texto al revés.

Los ejemplos espectaculares de este tipo parecen desalentadores, pero la evolución es universal y está al alcance de todos. El cerebro es único entre los órganos del cuerpo, pues es capaz de evolucionar en el presente de forma individual. Un niño de cinco años que aprende a leer está evolucionando, desde el punto de vista de la fisiología cerebral; está desarrollando nuevas conexiones para crear la realidad física de las palabras en un libro para niños. El cerebro adulto está en evolución cuando la persona aprende a controlar su ira, a ser compasiva o a pilotar un avión. La vasta gama de posibilidades de cambio demuestra cómo funciona la evolución en realidad.

Las cuatro fases funcionales del cerebro

En estos tiempos, el balance científico se inclina a favorecer al cerebro sobre la mente. La neurociencia utiliza ambos términos de forma intercambiable, como si afirmar "Cambié mi mentalidad" pudiera ser lo mismo que "Cambié mi cerebralidad". El cerebro no tiene voluntad ni propósito, pero la mente sí. El cerebro tampoco tiene libre albedrío, aunque sea el cerebro superior el que organiza las elecciones y las decisiones. La neurociencia intenta simplificar las cosas al adjudicarle todo el comportamiento humano al cerebro. Incluso encontramos artículos periodísticos titulados "El cerebro enamorado" y "Dios en las neuronas", los cuales promueven la falsa suposición de que el cerebro es responsable del amor y la fe.

Para nosotros, esto es un error. Cuando se escucha estática en el radio, no decimos "Algo anda mal con Beethoven". Sabemos cuál es la diferencia entre la mente (la de Beethoven) y el receptor que trae esa mente al mundo físico (el radio). Los neurocientíficos son personas de gran intelecto, incluso genios. Entonces, ¿por qué no reconocen una diferencia tan básica?

En gran parte, la razón es el materialismo, la visión del mundo que insiste en que todas las causas sean físicas. La mente no es física, pero si se le hace a un lado, es posible estudiar el cerebro con puros fundamentos físicos. Esperamos estar progresando para convencerlo a usted y a muchos más de que el cerebro existe para estar al servicio de la mente. Sin embargo, debemos aclarar que estamos de acuerdo en que la evolución, la cual trabaja a través de la genética, ha estructurado el cerebro y con ello nos ha proporcionado un instrumento receptor dividido en partes determinadas. Lo que nos impulsa es que podemos guiar nuestra propia evolución, aunque en el camino le daremos crédito a toda la evolución física que ha ocurrido hasta ahora.

En un afán simplificador, dividiremos las funciones del cerebro en cuatro fases:

- Instintiva
- Emocional
- Intelectual
- Intuitiva

Éstas son las cuatro formas en las que la mente trabaja, según las describe Satguru Sivaya Subramuniyaswami en *Merging with Siva* [Fusión con Siva], un libro que inspiró e impresionó a Rudy cuando comenzaba a explorar cómo se vinculan las antiguas tradiciones sobre la mente con lo que se sabe en la actualidad sobre el cerebro. En la historia mundial de la humanidad, la evolución comenzó con las partes instintivas del cerebro (el cerebro reptiliano, que tiene cientos de millones de años), continuó con la aparición de la parte del cerebro responsable de las emociones (el sistema límbico) y se amplió recientemente para alcanzar las funciones superiores del pensamiento (representadas por la neocorteza, la cual apareció primero en los mamíferos y no en otros animales). En los humanos, la neocorteza conforma 90% de la corteza cerebral. El neurocientífico Paul D. MacLean fue el primero en proponer esta estructura "trinitaria" del cerebro en la década de los sesenta. Ahora bien, hasta el momento nadie ha logrado localizar con éxito la estructura cerebral que sustenta la intuición, e incluso muchos neurocientíficos preferirían esconder el asunto bajo el colchón. Resulta inconveniente para la investigación sobre el cerebro que, de hecho, Dios no esté en las neuronas, como tampoco lo están el arte, la música, el sentido de belleza y verdad, ni buena parte de las experiencias que más valoramos. Sin embargo, dado que estas experiencias han sido consideradas valiosas desde los inicios de la civilización, las incluimos en el esquema de cuatro fases. Si deseamos decodificar el acertijo que es el cerebro en todos sus niveles de conciencia, dichas fases deben abarcar desde las reacciones instintivas programadas hasta las visiones de los maestros iluminados que han cambiado el mundo.

La fase instintiva del cerebro

Los organismos unicelulares que han vivido por miles de millones de años son capaces de reaccionar a su medio ambiente; por ejemplo, muchos de ellos nadan hacia la luz. Desde estos comienzos, la fase más vieja del cerebro evolucionó: el cerebro instintivo. Éste corresponde al comportamiento programado en nuestro genoma con el fin explícito de asegurar la supervivencia. Cientos de millones de años de evolución han refinado el instinto. A pesar de ser animales gigantescos, los comportamientos de los dinosaurios no requerían más que un cerebro básico, del tamaño de una nuez o un chabacano.

DIAGRAMA 2: EL CEREBRO TRINITARIO

En el modelo trinitario del cerebro (de tres partes), la parte más antigua es el cerebro reptiliano, o tronco encefálico, el cual está diseñado para la supervivencia. En él se encuentran

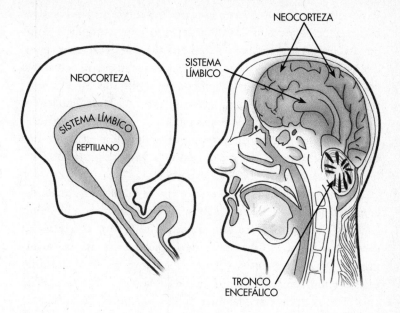

los centros de control vitales que nos permiten respirar, tragar y que nuestro corazón lata, entre otras cosas. También da lugar al hambre, al impulso sexual y a la reacción de lucha o huida.

El sistema límbico fue el siguiente en evolucionar. En él se encuentran el cerebro emocional y la memoria a corto plazo. Las emociones basadas en temor o deseo evolucionaron para estar al servicio de los impulsos instintivos del cerebro reptiliano.

La última parte en desarrollarse es la neocorteza, la región responsable del intelecto, la toma de decisiones y el razonamiento superior. Mientras que el cerebro reptiliano y el límbico nos impulsan a hacer lo que sea necesario para sobrevivir, la neocorteza representa la inteligencia para lograr nuestros propósitos, al tiempo que impone límites a nuestras emociones e impulsos instintivos. Es de fundamental importancia para el supercerebro, pues la neocorteza es el centro de la autoconsciencia, el libre albedrío y la elección, lo que nos convierte en usuarios y en potenciales amos del cerebro.

Las criaturas que sólo poseen esta fase del cerebro, como las aves, de igual forma muestran comportamientos muy complejos. Aunque su cerebro sea reptiliano, el loro gris africano es capaz de aprender a pronunciar miles de palabras y, si la investigación actual está en lo correcto, de hecho comprende su significado. Sin embargo, si miramos a una lagartija, un avestruz, una rana o un águila a los ojos, no detectaremos emoción alguna. Este vacío puede parecer aterrador, pues lo equiparamos con el ataque despiadado de una cobra o el salto de un depredador sobre su presa. El instinto es anterior a la emoción en la escala evolutiva.

El cerebro instintivo nos proporciona los impulsos naturales del cuerpo físico que permiten la autopreservación, como el hambre, la sed y la sexualidad. (La franqueza de un escritor al referirse al deseo sexual como "el hambre de la piel" es precisa en términos del cerebro instintivo.) También incluye procesos del todo inconscientes, como la regulación de los sistemas digestivo y circulatorio; es decir, casi cualquier función corporal que ocurre de forma automática.

La ansiedad presente en la sociedad moderna proviene en parte de nuestro cerebro instintivo, el cual nos compele de manera incansable a prestar atención a los impulsos de miedo como si nuestra supervivencia dependiera de ello. Sabemos que ir al dentista no mata a nadie, así que otras partes del cerebro intervienen para que el miedo no nos impulse a brincar de la silla del consultorio y salir corriendo. Pero el cerebro instintivo sólo sabe cómo emitir el impulso, mas no cómo juzgarlo.

Si usted se observa a sí mismo, notará que la tregua que ha hecho con el cerebro instintivo es inestable. Si intenta ignorar sus impulsos, se sentirá inquieto, inseguro y ansioso. Rudy recuerda una ocasión, al inicio de sus estudios universitarios, poco después de la muerte de su padre como consecuencia de un infarto al corazón, en la que se encontraba escribiendo sin parar en su diario sobre los abrumadores sentimientos de ansiedad y los deseos que prevalecen durante la adolescencia. A medida que las hormonas pospubescentes se disparaban, a Rudy le sorprendía su incapacidad para pasarlas por alto. (El famoso escritor de gastronomía M. F. K. Fisher relata una anécdota sobre un hombre, abrumado por el dolor ocasionado por la repentina muerte de su esposa, que condujo de ida y vuelta la carretera que recorre la costa del Pacífico y se detuvo en cada cafetería al lado del camino para pedir un bistec.)

Rudy sabía, a nivel intelectual, que su ansia por salir de fiesta con sus amigos durante todo el primer año de la carrera provenía de una necesidad irracional de aceptación social, validación externa y reconocimiento entre sus iguales. Sin embargo, no podía resistirse a la urgencia de salir de fiesta cuando debía estar estudiando. Ese primer año resultó una guerra en apariencia interminable por encontrar de algún modo la disciplina para quedarse en la biblioteca y estudiar, en la que el cerebro instintivo ganó casi todas las batallas.

La ansiedad llevaba las de ganar hasta que el asunto llegó a un punto álgido en 1979, durante su último año de universidad. Era la víspera de año nuevo en Times Square, y Rudy era parte de la multitud colérica. La tensión se sentía en el aire. El ayatola Khomeini, de Irán, mantenía a 52 estadounidenses como rehenes. Los grupos de jóvenes gritaban maldiciones contra Irán y lanzaban botellas de cerveza. Rudy se distanció de sus compañeros de fraternidad, se sentó en la banqueta y se recargó en los barandales de la entrada del metro, mientras sentía que su ansiedad llegaba al máximo a causa de la agresión que lo rodeaba.

En este tipo de momentos de crisis personal, justo cuando el cerebro instintivo parece llevar la batuta, puede ocurrir un cambio radical. Algunos soldados en batalla experimentan una repentina calma y silencio interiores mientras las bombas explotan a su alrededor. En ese instante en Times Square, Rudy se dio cuenta de que toda su ansiedad se fundamentaba en los impulsos básicos de miedo y deseo. El miedo creaba dudas sobre qué tan seguro estaba. El deseo creaba apetitos que exigían ser satisfechos, aun cuando las circunstancias eran inapropiadas.

Sin saber aún cómo los circuitos y las redes neuronales están integrados de forma perfecta (este descubrimiento ocurriría décadas después), Rudy sentía que así era. El miedo y el deseo no son un par de desconocidos, sino que están vinculados. El miedo alimenta el deseo de actividades que calman el miedo mismo, y, de manera recíproca, el deseo genera el miedo de que no es posible o no debemos obtener lo que nuestros apetitos nos exigen. Buscamos a los científicos y a los poetas para validar los conflictos que la fase instintiva del cerebro produce. Freud hablaba del poder de los impulsos sexuales y de agresión inconscientes, fuerzas innombrables y primitivas a las que denominó *ello*. El *ello* es poderoso, por lo que la frase favorita de Freud para curar a sus pacientes era: "En donde está el ello, estará el yo". Con frecuencia el mundo es testigo del poder destructivo de nuestros impulsos primitivos, y el miedo y la agresión están en constante espera para atacar las puertas de la razón.

Shakespeare, al verse persiguiendo mujeres, denominó a la lujuria "derroche del espíritu en vergüenza". Este soneto podría servir como una lección de anatomía cerebral, pues hace un mapa del conflicto entre impulso y razón:

> Derroche del espíritu en vergüenza
> la lujuria es en acto, y hasta el acto
> perjura, sanguinaria, traidora,
> salvaje, extrema, cruel y ruda.

No podría haber descripción más precisa de los impulsos primitivos y de cómo se comporta la gente cuando la sexualidad abruma todo lo demás. Si dos borregos cimarrones que entrechocan sus cuernos en plena temporada de apareamiento escribieran poesía, describirían sus impulsos incontrolables de esta forma. Pero, al ser humano, Shakespeare recuerda la lujuria con remordimiento:

> Despreciada no bien se la disfruta,
> sin mesura anhelada, y ya alcanzada,
> odiada sin mesura, cual un cebo
> que desquicia al incauto que lo traga.

Se compara a sí mismo con un animal que ha sido engañado con una carnada, un cebo, y cayó en la trampa. La satisfacción de la lujuria le ha brindado otra perspectiva, la del autorreproche.

(No existen evidencias de que Shakespeare haya tenido una amante, pero se casó y tuvo una hija y dos gemelos justo antes de dejar a su familia en Stratford para buscar su fortuna en Londres, en 1585.)

¿Por qué se nos tendió una trampa? Shakespeare no culpa a las mujeres, sino a nuestra propia naturaleza, que nos engañó para enloquecernos.

> Desquicio los suspiros, los abrazos,
> los gemidos del antes y el durante,
> júbilo al gozar, después penuria,
> promesa de alegría, luego un sueño.

Se ha movido del cerebro instintivo al cerebro emocional, el cual evolucionó después del primero. Los poetas isabelinos siempre estaban experimentando algún tipo de pasión elevada, fuera amor u odio. Pero Shakespeare sabe que ya ha sido demasiado indulgente con sus sentimientos y ahora invoca al cerebro superior. Observa este comportamiento enloquecido y nos ofrece una moraleja triste.

> Lo saben todos, pero nadie sabe
> cerrar el cielo que lleva hasta ese infierno.
>
> [Traducción de Carlos Gardini.]

Cuando estamos divididos, el cerebro es capaz de representar de forma física cualquier aspecto de nuestra guerra mental. Para Rudy, en ese momento en Times Square, el mecanismo que causa que el miedo y el deseo controlen el comportamiento era tan claro como el agua. Los chicos revoltosos que gritaban en contra de Irán y lanzaban botellas también eran él mismo, aunque él sólo fuera un espectador pasivo. Los movían el miedo y el deseo. Cualquier buen psicólogo dirá que el deseo instintivo de poder y estatus genera ansiedad promovida por el miedo al rechazo o a perder el poder. El deseo intenso por alcanzar el éxito provoca temores al fracaso aún más fuertes, y, si el miedo aumenta, es capaz de producir fracaso. El cerebro instintivo nos atrapa entre querer demasiado algo y no obtenerlo en absoluto.

Al igual que en las otras fases del cerebro, los instintos se desequilibran.

Si usted es demasiado impulsivo, su ira, su miedo y su deseo se saldrán de control, y lo llevarán a realizar acciones apresuradas y a arrepentirse de ellas después.

Si, por el contrario, controla sus impulsos demasiado, su vida se volverá fría y reprimida, dejará de vincularse con otros y con sus propios deseos básicos.

PUNTOS ESENCIALES: EL CEREBRO INSTINTIVO

⊙ Considere que los impulsos son parte necesaria de la vida.

⊙ Sea paciente con su miedo y su ira, mas no sea indulgente con ellos.

⊙ No intente discutir consigo mismo para derrotar sus impulsos y sus deseos.

⊙ No reprima sus pensamientos y sus sentimientos por culpa.

⊙ Sea consciente del miedo y del deseo. La conciencia ayuda a equilibrarlos.

⊙ No actúe por impulso sólo porque se sienta impulsivo. Debe consultar también a las partes superiores del cerebro.

Soluciones supercerebrales | *Ansiedad*

La ansiedad crea una imagen falsa del mundo y arma una pila de cosas inofensivas a las cuales temer. La mente agrega el miedo. Si la mente logra deshacer la percepción de miedo, el peligro se desvanecerá.

Para empezar, la vida no puede existir sin el miedo, aunque éste produzca parálisis y miseria. Ambos aspectos, el positivo y el negativo, se conjugan en el cerebro. Para la gente que sufre ansiedad flotante (una de las dolencias más comunes en la sociedad moderna), la solución a corto plazo es una dosis química: ansiolíticos. Ya hemos advertido sobre las fallas de las sustancias químicas, en cuanto a sus efectos secundarios, pero el problema fundamental es que los medicamentos no curan los trastornos anímicos, ni siquiera la ansiedad. Al igual que la tristeza es universal mientras que la depresión es anormal y dañina, el miedo es universal mientras que la ansiedad flotante carcome el alma. Como lo señaló Freud, nada es menos bienvenido que la ansiedad. Los estudios médicos han encontrado muy pocas cosas a las cuales el sistema mente-cuerpo no puede adaptarse: una de ellas es el dolor crónico, aquel que no da señales de remisión (como el provocado por el herpes zóster y el cáncer de hueso avanzado), y otra es la ansiedad.

Flotante quiere decir que aquello a lo que se teme no es una amenaza específica. En el esquema natural, nuestra respuesta al miedo es física y dirigida. Por ejemplo, las víctimas de un crimen reportan que, durante el asalto, entraron en un estado de hiperalerta en el que su corazón se aceleraba cuando el arma del asaltante permanecía dentro de su campo visual. Estos aspectos de la respuesta al miedo se activan de forma automática en el cerebro inferior, y se cree que las cosas que nos causan preocupación o ansiedad están programadas en la amígdala. Sin embargo, saberlo no es suficiente. Una vez que la ansiedad se vuelve ubicua —como les ocurre, por ejemplo, a quienes sufren preocupación crónica— el cerebro entero se involucra. El miedo es específico y está dirigido; la ansiedad es ubicua y misteriosa. La gente que la padece no sabe por qué.

La viven como si fuera un mal olor que se queda en el borde de su conciencia sin importar qué tanto traten de ignorarlo. Para sanar la ansiedad, no se le puede atacar como si fuera una sola cosa, pues el mal olor se extiende hacia todas partes. Dicho de otro modo, su capacidad de crear la realidad se ha distorsionado. Cualquier cosa detona su ansiedad, o incluso puede no haber detonante. Siempre hay algo a lo cual temerle, una nueva preocupación o amenaza. Para encontrar la solución, deben aprender a no pelearse con el miedo, sino a dejar de identificarse con sus miedos.

Lograr este distanciamiento sólo es posible si encontramos qué es lo que hace tan persistente al miedo. En un estado positivo y natural, el temor se disipa una vez que escapamos del tigre dientes de sable o matamos al mamut lanudo. No hay un componente psicológico. En un estado negativo y ubicuo, el miedo persiste. Esta persistencia tiene ciertos aspectos que presentamos a continuación.

CÓMO SE VUELVE PERSISTENTE LA ANSIEDAD

- La misma preocupación regresa una y otra vez. La repetición hace que la reacción de temor persista en el cerebro.
- El miedo es convincente. Cuando le creemos a la voz del miedo, le cedemos el control.
- El miedo remueve los recuerdos. Aquello a lo que le tememos se parece a algo malo que nos ocurrió en el pasado, lo cual detona la vieja reacción.
- El miedo nos lleva al silencio. No hablamos de nuestros miedos por vergüenza o culpa, así que se pudren en nuestro interior.
- El miedo nos hace sentir mal, y por ello mandamos el dolor a un lugar lejano, fuera de nuestra vista. Sin embargo, los sentimientos reprimidos perduran. Aquello a lo que nos resistimos, persiste.
- El miedo es incapacitante y nos hace sentir demasiado débiles para hacer algo al respecto.
- Con anterioridad nos referimos a la reacción depresiva como un comportamiento que se vuelve hábito. Ésa es una forma de describir la persistencia en términos de emociones, pero vale la pena revisar de nuevo los puntos que establecimos acerca de cómo la depresión se vuelve hábito, pues también son aplicables a la ansiedad. Además, añadiremos el aspecto multidimensional. El miedo tiene muchos tentáculos con los cuales asirse a nosotros, cada uno de los cuales es dañino. Para deshacer el miedo, es necesario destruir su realidad, y entonces cada una de sus partes se vuelve manejable por separado. Es

posible desmantelarlo por el simple hecho de que estamos en el centro de la creación de la realidad.

1. La misma preocupación regresa una y otra vez. La repetición hace que la reacción al miedo persista en el cerebro.

La repetición intensifica la rutina que fija cualquier reacción. Si al salir de trabajar debe caminar por una zona peligrosa de la ciudad, hacerlo una y otra vez hará que la amenaza sea cada vez más fuerte. Tal vez se acostumbre a ella, como los niños que viven con padres iracundos se vuelven capaces de predecir con bastante precisión cuándo explotarán de nuevo. Sin embargo, la repetición jamás es sencilla. Estos mismos niños descubrirán, por lo regular años después, que el abuso que sus padres ejercieron sobre ellos los afectó mucho. En el caso de la ansiedad, internalizaron la repetición. Se internaliza al agresor, el cual envía el mismo mensaje ("ten miedo") una y otra vez.

Es de utilidad hacernos conscientes de cuando interpretamos este doble papel de víctima y victimario. Quienes sufren preocupación crónica son incapaces de verlo y se reiteran las mismas preocupaciones ("¿Y si no cerré la puerta de la casa?", "¿Y si pierdo mi empleo?", "¿Y si mi hijo consume drogas?") porque en realidad creen que les son de ayuda. La irritación que esto provoca en familiares y amigos no sirve para eliminar el delirio. En todo caso, la persona preocupada aumenta su preocupación porque nadie le presta atención. Entonces, preocuparse por los demás se vuelve su responsabilidad.

La mente, atrapada en su propio interior, no puede ver más allá de sí misma para observar el hecho de que preocuparse de forma crónica no le hace bien. Es incapaz de reconocer el carácter negativo del reiterado y obsesivo ataque de miedo. Se vuelve una especie de droga. La persona es capaz de soportar un leve dolor molesto con tal de evitar amenazas inmensas que podrían provocar desastres. Esto también involucra un pensamiento radical. La persona preocupada entona una especie de encantamiento que se supone mantendrá la amenaza lejos. ("Si me preocupo por perder mi dinero, entonces quizá no ocurrirá.")

Para poner fin a la influencia de la repetición, la conciencia debe entrar al juego y pensar en forma activa ideas como las siguientes:

- Lo estoy haciendo de nuevo.
- Me siento mal cuando me preocupo.
- Necesito detenerme ahora mismo.
- El futuro es incierto. Preocuparse no sirve de nada.
- Me estoy haciendo daño.

Había una vez una mujer atrapada en un matrimonio terrible que temía por sí misma y con frecuencia se preocupaba por el futuro. Temía quedarse sola, que sus hijos se pusieran del lado de su marido, que él la hiciera quedar mal frente a sus amistades y que su trabajo se viera afectado. Como consecuencia, entró en un estado de ansiedad excesiva. Día con día se atacaba con una cantidad cada vez mayor de preocupaciones.

Sin embargo, los hechos demostraban lo contrario. Sus hijos y sus compañeros de trabajo la adoraban. Era fantástica en su trabajo. Su marido, aunque deseaba divorciarse, proveía al hogar sin quejas. Ni siquiera hablaba mal de ella ni obligaba a sus amistades a tomar partido. El problema real era mucho más sencillo de lo que parecía: la mujer se sentía ansiosa cada vez que pensaba en el futuro. Por fortuna, tenía un confidente capaz de ver este patrón. Sin importar la preocupación que la mujer le compartiera, su confidente le decía: "Te aterras cada vez que piensas en el futuro. Detente. Te conozco desde hace mucho tiempo. Todas las cosas por las que te preocupaste hace dos, cinco o diez años salieron bien. Lo mismo pasará esta vez".

Como era de esperarse, la reafirmación no arraigó al principio. La preocupación repetitiva de esta mujer se había convertido en un hábito; al traer a la mente una y otra vez las mismas advertencias, sentía que tenía algún tipo de control sobre su miedo. Sin embargo, su confidente insistió. Sin importar qué tan ansiosa es-

taba, le decía: "Te aterras cuando te anticipas al futuro. Detente".
Pasaron muchos meses, pero a la larga esta táctica funcionó.

La gente estancada en preocupaciones autodestructivas sabe que
el viejo patrón no funciona así desde el principio. Para salir de él
no necesitan aprender a detener el proceso mental, sino que deben
someterlo con una conciencia emergente que afirme: "El miedo no es real. Yo soy quien lo está creando". La mujer ansiosa se
hizo consciente de que se estaba dañando a sí misma a través del
miedo autoinducido y aprendió a detenerse cuando la rueda de las
preocupaciones comenzaba a girar.

2. *El miedo es convincente. Cuando le creemos a la voz del miedo, le cedemos el control.*

Si creemos que algo es verdad, persistirá. Es algo bastante evidente. Todos deseamos creer en un "Te amo" cuando viene de
la persona indicada; la memoria nos lo puede reafirmar durante
años, si no es que toda la vida. Pero que algo sea convincente no
significa que sea verdad. La sospecha es un ejemplo ideal. Si usted
sospecha que su pareja le es infiel, no importa cuántas pruebas le
ofrezca ella, pues no podrá persuadirlo de que está equivocado.
Usted está demasiado convencido de su sospecha. Los celos son
sospechas llevadas al extremo patológico, y cuando los amantes
están bajo el dominio de los celos todos son infieles en potencia.
Si los celos persisten, da igual que existan o no evidencias de los
hechos.

La ansiedad es la emoción más convincente de todas, en parte
porque la evolución ha grabado en el cerebro la reacción de lucha o huida. Si estamos en medio de una batalla en la orilla de
un cañón, el corazón acelerado nos dirá en términos certeros lo
que debemos hacer. Pero cuando se trata de ansiedad flotante,
la voz del miedo no nos dice la verdad, sino que hace uso de su
poder de convencimiento, aunque no haya nada que debamos temer. El distanciamiento tiene un gran potencial curativo en este
caso. Si podemos decirle al miedo: "No te creo. No te acepto", su
poder de convencimiento disminuirá.

La mente debe guiar al cerebro. Si este último está expuesto a un evento externo terrible (como un accidente de avión o un ataque terrorista), reaccionará con miedo, pero también las imágenes de ese evento o cualquier otro estímulo fuerte que lo evoque provocarán la misma reacción. Estos reflejos nos hablan; tienen voz propia. Por fortuna, la mente existe para distinguir lo real de lo irreal. Cuando la mente guía al cuerpo para salir del estado de ansiedad, tiene pensamientos como los siguientes:

- No me está ocurriendo nada malo. Puedo controlar la situación.
- El peor escenario es muy improbable. Y éste no es el peor escenario.
- No estoy solo. Puedo pedir ayuda si la necesito.
- La ansiedad es sólo un sentimiento.
- ¿Tiene sentido este sentimiento?
- Todo está bien. Yo estoy bien en este momento.

Al poner a la voz del miedo en su lugar con estas afirmaciones, le quitamos el poder de convencernos. Cada vez que digamos estos pensamientos, la repetición vendrá en nuestra ayuda, en vez de en nuestro detrimento. Cada valoración realista hace que la siguiente sea más sencilla. La ansiedad se vuelve incapaz de convencernos cuando vemos que la realidad no encaja con el estado de alarma que experimentamos.

3. *El miedo remueve los recuerdos. Aquello a lo que le tememos se parece a algo malo que nos ocurrió en el pasado, lo cual detona la vieja reacción.*

La creación de la realidad ocurre aquí y ahora, pero debemos tomar en cuenta que no vivimos aislados del mundo. Por mucho que intentemos vivir en el presente, el cerebro almacena cada experiencia y aprende de ella al compararla con otras anteriores. La memoria es de inmensa ayuda, pues nos permite subirnos a una bicicleta y andar en ella sin tener que aprender cómo se hace cada vez. Éste es el uso natural y positivo de la memoria. Su lado destructivo, el cual alimenta la ansiedad, nos hace prisioneros del pasado. Los recuerdos de viejas heridas y traumas no deberían tener un componente psicológico tan fuerte, pero lo tienen; de ahí que persistan. (En las ingeniosas palabras de Mark Twain: "El gato que se ha sentado sobre la tapa caliente de la estufa no se sentará de nuevo sobre la tapa caliente, pero tampoco se sentará sobre ella aunque esté fría".)

Intercambiemos la palabra *gato* por *cerebro,* pues éste también se entrena. Una vez que ha estado expuesto a una experiencia dolorosa, el cerebro le da un lugar privilegiado en la memoria para recordar el dolor si es necesario en el futuro. Es una cualidad evolutiva útil, la cual evita que un niño pequeño meta la mano al fuego más de una vez. Sin embargo, el reflejo es inconsciente, así que los viejos recuerdos se mezclan con la experiencia actual, lugar al que no pertenecen. Por ejemplo, los psicólogos infantiles distinguen entre decirle al niño qué hacer y decirle qué o cómo es. El niño olvidará con facilidad el primer tipo de afirmación (¿quién de nosotros recuerda mirar a ambos lados de la calle antes de cruzarla?), pero el segundo tipo se arraiga. Una vez que se le dice al niño: "Eres perezoso", "Nadie te amará jamás" o "Eres malo, y punto", crecerá con esas palabras en la cabeza, y se quedarán ahí quizá de por vida. Confiamos en que nuestros padres nos digan qué o quiénes somos de niños, pero si lo que nos dicen es destructivo, es imposible escapar de esas palabras sin sanar de forma consciente los viejos recuerdos.

Para introducir la conciencia en la memoria persistente se requieren pensamientos nuevos como los siguientes:

- ❯ Estoy comportándome como un niño.
- ❯ Como me siento es como me sentía hace mucho tiempo.
- ❯ ¿Qué podría sentir ahora que fuera más adecuado para la situación?
- ❯ Puedo mirar mis recuerdos como una película sin creer la historia que me cuentan.

▶ A lo que le temo es al recuerdo.
▶ ¿Qué es lo que en realidad tengo enfrente?

La memoria es la historia en curso de nuestra vida, y no trae nada bueno seguir reforzando esta historia de forma inconsciente. Necesitamos involucrarnos y agregar un nuevo componente, por pequeño que sea. La memoria es increíblemente compleja, pero tiende a detonar una respuesta sencilla:

▶ Está ocurriendo A.
▶ Me acuerdo de B, algo desagradable del pasado.
▶ Tengo una reacción C, la misma de siempre.

Este sencillo patrón es recurrente en todo tipo de situaciones, como regresar a casa de nuestros padres en Navidad, ver a un político del partido opositor en la televisión o estar atorado en un embotellamiento. Tenga en cuenta que, aunque no tenga control sobre el evento A y el recuerdo B, la reacción C siempre le proporcionará la oportunidad de intervenir. Mientras está reaccionando, puede trabajar en examinar la respuesta, mover los sentimientos negativos que se evocan y no salir corriendo hasta que sienta que ha tenido la reacción deseada. En una reacción en cadena, A, B y C pueden caernos de golpe al mismo tiempo, pero, aunque sea así, es posible intervenir de forma consciente para romper la cadena. Cuando lo hagamos, la memoria dejará de ser tan persistente.

4. El miedo nos lleva al silencio. No hablamos de nuestros miedos por vergüenza o culpa, así que se pudren en nuestro interior.

Existe la creencia anticuada de que lo noble es ocultar nuestros miedos. Los hombres suelen ser más reacios a admitir que tienen miedo, por el temor a no ser lo suficientemente masculinos a los ojos de sus iguales. Las mujeres comparten sus temores con mayor frecuencia, gracias a la aceptación social entre las mujeres mismas. Pero compartir los miedos también tiene sus inconvenientes, pues existe una presión social por mantener las confesiones o las quejas dentro de los límites aceptados. Las cosas más difíciles, aderezadas por la culpa y la vergüenza, rara vez salen a la luz.

Por eso no nos sorprende que la mayor parte de las veces los niños que han sido víctimas de abuso se queden callados y sufran en silencio. El abuso infantil depende de esta reticencia a hablar. La víctima siente que debe haber hecho algo mal por el simple hecho de haber sido victimizada. Cambiemos el problema de abuso por ansiedad y veremos que la mente juega un papel doble: acusa al niño de haber hecho algo mal, al tiempo que le dice que está siendo ultrajado, y señala al agresor como el culpable. Es una atadura doble. Miremos más de cerca cómo funciona la trampa para paralizar al niño. Imaginemos a una madre enojada con su hijo que desea darle una cachetada, pero le dice con una sonrisa engañosa: "Ven con mamá". El niño escucha las palabras y al mismo tiempo ve que su madre está enojada, así que sabe que le impondrá un castigo. Los dos mensajes contradictorios chocan entre sí y forman la doble atadura.

Hablar sobre el miedo permite romper esa atadura. Un niño que no quiere ser golpeado apenas puede oponerse y negarse a moverse. Aún no tiene edad para decir: "Me das miedo aunque estás pretendiendo ser amable". Ahora bien, si estamos ansiosos, depende de nosotros desatar nuestros sentimientos, pero, por definición, hablar de nuestros miedos requiere de otra persona, alguien que sea más que un simple interlocutor. Necesitamos un confidente, alguien que haya vivido un miedo similar. Esta persona debe estar unos pasos adelante de nosotros, ser empática y mostrarnos que hay una luz al final del camino. Dicho de otro modo, es alguien que ya ha recorrido el camino para terminar con la ansiedad. Aunque tengan buenas intenciones, las amistades no siempre son buenas para esto, pues pueden juzgarnos y ponerse del lado de la vergüenza y la culpa. ("¿Desearías que tu hijo no hubiera nacido? ¡Dios mío! ¿Cómo es posible?")

La madurez emocional comienza por saber que los pensamientos no son acciones. Tener un mal pensamiento no es lo mismo que actuarlo. El problema es que la culpa no reconoce la diferencia.

Por lo tanto, para salir del silencio, debemos aprender, al ver las reacciones de otra persona, que está bien tener cualquier pensamiento posible. El punto es salir de la ansiedad que dicho pensamiento induce. Para llegar al punto en el que pueda encontrar un confidente maduro, necesita cultivar pensamientos como los siguientes:

- No deseo vivir con culpa.
- El silencio empeora las cosas.
- Sin importar cuánto espere, mi ansiedad no se irá por sí sola.
- Otras personas han estado en mi lugar.
- No toda la gente creerá que estoy tan mal como yo creo. Incluso puede haber alguien que sienta empatía por mí.
- La verdad tiene el poder de liberarme.

Uno de los descubrimientos psiquiátricos más peculiares es que la gente que está en lista de espera para ir a terapia suele mejorar antes de la primera sesión, mejoría que puede ser tan buena como la que se espera al ir al psiquiatra. Antes de reunir el valor para ir a terapia, estas personas en conflicto se sobrepusieron a la presión, proveniente del interior, de quedarse calladas. Este paso en sí mismo tiene poder de sanación.

5. El miedo nos hace sentir mal, y por ello mandamos el dolor a un lugar lejano, fuera de nuestra vista. Sin embargo, los sentimientos reprimidos perduran. Aquello a lo que nos resistimos, persiste.

Evitar el dolor es efectivo, pues los seres humanos no somos *lemmings*. Si nuestros amigos nos retan a lanzarnos a una cantera de mármol vacía, no tenemos que hacerlo sólo porque ellos lo hacen primero. Pero la simple táctica de evitar el dolor resulta contraproducente para el cerebro. Seguramente ha escuchado el viejo reto de: "Intente no imaginar un elefante rosa". La simple mención de las palabras "elefante rosa" detona asociaciones cerebrales.

Éstas son esenciales para la existencia humana, pues así es como aprendemos, por medio de asociaciones. En este instante, usted está asociando las palabras sobre la página con las que ha leído, y entonces decide si asimila y acepta lo que lee o no.

El miedo asocia el dolor con más dolor. Estas asociaciones nos hacen sentir mal, así que, cuando alguien menciona el dolor, intentamos por todos los medios quitarlo del camino. Freud, entre muchos otros estudiosos de la mente humana, creía que el intento por desconocer los sentimientos, los recuerdos y las experiencias, también llamado represión, no funciona, pues las asociaciones que no deseamos enfrentar se quedan flotando por ahí, lejos de nuestra vista. Carl Jung, discípulo de Freud, creía que una parte de nosotros crea una bruma de ilusión para evitar que la vida sea demasiado dolorosa. Llamaba "sombra" a todo el miedo, la rabia, los celos y la violencia ocultos que se guardan en compartimentos secretos en la psique.

Al analizar el panorama, pareciera que Freud se equivocó, pues la mayoría de las personas tienen una gran capacidad de negación y son muy buenas para no enfrentar las verdades dolorosas. Asimismo, bloquean todo tipo de experiencias que desearían no haber vivido. Pero la sombra envía mensajes en medio de la oscuridad, y los sentimientos reprimidos se expresan como fantasmas. La represión es complicada: nos sentimos ansiosos porque nos preocupa guardar un secreto, o porque sabemos que algún día la verdad saldrá a la luz, o porque el dolor de evitar el dolor es demasiado fuerte.

Los antídotos para la represión son dos: ser receptivo y ser honesto. Si uno se mantiene receptivo a todo tipo de sentimientos, no sólo los agradables, no es necesario reprimir nada, ni hay pequeños secretos sucios que ocultar. Si somos honestos, podemos nombrar nuestros sentimientos, sin importar lo inoportunos que resulten. Ahora bien, nadie lo logra a la perfección. Freud conmocionó al mundo cuando afirmó que todos los infantes esconden una atracción sexual por su madre o por su padre. Si éste es un secreto universal (aunque también podría no serlo), entonces la represión es una epidemia. Sin embargo, ésta es una cuestión psicológica compleja que no resolveremos aquí. Lo importante es sanar, y, con el objeto de reunir el valor para exponer los secretos, es necesario tomar distancia. Un niño de un año que moja la cama está distanciado, pues no hay culpa ligada al acto de mojar la cama a esa edad. Un niño de cuatro años recibiría un regaño por la misma acción, e intentaría ocultarlo la siguiente vez que ocurriera. Por su parte, si un hombre de 40 años moja la cama, caería en un múltiples estados intrincados de vergüenza.

Para hablar de los sentimientos que han sido reprimido por años, el riesgo más grande es que la persona en la que confiamos reaccione juzgándonos, punto en el cual uno termina deseando haber mantenido oculto el secreto. La culpa, por su parte, tiene la mala costumbre de hacernos recurrir a las personas menos indicadas cuando deseamos desnudar nuestra alma, porque seguimos jugando el doble papel de víctima y victimario. No buscamos a alguien que quizá después nos juzgue, sino que lo buscamos porque *sabemos* que nos juzgará. Así que es necesario preparar el camino desde antes, con pensamientos como los siguientes:

- Sé que oculto algo y que duele.
- Da miedo sacarlo a la luz, pero sé que hacerlo me permitirá sanar.
- Deseo liberarme de cargas.
- Es demasiada la ansiedad que provocan estos fantasmas.

Cuando guardamos secretos, en particular emociones ocultas que juzgamos con dureza, es difícil darnos cuenta de que el perdón es posible. El estado de perdón se ve muy lejano, y parece imaginario en comparación con la ansiedad que se siente tan presente. Para alcanzarlo, hay que ir paso a paso. Nuestra única responsabilidad con nosotros mismos es desear perdonarnos y luego descifrar cuál es el siguiente paso, por pequeño que sea, para alcanzar la sanación. El primer paso puede ser leer un libro, llevar un diario o unirse a un grupo de apoyo en línea. Sea lo que sea, el punto de dar un primer paso siempre es el mismo: dejamos de hacerle caso al miedo y aprendemos a aceptar nuestros sentimientos como lo que son: eventos naturales que forman parte de la vida.

6. El miedo es incapacitante y nos hace sentir demasiado débiles para hacer algo al respecto.

Cuando nos asustamos, el miedo es capaz de paralizarnos. Un par de soldados a la carga en Gettysburg o un par de bomberos frente a una casa en llamas sienten el mismo miedo, el cual es medible a nivel físico por los cambios en el cerebro. Pero si uno de ellos es un soldado o un bombero veterano, el miedo no lo inmoviliza, pues se vincula con él de una forma distinta que el soldado que jamás ha estado en medio del bombardeo o que el bombero novato que jamás ha atravesado una llamarada. Dicho de otro modo, paralizarse de miedo depende de factores que van más allá de la reacción corporal al miedo.

La capacidad que tiene el miedo para paralizarnos a medio camino es misteriosa y cambiante. Un escalador experimentado puede estar escalando una roca, como siempre lo hace, sin ningún riesgo especial frente a él, cuando de repente no puede moverse un centímetro más. Se paraliza frente a la roca, porque de pronto su mente, en vez de dar por sentado que hay peligro de caer, piensa: "¡Oh, por Dios! ¿Qué hago aquí?" El miedo ordinario de caer toma el control, sin importar cuántas veces haya escalado el hombre esa roca. Es decir, el escalador ha registrado la experiencia de una manera nueva.

La forma en la que elegimos reinterpretar cualquier fragmento de un estímulo ordinario tiene el potencial de funcionar a nuestro favor. Es lo que nos hizo decidirnos a enfrentar al bravucón de la escuela o subirnos al caballo después de que nos tirara. Ya que no somos nuestro cerebro, tampoco somos sus reacciones. Roosevelt hizo una declaración universal al afirmar: "Lo único a lo que debemos temerle es al miedo mismo". La forma de superar cualquier miedo es sobrepasar su poder para asustarnos. (Puesto que los economistas no consideran el miedo en las ecuaciones, a muchos les sorprendió el repentino y absoluto colapso de la economía estadounidense tras la explosión de la burbuja del sector hipotecario en 2008 y que los bancos comenzaran a venirse abajo. Según los datos disponibles, la economía tenía la fuerza suficiente para no perder los millones de empleos que se perdieron. En realidad, en este caso los datos eran lo de menos. La gente se dejó atemorizar por el miedo, y la ansiedad moderada se transformó en pánico absoluto.)

La mente, el cerebro y el cuerpo están conectados a la perfección entre sí. Temerle al miedo trae consigo todo tipo de síntomas, como debilidad muscular, fatiga, pérdida del entusiasmo y el impulso, olvidar que no siempre se tuvo miedo, falta de apetito y sueño, y un largo etcétera. Imagine que de pronto está colgando de un risco, agarrado apenas con las puntas de los dedos, y es medianoche. En medio de la oscuridad absoluta, teme caer cientos de metros y morir. Pero de repente alguien se acerca y le dice: "No se preocupe, la caída es de menos de un metro". Entonces se relacionará de forma distinta con la reacción al miedo. Es fácil sentir pánico e impotencia al colgar de un risco, pero cuando el miedo se disipa, el cuerpo entero cambia. Incluso si el miedo persiste, saber que se está a salvo le indica al cerebro que restablezca el estado natural.

La ansiedad nos indica que estamos en terrible peligro, pero el cuerpo no tiene un reóstato para incrementar o disminuir la reacción al medio; sólo sabe activarla y desactivarla. Incluso el miedo al número 13, conocido como triscaidecafobia, puede hacernos sentir que vamos a morir. Un tratamiento brutal pero efectivo para las fobias se basa en la saturación, la cual provoca un corto circuito en el temor exagerado.

Un paciente tenía pavor al veneno para ratas y a los cables eléctricos. Al ver cualquiera de ellos entraba en pánico, y durante estos ataques el miedo le nublaba la conciencia. El terapeuta lo sentó en una silla y lo sedó. Cuando despertó, estaba cubierto de cajas vacías de veneno para rata y atado por cables eléctricos. Cuando se dio cuenta de lo que estaba pasando, gritó, fuera de sí. Hasta donde su reacción de miedo entendía, él estaba a punto de morir. Las personas con fobia son capaces de cualquier cosa con tal de evitar esta sensación, pero en este caso el hombre no podía escapar. Entró en un frenesí de terror. Sin embargo, a medida que pasaron los minutos y se dio cuenta de que no había muerto, encontró un espacio abierto. La fobia ya no tenía todo el control porque él ya no le tenía pavor absoluto.

Aclaremos aquí que no recomendamos la saturación ni es el mensaje que deseamos enviar, pero sirve para difuminar el miedo provocado por el miedo mismo.

Para superar el miedo a la ansiedad, es necesario cultivar pensamientos como los siguientes:

- No voy a morir, sin importar qué tan aterrador sea esto.
- Debo enfrentar este exagerado sentido del peligro.
- Puesto que sé que sobreviviré, puedo arriesgarme a no huir del miedo.
- Puedo enfrentar el miedo y hacer cosas que me aterran.
- Mientras más enfrente el miedo, más control tendré sobre él.
- Una vez que recupere el control absoluto, mi miedo se desvanecerá.

Éste es el último paso para desmantelar la persistencia de la ansiedad. Sin embargo, es posible abordar el problema comenzando por cualquiera de los pasos aquí descritos. El objetivo será siempre el mismo: distanciarse. Las fobias demuestran que la realidad no es lo suficientemente fuerte como para derrotar al miedo. Por ejemplo, si acercamos unas cuantas arañas inofensivas a alguien que les tiene pavor, ese pánico puede inducirle un infarto al corazón. ¿Qué es más fuerte que la realidad? Saber que cada uno de nosotros es el creador de su propia realidad. Ése es el factor esencial. Una vez que recuperamos la claridad que trae consigo saber cómo se hace la realidad, somos libres. Invadamos el lugar de trabajo del cerebro y tomemos el control. El creador ha vuelto.

EL CEREBRO EMOCIONAL

El miedo y el deseo se originan en el cerebro instintivo, son mediados por el cerebro emocional y se negocia con ellos en el cerebro intelectual. Estas estructuras cumplen las exigencias de la mente para procesar la lujuria, el enamoramiento, la ira, la avaricia, los celos, el odio y el desagrado. Todas estas emociones han estado ligadas a la supervivencia en el transcurso de la evolución. La reacción de lucha o huida en los reptiles requiere un cerebro con circuitos fijos para dicha respuesta. Ahora bien, los humanos no evolucionamos para deshacernos de esos mismos circuitos, ni siquiera para anularlos (como, por ejemplo, las colas de los primeros mamíferos se redujeron hasta no quedar más que un vestigio de ellas en el extremo inferior de la espina dorsal).

Por el contrario, el cerebro humano agrega capas de cosas nuevas a las anteriores. (En el caso de la corteza cerebral, la capa más superficial del cerebro, las capas se asemejan a la corteza de un árbol.) Esta organización en capas sigue integrando lo anterior, en lugar de deshacerse de ello. Mientras que los recuerdos previos de dolor e incomodidad impulsan el miedo, los recuerdos de placeres y disfrutes pasados impulsan el deseo. La evolución jala y empuja al mismo tiempo. Es imposible asegurar dónde termina el deseo de placer y empieza el miedo al dolor. Por ejemplo, a Shakespeare puede haberle avergonzado su lujuria, pero no pidió ser privado de ella. Las emociones basadas en el miedo y el deseo van de la mano. Nuestro miedo al rechazo por parte de un grupo social se enlaza con nuestro deseo de poder y sexo, y ambos sostienen al individuo y a la especie al mismo tiempo.

Las emociones se perciben tan urgentes como los instintos, pero hay un desarrollo distinto. Freud llamaba *ello* a los impulsos instintivos porque eran demasiado primitivos para ser nombrados. Las emociones, por su parte, tienen nombres, como *envidia, celos* y *orgullo*. Cuando un poeta declara que el amor es como una rosa muy, muy roja, está expresando nuestra fascinación por dar nombre a las emociones y construir el mundo en torno a ellas. Por tanto, son un paso más en el camino hacia la conciencia.

El conflicto entre los instintos y las emociones nos enseña que los humanos han evolucionado, en medio de gran dolor y confusión, para aprender. Debemos ser conscientes de nuestros miedos y deseos, los cuales no tienen integrado el control sobre sí mismos, como tampoco lo tiene el cerebro reptiliano. El complicado sistema límbico es nuestro centro de emociones, pero también de cosas poco relacionadas con ellas, como la memoria a largo plazo y el sentido del olfato. Oler un perfume o unas galletas de chocolate basta para evocar recuerdos del pasado (en el caso de Marcel Proust, se trataba de remojar una magdalena en una taza de té), pues el sistema límbico vincula el olor, los recuerdos y la emoción. Evolucionó después del cerebro reptiliano, pero aun así su evolución es temprana. Todos los animales de cuatro patas, incluidos los primeros anfibios, parecen haber desarrollado un sistema límbico. Sin embargo, el desarrollo de las emociones, a diferencia del olfato, parece ser mucho más reciente. O quizá las emociones no podían existir hasta ser nombradas.

Nuestra tendencia a desdeñar el cerebro inferior por ser primitivo es equívoca. Es posible "oler" los problemas, con el tipo de certeza que el cerebro superior envidia. El cerebro inferior no tiene dudas ni piensa las cosas dos veces, y es incapaz de resolver los problemas hablando. Nadie habla de la sabiduría de la sexualidad humana, pero las emociones impulsadas por nuestros instintos sin duda son sabias, pues representan el tipo de conciencia que nos lleva a ser felices. Antes de que se inventara la palabra *geek,* las universidades comenzaron a incorporar en sus filas a jóvenes obsesivos que eran brillantes para diseñar programas computacionales. Se la pasaban día y noche programando y escribiendo los códigos. La era digital se construyó durante sus desvelos. Sin embargo, llamaba la atención la alta rotación de chicos de veintitantos años. Cuando se le preguntó por qué al decano de una de las universidades, éste contestó con un suspiro: "No podemos impedir que anden por el campus, y, tan pronto se topan con una chica, se esfuman".

La pérdida de códigos binarios es una ganancia para la humanidad. Con el surgimiento del cerebro emocional, la conciencia comenzó a distanciarse de la supervivencia física. Las distintas zonas del sistema límbico, como el hipocampo y la amígdala, han sido mapeadas con precisión, y gracias a las resonancias magnéticas funcionales es posible correlacionarlas con todo tipo de funciones. Si esta precisión tienta a los neurocientíficos a asegurar que el sistema límbico, al igual que el instinto, nos usa para sus propios fines, consideramos necesario oponernos a dicha afirmación. El cerebro instintivo, que evolucionó por cuestiones de supervivencia, necesita usarnos. ¿Quién desea elegir digerir los alimentos después de cada comida? ¿Quién desea ver que el auto de adelante se sale de control y tener que pensar un momento antes de actuar? Son enormes las áreas de la vida que deben estar en piloto automático, y por eso lo están.

Sin embargo, aunque las emociones se acumulan de forma espontánea, significan algo, y ese significado es un departamento del cual todos queremos estar a cargo. "No puedo evitarlo. Cada vez que veo el final de *Casablanca* lloro", afirman algunas personas. Sí, pero es elección nuestra ir al cine, y uno de los motivos para hacerlo es para experimentar emociones fuertes sin riesgo real. Está bien que un hombre llore al final de *Casablanca* o cuando le disparan a un perro en la película, así sea alguien que crea que los adultos no lloran. Los filmes son vacaciones para el sistema límbico, no porque el cerebro necesite llorar, sino porque, bajo las circunstancias adecuadas, nosotros necesitamos llorar. El cerebro emocional no siente; quienes sentimos las emociones somos nosotros cuando lo usamos.

Hay un nuevo problema involucrado en la fase emocional del cerebro, el cual ya hemos abordado con anterioridad: la memoria. La memoria es la forma más poderosa de hacer que las emociones persistan, y, una vez que se adhieren, son difíciles de eliminar. Ya hemos observado la persistencia de la ansiedad. En sánscrito, la persistencia de la experiencia se denomina *samskara* y se define como la impresión que dejan las acciones pasadas, o karma. Aunque se trata de términos exóticos, toda tradición espiritual oriental está fundamentada en un dilema universal: la lucha por romper el yugo de los viejos condicionamientos, los cuales producen dolor en la actualidad si se recuerda el dolor del pasado. El proceso de dejar impresiones kármicas es un aspecto inextricable del cerebro emocional.

Da igual si creemos o no en el karma. El punto es que todo el tiempo estamos dejando impresiones en el sistema nervioso. Cada vez que algo nos agrada o desagrada (*odio el brócoli, me encantan los espárragos; la odio, te amo*) se debe a las impresiones del pasado. Esto no es un simple procesamiento de datos; es más, a cualquiera que equiparara el cerebro humano con una computadora debería preguntársele si a las computadoras les gusta el brócoli o detestan el fascismo. Las emociones guían nuestras preferencias; las computadoras, por su parte, carecen de emoción.

Ya que dejar estas impresiones no requiere esfuerzo alguno, podría pensarse que es igual de fácil eliminarlas. En ocasiones lo es. Si nos equivocamos al hablar, es fácil corregirlo con un "Olvida lo que dije", y el interlocutor lo hará. Pero las impresiones que marcan una diferencia significativa no pueden ser eliminadas ni con el mayor de los esfuerzos, pues los traumas se quedan con nosotros. Puesto que la memoria no se comprende del todo, no es posible detectar las huellas que deja en el sistema límbico. Sin embargo, por algún motivo los recuerdos vívidos son persistentes por naturaleza.

Es necesario llevar una vida emocional receptiva y valorar los sentimientos. Sin embargo, cuando las emociones llevan la batuta, se requiere evolucionar un poco más. Nosotros creemos que cada uno debe ser testigo de sus propias emociones, lo cual no quiere decir que no hagamos más que mirar cómo enloquecemos o entramos en pánico cuando éstas surgen. Ellas quieren seguir su camino; al igual que los instintos, quieren lo que quieren, pero no debemos alimentarlas en exceso. La ira, por ejemplo, es explosiva por definición, sin que sea necesario agregarle dinamita. Al observarla, creamos un pequeño espacio entre nosotros y nuestra emoción. Si logramos ver que "esto me está haciendo enfurecer", la furia y el yo se separan. Ese diminuto acto de distanciamiento provoca que la emoción pierda impulso. Siempre se tiene la opción de usar cualquier parte del cerebro como aliado, pero los términos de esta alianza dependen de cada uno de nosotros.

Al igual que en las otras fases del cerebro, las emociones pueden desequilibrarse.

Si somos demasiado emotivos, perdemos perspectiva. Los sentimientos nos convencen de que ellos son los únicos que importan. La emotividad extrema cansa y agota al sistema mente-cuerpo en su totalidad. Si somos demasiado indulgentes con las emociones, éstas nos aprisionan.

Por el contrario, si controlamos demasiado las emociones, perdemos contacto con la forma como se siente la vida. Esto genera la ilusión de que el intelecto por sí solo es suficiente, pero se corre el riesgo de caer en comportamientos inconscientes, por mera ignorancia de lo poderosa que es en realidad una emoción oculta. Reprimir las emociones también se relaciona de manera directa con la propensión a las enfermedades.

PUNTOS ESENCIALES: EL CEREBRO EMOCIONAL

- ⊙ Deje ir y venir los sentimientos. Esta oscilación es espontánea.
- ⊙ No se aferre a los sentimientos negativos para justificar que usted está en lo correcto y el otro se equivoca.
- ⊙ Observe sus debilidades emocionales. ¿Se enamora con demasiada facilidad? ¿Pierde la paciencia muy rápido? ¿Le aterran los riesgos insignificantes?
- ⊙ Comience a observar sus debilidades cuando aparezcan.
- ⊙ Pregúntese si en realidad es necesario reaccionar de la forma en que lo hace. Si la respuesta es no, los sentimientos no deseados comenzarán a equilibrarse de nuevo.

DIAGRAMA 3: EL SISTEMA LÍMBICO

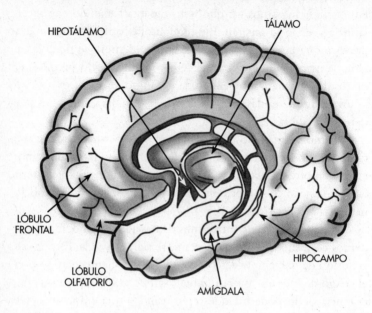

HIPOTÁLAMO

TÁLAMO

LÓBULO
FRONTAL

LÓBULO
OLFATORIO

AMÍGDALA

HIPOCAMPO

Bajo la corteza cerebral se encuentra el sistema límbico (sombreado en el diagrama). Éste hospeda nuestras emociones, sentimientos de placer asociados con comer y tener relaciones sexuales, y la memoria a corto plazo. En él también se localizan dos zonas distintivas, el tálamo y el hipotálamo, así como la amígdala y el hipocampo, el cual controla la memoria a corto plazo.

La amígdala determina qué recuerdos se almacenan según la respuesta emocional que invoca una experiencia. El hipocampo es responsable de la memoria a corto plazo y de enviar los recuerdos a las partes apropiadas de la corteza cerebral para su almacenamiento a largo plazo. Esta región se ve especialmente afectada cuando se padece Alzheimer. El sistema límbico está muy vinculado con el lóbulo olfatorio, el cual procesa los olores; por tanto, un aroma determinado puede detonar recuerdos muy poderosos.

Antes del salto

Al llegar a este punto, damos un salto evolutivo en el que participa el cerebro superior. La interrogante sobre el significado de la vida surgió en la corteza cerebral, que se encuentra como un rey filósofo sobre el cerebro inferior. Es sabido que los reyes pueden venirse abajo, y el cerebro no es la excepción. El cerebro inferior siempre está listo para plantear sus exigencias instintivas y a veces primitivas. Se supone, entonces, que la evolución no ha dado paso más grande (ya sea en la Tierra o en el universo) que el de crear la corteza cerebral.

Ésta tendrá su propio capítulo. Por ahora volvamos un momento a los cerebros instintivo y emocional. Son merecedores de respeto por la complejidad de su respuesta ante el mundo. Si un día lo persiguiera un tigre, el cerebro instintivo entraría en juego y liberaría los neuroquímicos específicos que le permitirían sobrevivir a la persecución.

Este coctel neuroquímico, compuesto en particular por adrenalina, se ha perfeccionado a lo largo de millones de años. La adrenalina es el inicio de la cascada química en el cerebro, la cual evoca una actividad electroquímica en sinapsis específicas que mandan al cuerpo la señal de que debe correr, al tiempo que optimiza el ritmo cardiaco y la respiración para lograr el máximo desempeño físico. También maximizaría la concentración para soportar la persecución y aventajar al tigre, e incluso le haría sentir placer mientras sosiega sentimientos preexistentes de hambre o sed, e incluso la necesidad de ir al baño.

Estas distracciones potenciales se disuelven al instante, de modo que la actividad física y mental se enfoque en el escape y la supervivencia. Si cuando estaba en la escuela alguien lo molestaba e intentaba quitarle su dinero para el almuerzo, usted lo enfrentaba sin dudarlo; pero si el bravucón era mucho más grande que usted, entonces huía sin siquiera pensarlo.

La evolución perfeccionó la alianza entre el cerebro instintivo y el emocional para asegurar nuestra supervivencia; sin embargo, si se abusa de ella, tiene el potencial de convertirse en nuestro peor enemigo. Esto ocurre porque ambos cerebros son "reactivos"

—es decir, inducen un estado mecánico de agitación—. Cualquier estímulo externo —un disparo, que el auto de enfrente se frene de pronto, la mirada de una mujer bonita o de un hombre seductor— detona de manera automática la reacción que desencadena la alianza entre instinto y emoción.

Rudy recuerda una experiencia de abuso escolar durante su infancia, la cual nos sirve para pasar al siguiente asunto por tratar: el cerebro superior. En la primaria, Rudy era demasiado tímido y poco habilidoso para los deportes. Por otro lado, Anne, su melliza, era una atleta natural desde pequeña. En una ocasión, cuando empezaron a molestarlo unos bravucones en el patio escolar, Anne se involucró y peleó en lugar de su hermano. A Rudy le resultó frustrante que una chica lo defendiera, en particular una chica más fuerte que él.

Lo más relevante era el fallo en su reacción de lucha o huida, pues ninguno de los dos lados dominaba. La huida le hace perder a un niño pequeño su sentido del orgullo propio, mientras que ser golpeado es humillante. Sin embargo, de alguna extraña forma Rudy estaba reproduciendo un problema evolutivo primitivo. Los primeros humanos debían descifrar cómo vivir juntos; no podían formar una sociedad si huían cada vez que la adrenalina se lo indicaba, ni pelear a muerte cada vez que la misma sustancia desencadenara el impulso de lucha. Rudy debía encontrar una forma de solucionar este mismo dilema social; así que poco a poco, aunque los otros chicos seguían molestándolo, descubrió que usaba cada vez más su intelecto.

La primera ayuda que recibió fue táctica. En una ocasión, un bravucón de tercer año empezó la pelea. Le saltó a Rudy sobre los hombros y comenzó a golpearlo. Anne miraba desde un extremo, lista para intervenir. Pero Rudy, en vez de entrar en pánico e intentar quitárselo de encima, tuvo una idea. Vio que atrás de ellos había un gran roble, así que corrió de espaldas hacia él tan rápido como pudo y aplastó al bravucón contra el tronco. Al perder el aliento, el chico cayó sobre el suelo helado y colapsó. Con ese recuerdo en mente, este chico en particular jamás volvió a molestar a Rudy. Dicho de otro modo, aunque los cerebros instintivo y emocional de Rudy le habían advertido la urgencia de la situación, por primera vez su cerebro intelectual diseñó una táctica distinta de la huida o la lucha.

Es posible imaginarnos a los primeros seres humanos haciendo descubrimientos similares. Una vez que el oponente empieza a pensar, uno debe hacer lo mismo. Las tácticas para pelear una guerra provocaron de manera inevitable el diseño de tácticas para terminarla. La necesidad de sentarse junto a la fogata y compartir los frutos de la cacería y la recolección conduce a encontrar razones para ser sociable. Los estímulos externos no fueron la única señal que provocó el salto cuántico en la evolución que el intelecto representa. Cada célula del cuerpo tiene una inteligencia innata. No podemos limitar el efecto de largo alcance de la inteligencia celular, la cual ha sido fundamental para todo lo que ha hecho que el cuerpo humano sea lo que es en el presente. Las células conviven, cooperan, se sienten entre sí y se comunican de forma constante. Si una sola célula se vuelve antisocial o rebelde, el sistema inmune interviene; si fracasa, se puede desarrollar cáncer, el máximo comportamiento antisocial del cuerpo. En cierto sentido, el cerebro superior no hizo más que ponerse al día con lo que toda célula sabe hacer. Comoquiera que haya sido, el salto hacia el cerebro intelectual incrementó mil veces las posibilidades de la vida humana.

Soluciones supercerebrales | *Crisis personales*

Mucha gente reacciona a las crisis personales con temor, el cual es instintivo. Sin embargo, es posible abordarlas de una forma más integral, es decir, conjugando el uso de los cerebros superior e inferior. Una crisis personal no es más que un desafío de proporciones drásticas, y los desafíos son parte de nuestra vida diaria. Nadie se escapa de esos oscuros momentos en los que el desafío se convierte en una crisis, y muchos momentos decisivos han surgido a partir de un desastre inminente.

Los resultados de nuestras vidas dependen de cómo lidiemos con esos momentos oscuros. ¿Se volverán puntos decisivos o contratiempos? Aquí entra en juego lo que llamamos sabiduría, pues la mayoría de la gente toma decisiones importantes con base en sus impulsos o, por el contrario, en sus hábitos. Sienten el empuje de las emociones, las cuales son mucho más fuertes que cuando la mente está en desorden. Es imposible negar la famosa frase de M. Scott Peck: "La vida es dura". Sin embargo, la sabiduría puede ser un incentivo para conquistar las dificultades y transformar la frustración y la derrota en descubrimientos y puntos decisivos de nuestras vidas.

Cada vez que las cosas salgan mal, hágase estas tres preguntas, diseñadas para convertir el desorden mental en un proceso ordenado que el cerebro puede seguir y organizar en términos físicos.

PREGÚNTESE
1. ¿Éste es un problema que debo resolver, soportar o del cual debo alejarme?
2. ¿Hay alguien que haya resuelto el mismo problema con éxito a quien pueda consultar?
3. ¿Cómo puedo profundizar en mi interior en busca de soluciones?

Por otro lado, hay tres preguntas que no deben agobiarlo, pues son derrotistas y promueven el caos mental.

NO SE PREGUNTE
1. ¿Qué hay de mal en mí?
2. ¿A quién puedo culpar?
3. ¿Cuál es el peor escenario posible?

Las situaciones en las que estas preguntas surgen son innumerables, ya sea una relación problemática o un accidente automovilístico grave, el diagnóstico de una enfermedad que atenta contra la vida o el arresto de un hijo por consumo de drogas. La triste realidad es que millones de personas cavilan constantemente las preguntas que no deberían hacerse, mientras que sólo una fracción se plantea con seriedad las preguntas correctas, las cuales conducen a acciones adecuadas. Veamos si es posible mejorar la situación.

1. ¿Éste es un problema que debo resolver, soportar o del cual debo alejarme?

Lo primero que se debe hacer es tomar una dirección razonable. Por tanto, pregúntese: "¿Éste es un problema que debo resolver, soportar o del cual debo alejarme?" A menos que pueda responder de forma clara y racional, su visión estará nublada por las reacciones emocionales. Sin saberlo, estará bajo el mando de la alianza de instintos y emociones. Entonces, quizá ceda a la impulsividad o recaiga en viejos hábitos cuando lo que necesita es algo nuevo, una solución a la medida de la crisis presente.

Las situaciones negativas suelen inducir una mala toma de decisiones, así que, para llegar al punto de tomar buenas decisiones, debe aclarar su confusión interna. Haga una pausa para considerar —con el consejo de alguien de confianza— una forma de proceder que empiece por encontrar una solución. Si la solución no está ahí, pregúntese por qué. Tal vez la respuesta sea que necesita ser paciente y soportar la situación negativa, o que debe alejarse porque nadie en su lugar ha encontrado la solución. Los problemas financieros a veces pueden resolverse, pero en ocasiones es necesario soportarlos, a menos que las cosas empeoren aún más y deba alejarse de ellos y declararse en bancarrota. Tome en cuenta que esta secuencia debe existir. La sociedad era retrógrada cuando la deuda se convertía en una falla moral y los deudores eran enviados a prisión, pues se les privaba de los medios para resolver la situación o alejarse de ella.

No permita que los juicios y la moral punitiva lo atrapen. En general, la mayoría de la gente soporta las situaciones negativas, incluso las crisis, como un esposo violento y abusivo, o síntomas graves de enfermedad coronaria ocasionada por la obesidad, porque encontrar una solución requiere esfuerzo y alejarse parece riesgoso. Sólo un pequeño porcentaje de gente (menos de 25%) busca ayuda profesional para enfrentar sus problemas emocionales, mientras que la mayoría (más de 70%) afirma que, para lidiar con las dificultades emocionales, ve más televisión.

Las alternativas funcionarían si la gente no vacilara cuando las cosas andan mal. Un día anhelan con ansias la solución y quizá den unos cuantos pasos para alcanzarla. Pero al día siguiente se vuelven pasivos y se victimizan, así que toleran las cosas como son. Al tercer día están hartos y cansados de sufrir, y lo único que desean es escapar. El resultado final es la derrota. No se puede encontrar una solución si se va en las tres direcciones a la vez. Así que aclare su situación y actúe en función de aquello que se aprecia con claridad.

Acciones: cuando se sienta más calmado, tome asiento y examine la crisis. Anote las alternativas en tres columnas: *solucionarlo*, *tolerarlo* y *alejarse*. Escriba las razones que justifiquen cada una y medítelas con cuidado. Pídale a alguien de confianza que lea la lista y le dé retroalimentación. Una vez que haya decidido qué hacer, siga esa dirección, a menos que haya fuertes indicaciones de que debe tomar otro camino.

2. ¿Hay alguien que haya resuelto el mismo problema con éxito a quien pueda consultar?

Las situaciones problemáticas no se resuelven en aislamiento, pero por desgracia nuestras reacciones emocionales nos aíslan, pues el miedo y la depresión nos acosan, y nos retraemos. En las orillas acechan la culpa y la vergüenza, las cuales, una vez que toman el control, nos dan más razones para cerrarnos. Por lo tanto, debemos preguntarnos: "¿Hay alguien que haya resuelto el mismo problema con éxito a quien pueda consultar?"

Encontrar a alguien que haya pasado por la misma crisis que nosotros enfrentamos permite lograr varias cosas a la vez. Nos da un ejemplo, un confidente que entiende nuestro pesar y una alternativa distinta del aislamiento. Las víctimas suelen sentirse solas y desamparadas. Por lo tanto, acérquese a alguien cuya experiencia personal demuestre que no es necesario victimizarse por las cosas malas que se están viviendo.

No se trata de encontrar a alguien que lo tome de la mano, comparta su miseria o le dé terapia. Estas actividades pueden ser benéficas (o no), pero la experiencia de hablar con alguien que ha entrado en la oscuridad y ha salido victorioso es irremplazable. ¿Dónde se encuentra esa persona? Pregunte entre sus conocidos. Cuando nos sentimos abrumados y estresados, hay mucha más gente que desea ayudarnos de la que imaginamos. El internet amplía las posibilidades de búsqueda aún más, pues ofrece foros activos en los que las crisis pueden discutirse en tiempo real, y vínculos a fuentes relacionadas. Sólo asegúrese de no estarse involucrando en una mera sesión de quejas, sea en línea o en persona. Dada la intensidad de las emociones, es fácil apoyarnos en cualquier persona que nos escuche.

Deténgase y observe. ¿Está recibiendo la retroalimentación correcta? ¿Salen cosas positivas y útiles de cada encuentro? ¿La otra persona es verdaderamente empática? (Si nos lo permitimos, es fácil notar la falsedad de los demás.) Compartir las emociones es sólo el comienzo. Necesitará ver señales de que está sanando y de que empieza a aparecer una verdadera solución a la crisis.

Acciones: encuentre un confidente con el cual compartir su historia. Busque un grupo de apoyo, así como foros o blogs en internet. Nunca antes habíamos tenido tantas posibilidades. No se detenga hasta encontrar no sólo un buen consejo, sino la empatía auténtica de alguien en quien confíe. Anote la solución sugerida para poner a prueba sus palabras. Actualice sus notas con frecuencia hasta que la solución empiece a funcionar; de no ser así, vuelva al inicio y pida un mejor consejo.

3. ¿Cómo puedo profundizar en mi interior en busca de soluciones?

Por último, enfrentar la crisis es inevitable. Convertir algo negativo en algo bueno depende de usted. Nadie podrá estar a su lado siempre, y, le guste o no, las crisis consumen todo nuestro tiempo. Se encontrará frente a un mundo interno que de pronto está lleno de amenazas, temores, ilusiones, anhelos, negaciones, distracciones y conflictos. El mundo exterior no cambiará hasta que se modifique el interior. Por lo tanto, pregúntese: "¿Cómo puedo profundizar en mi interior en busca de soluciones?"

Está buscando la entrada al dominio del cerebro superior, en el cual el intelecto y la intuición podrán ayudarlo. Pero primero debe darse permiso de entrar, lo cual implica una voluntad de profundizar. Aún no hemos explorado el cerebro superior en este libro, pero, como adelanto, tome en cuenta una verdad simple en la que Rudy y Deepak creen con fervor: el nivel de la solución nunca está al nivel del problema. Al saberlo, podrá escapar de muchas trampas en las que la gente suele caer.

¿Qué existe al nivel del problema? Pensamientos repetitivos que no llevan a ningún lado. Condicionamientos viejos que siguen fomentando las elecciones anticuadas del pasado. Muchos comportamientos obsesivos, improductivos y atrofiados. La lista es inmensa. Sin embargo, lo que importa es que tenemos más de un nivel de conciencia, y en un nivel más profundo somos capaces de desatar nuestra creatividad y nuestro entendimiento.

El cerebro superior contiene el potencial para crear nuevas soluciones, pero nosotros debemos cooperar. Mucha gente afirma: "Debo pensarlo bien", lo cual quizá es un buen primer paso. Pero, en un nivel más profundo, el proceso implica dar permiso. Debemos hallar un modo de no aferrarnos, lo cual es sumamente difícil en un momento de crisis. Todos nos sentimos tentados a entrar en pánico, la presión constante nos lleva a la preocupación frecuente, y la ansiedad en aumento alimenta al cerebro inferior, el cual refuerza sus reacciones. Sólo el cerebro superior es capaz de distanciar la mente de las reacciones instintivas y emocionales.

Entonces, ¿cómo le damos permiso al cerebro superior de funcionar mejor? Tanto la confianza como la experiencia son de ayuda. Si en el pasado ha tenido momentos de revelación (esos momentos en los que decimos: "¡ajá!"), en que la solución aparece de la nada, puede confiar en que ocurrirán de nuevo. También es útil valorar su propio entendimiento de la situación. Establezca la circunstancia adecuada para la revelación. Guarde silencio durante una parte específica del día. Cierre los ojos y concéntrese en su respiración, hasta que el cuerpo empiece a tranquilizarse. Tome en cuenta que el estrés físico bloquea al cerebro superior. Asegúrese de haber descansado bien, en la medida de lo posible, y aléjese de detonantes de estrés y de personas que lo hagan sentir vulnerable.

En medio de esa calma, pida la respuesta. Para algunas personas, pero no para todas, esto es sinónimo de rezarle a Dios. Puede pedírselo a su yo supremo o simplemente tener un propósito claro y específico. Después tome distancia y relájese. Las respuestas siempre llegan, porque la mente no carece de canales de comunicación. Plantear una pregunta al universo, como lo describirían algunos, estimula al universo a responder. Comoquiera que sea, la sabiduría que nos antecede apoya la noción de que las soluciones creativas surgen de forma espontánea.

En la primera etapa, el miedo se diluye; entonces tendrá la fuerza suficiente para enfrentar la crisis.

La segunda etapa consiste en observar lo que hace.

En la tercera etapa encontrará el significado de la experiencia en su totalidad. El cerebro superior realiza este desdoblamiento natural si usted se lo permite.

Acciones: permítase tener un espacio de calma interior. Distánciese de las preocupaciones y no se deje llevar por el caos. En estas condiciones fortificantes, alcanzará el nivel de la solución mientras se separa del nivel del problema.

Las tres preguntas que no debe hacerse lo acosarán a menos que las haga a un lado de forma consciente. Todos sentimos el impulso de condenarnos a nosotros mismos por culpa, de culpar a otros de nuestras desgracias y de fantasear con el desastre absoluto. En eso consisten las tres preguntas negativas, así que cuando cedemos ante ellas, provocan daños inenarrables en nuestras vidas. Durante los momentos de claridad, recuerde que estas preguntas lo llevarán al

castigo propio. Abra una brecha de pensamiento claro para frac-
turar las reacciones instintivas y emocionales que desean controlarlo.

Es imposible saber en qué momento le ocurrirán cosas malas,
pero nuestra intención es instarlo a dejar de ser parte de la gran
mayoría que vive confundida y en conflicto. Únase a la minoría
que ve un camino abierto en medio de la oscuridad presente, que
jamás se rinde ante el miedo y la desesperanza, y que desempeña
el papel que le corresponde para ayudar a otros a salir de la crisis y
guiarlos hacia un futuro luminoso.

DEL INTELECTO A LA INTUICIÓN

Aunque el cerebro humano hubiera dejado de evolucionar después de la fase emocional, seguiría siendo una maravilla. Somos capaces de experimentar emociones sutiles que nos mantienen unidos. Pero el cerebro no se detuvo ahí, porque la mente humana quería más. No basta con amar a alguien o sentir celos, admiración, gratitud, posesividad y todos los otros sentimientos que suelen mezclarse con el amor. No es suficiente que el amor pueda aumentar y disminuir, del afecto tierno a la pasión desenfrenada. La mente desea ponderar el amor, recordar a quién amamos, cuándo y por qué. Somos las únicas criaturas capaces de escribir algo como el primer verso del soneto 43 de Elizabeth Barrett Browning: "¿Que cómo te amo? Permíteme contar las formas". ¿Acaso es sólo un juego intelectual? No, es más bien una forma de añadir una nueva capa de riqueza a nuestra vida.

La fase intelectual del cerebro

Tan pronto nos preguntamos: "¿Por qué amo a X?" o "¿Por qué odio a Y?", entra en juego un elemento mucho más evolucionado: el intelecto. Es la forma primaria de evolución del cerebro para contrarrestar las obsesiones fundadas en temores y deseos. El pensamiento racional nos permite diseñar estrategias para obtener lo que deseamos, actividad que domina la vida de todos. Pero también sirve de contrapeso para tomar las riendas de las emociones. Las emociones y el intelecto danzan en el nivel neurobiológico, como cuando los neurotransmisores excitatorios, como el glutamato, se enfrascan en un constante yin yang con los neurotransmisores inhibitorios, como la glicina.

Al nivel de la experiencia personal, la interrelación interminable entre la emoción y el intelecto crea un discurso interno constante, el cual se transmite en el cerebro en cada instante de vigilia. Para algunos, este discurso se presenta en forma de monólogo interior en el que el cerebro no para de "hablar" sobre los viejos recuerdos, hábitos y condicionamientos. Para otros, el discurso es más bien un diálogo interno en el que contienden las viejas y las nuevas ideas. La persona debe decidir cuáles favorecer, ya sean las reacciones grabadas en el cerebro o las reacciones nuevas y desconocidas. Esto puede ser un problema.

La lucha es bastante difícil para quienes intentan llevar una vida de puro intelecto y rechazan su lado emocional. Jesse Livermore fue un inversionista emblemático del mercado bursátil estadounidense durante los prósperos años veinte. Nacido en Massachusetts en 1877, sus viejas fotografías muestran a un hombre inexpresivo de mirada adusta. Pero fue uno de los primeros financieros que no tuvieron otro trabajo en su vida más que manipular números en cintas de teleimpresora. Vivía para los números y regulaba su vida con absoluta precisión. Todos los días salía de casa a las 8:07, y, en una época en la que los semáforos eran controlados manualmente por policías parados en la calle, una limosina como la suya hacía que todos los semáforos de la Quinta Avenida cambiaran a verde.

El 29 de octubre de 1929, el desastroso "martes negro" en el que el mercado bursátil se desplomó, la esposa de Livermore asumió que habían perdido su fortuna, al igual que el resto de sus amigos. Les ordenó a los empleados domésticos que sacaran todos los muebles de la mansión, así que Livermore llegó esa noche a una casa vacía. En realidad él había escuchado lo que los números tenían que decir y ese día logró ganar más dinero que nunca. Tal vez parezca una historia de triunfo del intelecto puro, pero durante los años treinta se instrumentó la regulación en Wall Street. Los días de los bucaneros del mercado que manipulaban las acciones a placer se terminaron. A Livermore le resultó difícil adaptarse y sus negocios se volvieron erráticos. Comenzó por sentirse desanimado, luego deprimido, hasta que en 1940 se encerró en el baño de su club privado y se disparó en la cabeza. Nunca se supo qué ocurrió con sus millones.

Resulta natural para el intelecto hacernos preguntas y buscar respuestas. La mente humana tiene un ansia infinita de conocimiento. Por tanto, vivimos en dos rutas paralelas. En una experimentamos todo lo que nos ocurre, mientras que en la otra cuestionamos dichas experiencias. La corteza cerebral, que es la adición más reciente al cerebro, tiene el cuidado de pensar en todos los aspectos, incluyendo la toma de decisiones, el juicio, la deliberación y la comparación. Para los neurólogos, la corteza es la parte más enigmática del cerebro. ¿Cómo aprendieron las neuronas a pensar, y, más misterioso aún, cómo aprendieron a pensar en el pensamiento?

Esto es lo que hacemos a diario. Tenemos un pensamiento, y luego reflexionamos acerca de lo que ese pensamiento significa. Sabemos que expresado así resulta muy abstracto, así que haremos un diagrama desde la perspectiva del cerebro:

- Instintivo: "Tengo hambre".
- Emocional: "Mmm, me encantaría comerme un pastel de crema de banana".
- Intelectual: "¿Puedo darme el lujo de comer tantas calorías?"

En la fase intelectual, las opciones son infinitas. Podemos preguntarnos: "¿Dónde consigo el mejor pastel de crema de banana?", o "¿En serio eso es lo que quiero?", o "¿Significará que estoy embarazada?" Es posible pensar cualquier cosa, hasta lo más descabellado ("¿Las bananas sienten dolor cuando las arrancan del árbol?") o imaginativo ("Quiero escribir una historia sobre un niño que conoce un pastel de crema de banana que habla").

Los seres humanos estamos orgullosos de nuestro intelecto, al grado de que hasta hace poco negábamos que los animales inferiores tuvieran cualquier tipo de inteligencia. Afortunadamente, esta idea está cambiando con rapidez. Por ejemplo, sólo unas pocas aves pasan el invierno en la nevada frontera norte del Gran Cañón, y algunas de ellas dedican los meses del otoño a recolectar semillas que entierran en el suelo. Recolectan las nueces de las piñas de los pinos y le dan a cada una un lugar de entierro, al parecer arbitrario, hasta que han depositado miles de ellas. Cuando llegan las ventiscas invernales, el lugar se cubre de nieve. Sin embargo, se ha observado que estas aves regresan al sitio en el que enterraron cada semilla, picotean la nieve y la extraen. Cada una de ellas busca sólo su propia comida, sin picotear de forma aleatoria en busca de las reservas de otros pájaros.

Hay una miríada de ejemplos de inteligencia animal, y aun así seguimos convencidos de que el intelecto es algo exclusivamente humano. El argumento está fundamentado en la estructura cerebral, pues en relación con el tamaño de nuestro cerebro —el cual es bastante grande para nuestro peso promedio—, una parte desproporcionada pertenece al cerebro superior. (El hecho de que 90% de la corteza sea la neocorteza, demuestra que pensamos y decidimos mucho, mientras que 60% del cerebro de un delfín está destinado al oído, lo cual tiene sentido al tratarse de una criatura que se guía por un sonar submarino.) A pesar de la noción de que nos impulsan los bajos instintos como la sexualidad, el hambre, la ira y el miedo, el cerebro superior lo domina todo. Es decir, para que dos países puedan entrar en guerra y bombardear las ciudades de su enemigo, primero deben construir esas ciudades —y esas bombas—, lo cual representa un logro masivo del intelecto.

El cerebro superior marca la llegada de la autoconsciencia. Cada uno de los ejemplos que he dado está en primera persona del singular; ese *yo* es el ser consciente que usa su cerebro. Las fases instintiva y emocional radican en el mundo del subconsciente. Por tanto, suponemos que la inteligencia animal es del todo subconsciente. Cada mayo, en la misma fase lunar, los cangrejos herradura salen del mar por decenas de miles para desovar en la costa atlántica de Estados Unidos. Se reúnen en la playa, provenientes de las profundidades del océano, como lo han hecho durante cientos de millones de años. Durante los siguientes días, una diminuta ave conocida como correlimos gordo *(Calidris canutus rufa)* llega al mismo lugar, como parte de su ruta migratoria, para alimentarse de los huevos de los cangrejos herradura desperdigados en la arena.

El correlimos gordo es una pequeña ave con manchas cafés que anda cauteloso sobre un par de patas rígidas. Pasa el invierno en Tierra de Fuego, a miles de kilómetros de Estados Unidos, en el hemisferio sur, donde se alimenta de almejas diminutas. Nadie sabe por qué emigra 15 000 kilómetros entre la Antártida y el Ártico, donde cría a sus polluelos. Se sabe aún menos cómo aprendió a calcular los tiempos de migración para que correspondan con exactitud con la última luna llena o la luna nueva de mayo, justo cuando los cangrejos herradura desovan en las playas de la bahía de Delaware. Los huevos de cangrejo son su único alimento en esta parada. Se dirigen hacia la isla Southampton, en Canadá, un lugar ventoso, inhóspito y desolador en el que casi no hay alimento. Los huevos de cangrejo, altos en grasas, les permiten almacenar suficiente energía para sobrevivir. Este complejísimo proceso implica que el instinto no siempre es simple o primitivo, sino que es capaz de lograr cosas que el intelecto aún no logra aprehender.

¿Toda la naturaleza es inconsciente? ¿O es que estamos atrapados en nuestro deseo de entenderla así? Una cosa es segura: en el caso de los humanos, la fase intelectual del cerebro se combina con los impulsos instintivos y las emociones con el conocimiento obtenido por la experiencia. Si las experiencias de una persona son insatisfactorias, el intelecto intentará encontrar mejores experiencias, o tomará medidas más drásticas para poner fin a la miseria, como el suicidio. Resulta deprimente, aunque iluminadora, la siguiente afirmación de Nietzsche: "El hombre es el único animal que debe ser alentado a vivir". Hay una manera más positiva de declarar lo mismo: los seres humanos nos negamos a recibir órdenes del cerebro inferior, incluso en lo relativo a la supervivencia.

El cerebro intelectual utiliza la lógica y el pensamiento racional para lidiar con el mundo de forma consciente. Mientras el cerebro instintivo nos obliga a *reaccionar* de forma natural e innata, el cerebro intelectual nos da la opción de *responder* de forma consciente. El término proviene del latín *responsum* y se refiere a reaccionar de forma *responsable*. Responder ante una situación requiere entendimiento; reaccionar, no. El entendimiento no es un evento aislado y siempre tiene un contexto social. Debemos

ser empáticos con otros, así como comunicarnos y establecer conexiones significativas. Posiblemente, sin estos rasgos el *Homo sapiens* habría sido igual de sociable, como los chimpancés, quienes
se separaron del árbol genealógico de los primates seis millones
de años después, no antes, que nuestros ancestros homínidos.

Al mirar a un chimpancé a los ojos, detectamos instantes en los
que el animal parece pensativo; no obstante, carece de sentido de
responsabilidad y, a pesar de su inteligencia, es incapaz de ampliar
su curva de aprendizaje. Es posible armar un experimento en el
que el chimpancé observa a una persona mientras ésta esconde comida dentro de una de dos cajas. Si recuerda y busca dentro de
la caja correcta, obtiene la comida. Basta con unas cuantas repe-
ticiones para que el chimpancé aprenda a hacerlo bien cada vez.
Sin embargo, digamos que cambiamos el experimento. Colocа-
mos dos cajas frente a él, y si nos entrega la caja más pesada lo
recompensamos con comida. Incluso después de 600 intentos, su
desempeño en esta prueba no será mejor que si fuera aleatorio.
En cambio, un niño de tres o cuatro años descifra con rapidez que
debe elegir la caja más pesada.

También compartimos nuestro aprendizaje. La sociedad humana depende de la enseñanza, la cual requiere un tipo de cerebro
especial, uno que al instante convierte la experiencia en conocimiento. Después de millones de años, algunos monos han aprendido a golpear las nueces con piedras para romper la cáscara, y
ciertos primates superiores como los chimpancés han aprendido
a usar una vara para sacar huevos de ave de agujeros profundos
en la corteza de los árboles u hormigas de su hormiguero. Pero
esta habilidad sigue siendo primitiva. Un orangután puede aprender a extraer la comida de un contenedor complejo con varias
partes movibles que deben ser abiertas en una secuencia precisa.
Los orangutanes resuelven este tipo de rompecabezas con facilidad,
pero luego se topan con un problema: son incapaces de enseñar a
otro orangután cómo hacerlo.

No sólo enseñamos con el ejemplo, sino también por medio
del lenguaje verbal. El lenguaje complejo aceleró la evolución del
cerebro, porque nos permitió tener un modo de comunicación más

sofisticado. Asimismo, nos permite pensar de forma simbólica. Esto implica que podemos crear palabras simbólicas o virtuales con la misma parte del cerebro que evolucionó para que nos comunicáramos entre nosotros. Cuando nos detenemos en un semáforo en rojo no es porque escuchemos la palabra *deténgase*. En vez de eso, conectamos el color rojo con la palabra; es un símbolo. Por simple que suene, esto tiene ramificaciones enormes. Los niños con dislexia, por ejemplo, tienen dificultades para aprender a leer debido a un defecto del desarrollo cerebral durante la gestación. Sus cerebros ponen las palabras y las letras al revés. Sin embargo, se ha demostrado que este defecto puede ser superado si se usan colores en las letras del alfabeto. Quizá la A sea roja; la B, verde, etcétera. Gracias a esta asociación simbólica, el lenguaje puede proceder porque un mecanismo cerebral en la corteza visual ha sido apropiado para un uso nuevo: la capacidad de distinguir colores, que en los humanos alcanza límites de gran sutileza (el cerebro humano puede detectar 10 millones de longitudes de onda de luz distintas). Nadie sabe con exactitud cuántas de éstas se traducen en colores que somos capaces de distinguir, pero al parecer son, por lo menos, varios millones.

Este sorprendente don de la imaginación y el simbolismo puede volverse contra sí mismo. Por ejemplo, la esvástica se originó como un antiguo símbolo indio que representaba al sol, pero si alguien la pinta junto a una sinagoga, denota profanación o incluso un crimen de odio. Las imágenes también pueden bloquear la realidad. La expresión "diosa del cine" se inventó para reforzar la fantasía pública de que las actrices de Hollywood son distintas de la gente común. Sin embargo, el resultado es que el público desea echar un vistazo detrás de la imagen, así que cuanto más sórdida sea la realidad expuesta, más excitante resulta.

Hay una larga historia de la división de la mente en instinto, intelecto y emociones. En la actualidad, la neurociencia es capaz de hacer un mapa de las regiones del cerebro que corresponden a cada una de estas partes. Pero vale la pena recordar que tales divisiones sólo son modelos inventados, porque la naturaleza es muy difícil de aprehender en toda su complejidad. Lo que es un hecho es que estamos creando la realidad constantemente, proceso que conjuga cada región del cerebro en una interrelación que cambia con frecuencia.

Al igual que las otras fases del cerebro, el intelecto puede desequilibrarse.

Si usted es muy intelectual, pierde las emociones y los instintos elementales. Esto lleva a realizar acciones demasiado calculadas y a construir castillos en el aire.

Si, por el contrario, no desarrolla su intelecto, éste se queda estancado en pensamientos rudimentarios, los cuales lo guiarán hacia la superstición y a ser víctima de todo tipo de argumentos falaces. Se volverá un peón de las influencias externas.

PUNTOS ESENCIALES: EL CEREBRO INTELECTUAL

⊙ El intelecto representa la fase más reciente de la fase evolutiva de la mente.

⊙ El intelecto nunca opera en aislamiento, sino que se combina con las emociones y el instinto.

⊙ El intelecto nos ayuda a lidiar racionalmente con los miedos y los deseos.

⊙ Responder al mundo implica ser responsable de él.

⊙ El pensamiento racional se vuelve destructivo cuando olvida sus responsabilidades. (De ahí el desarrollo de armas atómicas, la destrucción del ecosistema, etcétera.)

DIAGRAMA 4: LAS ÁREAS FUNCIONALES DE LA CORTEZA CEREBRAL

La mayor parte del cerebro está conformada por la corteza cerebral o telencéfalo. El denominado cerebro superior es responsable de muchas de las funciones que asociamos con la humanidad: recibir y procesar información sensorial, aprender, recordar, y el inicio del pensamiento y la acción, así como el comportamiento y la integración social.

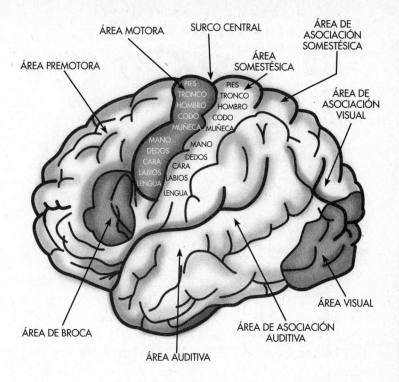

ÁREA MOTORA
SURCO CENTRAL
ÁREA DE ASOCIACIÓN SOMESTÉSICA
ÁREA PREMOTORA
ÁREA SOMESTÉSICA
ÁREA DE ASOCIACIÓN VISUAL
PIES
TRONCO
HOMBRO
CODO
MUÑECA
MANO
DEDOS
CARA
LABIOS
LENGUA
PIES
TRONCO
HOMBRO
CODO
MUÑECA
MANO
DEDOS
CARA
LABIOS
LENGUA
ÁREA VISUAL
ÁREA DE BROCA
ÁREA DE ASOCIACIÓN AUDITIVA
ÁREA AUDITIVA

La corteza cerebral es la parte del cerebro que evolucionó más recientemente; consiste en una cubierta de 2 500 cm² de tejido neuronal de seis capas extendidas sobre la superficie externa del cerebro. Esta cubierta de tejido se dobla sobre sí misma varias veces para caber dentro del cráneo. El telencéfalo posee la concentración más grande de neuronas en todo el cerebro (alrededor de 40 000 millones).

La corteza cerebral tiene tres áreas funcionales principales: la región somestésica, que recibe y procesa los cinco sentidos; las regiones motoras, que controlan el movimiento voluntario, y las regiones de asociación, encargadas del intelecto, la percepción, el aprendizaje, la memoria y el pensamiento superior.

DIAGRAMA 5: LAS REGIONES
DE LA CORTEZA CEREBRAL

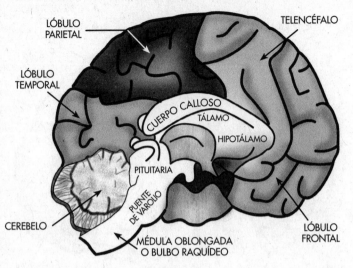

La corteza cerebral está conformada por varios lóbulos distintos. En la parte posterior de la corteza cerebral se encuentra el lóbulo occipital, el cual contiene la corteza visual, que es donde el cerebro transmite e interpreta la información percibida por los ojos. La corteza visual izquierda se conecta con el ojo derecho, y viceversa. Hacia el frente del lóbulo occipital están los lóbulos temporales, en los cuales radican las emociones primitivas impulsadas por el instinto y que sirven para la supervivencia: miedo, deseo, así como apetitos como el hambre y la sexualidad. Ahí también se controlan el oído y el equilibrio. Si esta área del cerebro sufre una lesión o funciona mal, la persona puede padecer apetitos incontrolables de comida o de sexo.

Enfrente y encima de los lóbulos temporales están los lóbulos parietales, donde se procesa la información sensorial junto con la orientación espacial y gracias al cual sabemos dónde estamos. Por último, frente a los lóbulos parietales están los lóbulos frontales. Éstos regulan el control motriz y el movimiento, pero también moderan nuestro comportamiento en sociedad. Si la corteza frontal sufre una lesión o si, por ejemplo, tiene un tumor, uno se puede desinhibir a niveles patológicos o incluso convertirse en un exhibicionista extremo o un acosador sexual.

Los hemisferios derecho e izquierdo de la corteza cerebral están conectados por conjuntos de fibras nerviosas llamadas "cuerpo calloso". Éste permite que los dos lados del cerebro "hablen" entre sí. Si no lo hicieran, podríamos padecer "síndrome de la mano ajena", el cual incapacita a las personas para reconocer su propia mano. Bajo el cuerpo calloso se localiza el sistema límbico (véase diagrama 5), el cual incluye el tálamo y el hipotálamo. El tálamo está involucrado en la percepción sensorial y regula el movimiento. El hipotálamo regula las hormonas, la glándula pituitaria, la temperatura corporal, las glándulas suprarrenales y muchas otras actividades.

Las otras dos secciones principales del cerebro son el cerebelo, el cual se localiza en la parte posterior del cerebro y controla la coordinación del movimiento, el equilibrio y la postura, y el tronco del encéfalo (médula oblongada o bulbo raquídeo, y puente de Varolio), que es la parte más antigua del cerebro. Ésta conecta el cerebro con la médula espinal y regula el ritmo cardiaco, la respiración y otros procesos autonómicos que ocurren de forma automática.

Las funciones del cerebro que controlan los procesos fisiológicos —desde el ritmo cardiaco hasta la reacción de temor y el sistema inmunológico— se concentran en regiones específicas de la corteza cerebral, el cerebelo o el tronco del encéfalo. Ahora bien, estas regiones también se comunican entre sí para crear un sistema intrincado de equilibrio y coordinación que forma parte de toda actividad cerebral. Por ejemplo, al mirar una flor, nuestros ojos perciben la información visual y la transmiten a la corteza occipital, una región de la corteza cerebral localizada en la parte posterior del cerebro. Pero esa misma información visual primero viaja a través de muchas otras áreas del cerebro, en las cuales también puede servir para coordinar los movimientos del cuerpo en respuesta a la información visual. Los miles de millones de neuronas presentes en estas regiones trabajan en conjunto y en maravilloso equilibrio y armonía, como una orquesta que toca música exquisita. No hay posibilidad de que un instrumento suene demasiado fuerte o esté desafinado. El equilibrio y la armonía son las claves de un cerebro exitoso, como también lo son para lograr la estabilidad del universo.

La fase intuitiva del cerebro

El intelecto es parte de nuestro derecho de nacimiento, el cual incluye una necesidad insaciable de significado. Heredamos la intuición por una necesidad igual de poderosa: la necesidad de tener valor. Lo correcto y lo erróneo, lo bueno y lo malo son algo tan básico que el cerebro lo tiene programado. Desde una edad temprana, los infantes parecen mostrar un comportamiento intuitivo en relación con ello. Incluso antes de empezar a caminar un bebé que ve que a su madre se le cae algo intentará recogerlo por ella, pues ayudar es una respuesta programada. Un niño de dos años puede ver una obra de teatro guiñol en la que uno de los títeres hace cosas buenas mientras el otro hace lo contrario. Las cosas buenas incluyen jugar y cooperar; lo contrario incluye ser egoísta y quejumbroso. Cuando se les pregunta qué títere les gusta más, la mayoría de los niños contesta que el "bueno", mientras pocos eligen al "malo". Esto evidencia que hemos evolucionado con respuestas cerebrales de corte moral.

Sin embargo, la intuición también ha sido un área sospechosa. La curiosa ironía del cerebro es que el cerebro intelectual puede repudiar al cerebro intuitivo por considerarlo una mera superstición que raya en los límites de la creencia en lo paranormal. Rupert Sheldrake, biólogo británico de amplio criterio, ha realizado experimentos durante décadas para verificar la existencia de la intuición. Por ejemplo, ha puesto a prueba la experiencia común de sentir que alguien nos observa, por lo regular alguien que está detrás de nosotros. ¿Acaso tenemos ojos en la nuca? Si es así, ésta sería una habilidad intuitiva, la cual Sheldrake ha demostrado que existe. Para su desgracia, su trabajo ha sido considerado controversial, lo cual quiere decir, en palabras irónicas del propio Sheldrake, que los escépticos ni siquiera se han tomado la molestia de ver sus resultados.

El hecho de que los humanos son intuitivos en realidad no es controversial. Muchos aspectos de nuestra vida dependen de la intuición, como la empatía, por ejemplo. Cuando entramos en una habitación, es posible sentir si la gente en su interior está tensa o ha estado peleando antes de nuestra llegada, gracias a la intuición. También intuimos cuando alguien dice A pero en realidad quiere decir B, o cuando alguien que se cree moralmente superior esconde un secreto.

La empatía implica comprender y compartir los sentimientos de otros. En el caso del *Homo sapiens,* a medida que la habilidad comunicativa daba un salto cuántico hacia adelante, la empatía se volvió un componente fundamental de la supervivencia social. Les permitió a los padres de familia cuidar a los niños del grupo, mientras otros adultos salían a cazar o recolectar. La empatía aún nos permite vivir en grupos y socializar, y funciona como freno necesario para la agresión y la competencia egoístas (equilibrio que la sociedad lucha por mantener).

En un sentido más amplio, la empatía ha pavimentado el camino del razonamiento moral y el comportamiento altruista. (La raíz latina del término *compasión* significa "sufrir con", lo cual señala nuestra capacidad de reflejar lo que vemos que siente la otra persona.) La empatía es distinta de la simpatía, la cual no implica compartir el estado mental del otro. También es distinta del *contagio emocional,* en el que uno no es consciente de si la emoción le pertenece o ha sido absorbida por contacto con una personalidad más fuerte, o con una multitud.

En el nivel neuronal, la principal zona del cerebro que se activa con la empatía es la corteza cingulada. *Cingulum* significa "cinturón" en latín. La corteza cingulada está a la mitad de la corteza cerebral, como un cinturón, y se considera parte del sistema límbico, el cual se encarga de las emociones, el aprendizaje y la memoria. Ésta es la residencia física de la empatía. Las regiones del giro cingulado asociadas a la empatía son más grandes en las mujeres que en los hombres, y son mucho más pequeñas en el caso de pacientes con esquizofrenia, quienes suelen aislarse en sus emociones y tienen delirios sobre lo que la otra gente siente.

La empatía también ha sido asociada a las *neuronas espejo,* un tipo de neuronas que se sabe que existen en los cerebros de primates inferiores como los monos. Hay una razón neuronal que explica la frase: "El mono hace lo que el mono ve", la cual además es fundamental para el aprendizaje de nuevas habilidades. Cuando un bebé mono, incluso uno que aún es demasiado joven para ser amamantado, ve a su madre agarrar comida y llevársela a la boca, las áreas del cerebro encargadas del acto de agarrar algo, dividirlo en pedazos y masticarlo se activan; es decir, los bebés monos imitan lo que ven. Es imposible realizar experimentos con bebés humanos para determinar si les ocurre lo mismo, aunque es muy probable que sí. (El lado dañino de la imitación puede ser que cuando un niño presencie un comportamiento negativo, como el abuso doméstico, se detone un patrón cerebral. Se sabe que los niños víctimas de abuso familiar suelen convertirse en abusadores al crecer, pues el comportamiento está impreso en sus cerebros.)

Nadie ha descrito hasta la fecha el funcionamiento completo de las neuronas espejo, pero parecen jugar un papel clave en los apegos sociales, el proceso por medio del cual obtenemos seguridad, apoyo y alivio de las aflicciones que nos causan las relaciones. Una serie de neuroquímicos llamados neuropéptidos —diminutas proteínas que regulan el apego social en el cerebro, como la oxitocina, los opiáceos y la prolactina— regulan el grado de reacción empática.

La oxitocina es responsable del comportamiento materno y de hacernos sentir "enamorados". Se ha observado que aplicar oxitocina con un rociador nasal reduce las respuestas al estrés social y la reacción de temor del cerebro. La oxitocina también puede incrementar la confianza mutua y hacernos más sensibles a las expresiones faciales ajenas. Una mutación genética adversa en el receptor que se une a la oxitocina provoca que la persona muestre niveles bajos de empatía. La oxitocina, entonces, juega un papel crucial;

sin embargo, aunque se le conoce como "la hormona del amor", este título no debe ser tomado en términos literales. El amor, ese comportamiento complejo, es sensible a muchas reacciones cerebrales, y no es provocado sólo por una hormona. Nos enfrentamos al acertijo de dónde termina la mente y comienza el cerebro. Cualquiera que se haya enamorado perdidamente atestiguará que este misterio se vuelve muy personal. La estructura biológica en el cerebro involucrada en el apareamiento de mamíferos inferiores ha evolucionado en los humanos, además de que tomamos todo tipo de decisiones con respecto a cómo amamos y quién nos atrae. La biología nos aporta el juicio, pero no tiene control sobre la mente.

Todos estos problemas nos traen de vuelta al libre albedrío, el cual creemos que siempre se hace presente en la vida humana. Sin embargo, es posible interpretar el hecho de que los neuroquímicos pueden controlar nuestras emociones, incluidos el amor y la empatía, de dos formas. Por un lado, podemos afirmar que no tenemos control sobre cómo nos sentimos; somos esclavos de nuestra neuroquímica con poco libre albedrío, si acaso. Por el otro, desde el punto de vista del supercerebro, es posible argumentar que el cerebro es un órgano muy afinado que produce las emociones que necesitamos en un momento dado. El cerebro necesita detonantes, los cuales pueden ser muy sutiles. Conocer a un hombre atractivo es diferente para una mujer, dependiendo si "está disponible". Si no lo está, el mecanismo amoroso de su cerebro no se activa, pero si es soltera, ocurre lo contrario. En cualquier caso, el cerebro no tomó las decisiones por ella. A pesar de su innegable poder, nuestras emociones se producen para servir a nuestros fines.

En este punto entra en juego la mente intuitiva, la cual está por encima de las emociones y el intelecto, y nos aporta un panorama general de las cosas (la imagen de la realidad que asignamos a varias situaciones ha sido denominada *gestalt* por los psicólogos). En el trabajo, la persona al mando no tiene que usar un gafete que diga: "Soy el jefe". Todo tipo de señales (como su tono de voz, su gran oficina, su aire de autoridad) se combinan para formar la imagen que aprehendemos de manera intuitiva. Afirmamos que "sentimos" una situación, lo cual es distinto de experimentar una emoción. Este sentimiento nos dice todo lo que está pasando al instante, sin que tengamos que armar la imagen parte por parte, ya sea intelectual o emocional, a la vez.

Todas estas cosas entran dentro de la categoría de intuición:

- Enamorarse a primera vista.
- Saber que alguien está mintiendo.
- Sentir que las cosas ocurren por un motivo, incluso si no se sabe aún cuál es.
- Ser irónico (decir una cosa para significar lo opuesto).
- Reírse de un chiste.

La intuición sería menos controversial si se le pudiera aislar en una zona específica del cerebro, pero no es así. La creencia más popular es que el hemisferio derecho es el responsable de la intuición, mientras que el izquierdo es racional y objetivo; pero esta división tajante no ha sido demostrada con estudios rigurosos. Aun así, las marcas distintivas de las personas intuitivas están más que confirmadas:

- Toman decisiones precisas y acertadas al instante, sin detenerse en un proceso racional.
- Perciben expresiones faciales sutiles.
- Confían en el entendimiento, el cual implica saber algo de forma directa sin esperar a que la razón llegue a una conclusión.
- Dan saltos creativos.
- Son buenos jueces del carácter ajeno y saben "leer" bien a otras personas.
- Confían en su instinto y actúan en función de él, emitiendo juicios automáticos en un abrir y cerrar de ojos.

Para cualquier persona que confíe en su intuición, esta última categoría es particularmente intrigante. Por lo regular, valoramos más otro tipo de juicios. A los jóvenes se les aconseja no ser impulsivos, pensar las cosas con calma y así emitir juicios objetivos. Pero la verdad es que todos emitimos juicios automáticos; de ahí la expresión: "La primera impresión es la que cuenta", pues ésta se imprime en un abrir y cerrar de ojos, y es más fuerte de lo que en general creemos. En investigaciones recientes se ha comprobado que las primeras impresiones y los juicios automáticos suelen ser los más precisos. Por ejemplo, un vendedor de bienes raíces experimentado diría que los compradores saben en los primeros 30 segundos después de entrar a una casa si es la adecuada para ellos o no.

Durante mucho tiempo se creyó que el reconocimiento facial se facilitaba si la persona pasaba primero por el proceso de describir el rostro verbalmente. Se suponía que afirmar: "La chica tenía cabello largo y castaño, nariz redonda y ojos azules pequeños" ayudaba a grabar un rostro particular en la memoria. Sin embargo, los estudios demuestran lo contrario. Un experimento consistía en mostrar al individuo una serie de fotos en sucesión rápida y pedirle que presionara un botón si veía pasar un rostro en particular. La gente que apenas le echaba un vistazo al rostro acertaba con más frecuencia que quienes veían el rostro y tenían tiempo para verbalizar sus características. Estos resultados son congruentes en términos intuitivos (surge el concepto de nuevo), porque todos sabemos lo que significa tener el rostro de alguien grabado en la mente, aunque no lo descompongamos racionalmente en cualidades individuales. Asimismo, es creíble que las víctimas de crisis afirmen cosas como ésta: "Reconocería ese rostro si lo volviera a ver, aunque pasaran mil años".

En efecto, la intuición es justo lo que cualquier persona en busca de un sexto sentido necesita. Los sentidos son básicos, formas primitivas de absorber el mundo que nos rodea a través de la vista, el oído y el tacto. Lo más importante es que pasamos por la vida con los sentidos "en alto", seguimos corazonadas y sabemos qué es bueno para nosotros y qué no, hacia dónde deberíamos dirigir nuestra carrera para evitar quedar atrapados en callejones, así como quién nos amará durante décadas y quién no es más que un capricho pasajero. La gente altamente exitosa suele coincidir en dos cosas cuando se le pregunta cómo llegó a la cima: tuvieron mucha suerte y estuvieron en el lugar correcto a la hora indicada. Pocos pueden explicar en qué consiste estar en el lugar correcto a la hora indicada, pero si consideramos a la intuición como una habilidad real, la gente altamente exitosa es quizá la mejor al pasar por la vida con los sentidos en alto.

Ver el futuro también es un acto intuitivo para el que todos estamos diseñados. Y aclaremos que no estamos hablando de una habilidad paranormal. En un experimento, a algunos sujetos se les mostró una serie de fotografías que cambiaban con rapidez; algunas eran imágenes de accidentes automovilísticos fatales o de masacres de guerra. Se monitoreaban las reacciones de los sujetos al estrés, como cambios en el ritmo cardiaco, la tensión sanguínea y la sudoración en las palmas de las manos. Tan pronto aparecía una de estas imágenes horríficas, inevitablemente se desencadenaba la reacción de estrés. Luego empezó a ocurrir algo peculiar. Sus cuerpos comenzaron a indicar la reacción de estrés *antes* de que aparecieran las imágenes terribles. Aunque las fotos estaban ordenadas de forma aleatoria, los sujetos reaccionaban anticipadamente al horror, pero no reaccionaban de forma anticipada en el caso de las imágenes inocuas. Esto implica que sus cuerpos estaban prediciendo el futuro, o, para ser más precisos, sus cerebros, pues sólo el cerebro puede detonar la reacción de estrés.

No estamos favoreciendo una fase del cerebro por encima de las demás, pero es crucial que no rechacemos ninguna de ellas por escepticismo y obstinación, o por un sesgo intelectual. Los experimentos controlados pretenden ser el tipo de prueba objetiva que el intelecto acepta, así que resulta injusto que cientos de investigaciones de psicología cognitiva demuestren que la intuición es real, pero nuestra actitud como sociedad frente a la intuición suela ser negativa suspicaz. ¿Es usted intuitivo? Su intuición contestará que sí.

Como cualquier otra fase del cerebro, la intuición puede desequilibrarse.

Si confía demasiado en las corazonadas intuitivas, ignorará a la razón cuando ésta sea necesaria. Esto conlleva decisiones compulsivas y comportamientos irracionales.

Si ignora su intuición, perderá su capacidad de sentir las situaciones. Esto le hará tomar decisiones que dependan demasiado de la racionalización de sus acciones, aunque sea evidente que están mal.

PUNTOS ESENCIALES: EL CEREBRO INTUITIVO

⊙ La intuición es fiable.

⊙ Ir por la vida con los sentidos "en alto" trae buenos resultados.

⊙ Los juicios en un abrir y cerrar de ojos son precisos porque la intuición no necesita que el cerebro superior los procese.

⊙ La razón es más lenta que la intuición, pero en ocasiones la utilizamos para justificar la intuición, porque hemos aprendido que la razón es superior.

⊙ El cerebro intuitivo no tiene límites previsibles; todo depende de qué quiera la mente que el cerebro haga.

Armar el cerebro de nuevo

Después de examinar las cuatro fases funcionales del cerebro, ¿qué obtenemos cuando unimos las piezas? Una herramienta sin igual para crear la realidad con posibilidades infinitas. La mejor forma de tener salud, felicidad y éxito es equilibrar estas cuatro fases del cerebro. El cerebro se desequilibra cuando favorecemos una parte por encima de otra. Hemos visto qué fácil resulta identificarse más con una fase del cerebro que con otras, lo cual fomenta su dominancia. Quien afirma: "Estoy triste todo el tiempo", se identifica con el cerebro emocional. Quien dice: "Siempre he sido inteligente", se identifica con el cerebro intelectual. Del mismo modo, el cerebro instintivo puede dominarnos cuando obedecemos sus impulsos inconscientes, y el intuitivo, cuando seguimos corazonadas para apostar y arriesgarnos. Sin la repetición suficiente, la región favorecida del cerebro lleva ventaja, pues las otras comienzan a atrofiarse.

Sin embargo, la verdadera identidad de cada persona no se encuentra en una de las funciones, sino que todos somos la combinación de las cuatro regiones controladas por la mente. Dicho de otro modo, el controlador de la mente es el *yo*. El *yo* puede olvidar cuál es su papel y caer presa de estados de ánimo, creencias, impulsos y demás. Cuando esto ocurre, el cerebro nos usa, no por malicia ni por ansias de poder, sino porque así lo hemos entrenado a hacerlo. Es difícil reconocer del todo que cada pensamiento es una instrucción, pero lo es. Si usted se detiene frente a una pintura impresionista en un museo, los colores brillantes y el ambiente poco realista son atractivos desde el principio. Nada de la información en bruto que la corteza visual está procesando entrena al cerebro. (Los seres humanos dominamos en los primeros meses de vida la habilidad básica de enfocar la vista en un punto específico sin perder el foco.) Tan pronto piense: "Me encantan las catedrales de Monet", estará instruyendo al cerebro —o, dicho de otro modo, lo estará entrenando— de una forma nada sencilla.

En el instante en el que piensa: "Me gusta X", sea un Monet, un postre helado o la persona con la que se casará algún día, el cerebro entra en modo holístico:

- Recuerda lo que a usted le gusta.
- Registra el placer.
- Recuerda de dónde vino el placer.
- Agrega una nota para repetir el mismo placer en el futuro.
- Agrega un recuerdo único al banco de memoria.
- Compara todos los recuerdos nuevos con los previos.
- Envía reacciones químicas de placer a cada célula del cuerpo.

Éste no es más que un breve bosquejo de lo que significa para el cerebro entrar en modo holístico. Sería agotador describir cada pequeño detalle, pero por lo menos sabrá en qué museo se encuentra, cómo se mueve la gente dentro de la habitación, si se siente cansado o no, así como las típicas cosas inconscientes, como tener hambre o preguntarse si los pies le duelen de tanto caminar.

Recopilar todo esto es el logro más grande del cerebro humano. Es lo que hacemos, aunque por ningún medio logramos explicar cómo se hace. La experiencia es infinitamente más rica que las explicaciones. Nuestro objetivo es expandir el modo holístico del cerebro, pues en el fondo todos sabemos que es mejor apreciar todos los cuadros del museo y no sólo algunos pocos. Cada pintor tiene una visión única y, al valorar el arte, nos permitimos acceder a esta visión. En una parte aún más profunda de nuestro ser, sabemos que es mejor amar a toda la gente que sólo a los pocos que están más cerca de nosotros. Pero expandir los centros emocionales del cerebro parece amenazante, así que solemos identificarnos con quienes se nos parecen más (por cuestiones de raza, estatus, educación, afiliación política) y sentimos indiferencia por los que son distintos de nosotros.

A medida que envejecemos, tendemos a estrechar nuestros gustos y aversiones, con lo cual le negamos al cerebro la capacidad de ser holístico. Un experimento interesante de psicología social juntó a 10 personas de Boulder, Colorado, una ciudad de gente muy liberal, con 10 personas de Colorado Springs, un lugar tradicional y muy conservador. Uno de los problemas en Estados Unidos en la actualidad es que las ideas políticas dividen a la gente, pero esto tiene un fundamento demográfico. En otros tiempos, la gente con posturas políticas distintas vivía junta, por lo que un candidato podía ganar apenas por cinco o seis puntos porcentuales.

Sin embargo, desde la Segunda Guerra Mundial ha habido un cambio decisivo. Los liberales se han mudado a ciudades donde viven otros liberales, y los conservadores, a su vez, a ciudades donde radican sus aliados políticos. El resultado es que, durante las elecciones, la balanza se inclina con fuerza hacia un lado, y los candidatos ganan por márgenes bastante amplios. El experimento Boulder-Colorado Springs quería probar si era posible cambiar esta situación. Los individuos se sentaron primero con los miembros de su propio grupo, discutieron cuestiones políticas y luego evaluaron cómo se sentían con respecto a cada aspecto comentado. Por ejemplo, si se trataba de interrupción del embarazo o matrimonio entre personas del mismo sexo, marcaban su postura del uno al diez según qué tanto estaban a favor o en contra.

Después, una persona de Boulder se sentó con el grupo de Colorado Springs, y un individuo del segundo grupo fue a sentarse con el primero. A cada uno se le permitió argumentar su postura, a favor del liberalismo o del conservadurismo, frente al grupo con ideas políticas contrarias. Una hora después, los grupos se evaluaron de nuevo en relación con asuntos controversiales. ¿Escuchar la postura opuesta les hizo cambiar de opinión? Podría pensarse que sí, pero en realidad ocurrió lo contrario. Tras escuchar al liberal, los conservadores se volvieron *más* conservadores que antes en cuanto a cuestiones controversiales. De igual forma, los liberales se tornaron aún más liberales.

La evaluación de estos resultados quizá sea desalentadora. Nos gustaría pensar que estar expuestos a distintos puntos de vista amplía nuestro panorama, pero algunos neurocientíficos han concluido con estos descubrimientos que el pensamiento "nosotros contra ellos" está esculpido en el cerebro. Nos definimos por oposición; necesitamos enemigos para sobrevivir, pues así es como los primeros humanos desarrollaron sus habilidades bélicas y de defensa personal.

Nosotros nos oponemos con fervor a dichas interpretaciones, las cuales ignoran un hecho fundamental: que la mente es capaz de sobreponerse a los patrones grabados en el cerebro. En el caso del experimento Boulder-Colorado Springs, hay una diferencia inmensa entre escuchar con la mente cerrada una opinión opuesta y decidir que *queremos* comprenderla.

Le compartiremos una anécdota un poco triste y algo graciosa de un amigo de Deepak que nació en el sur de Estados Unidos. En su pequeño pueblo natal de Carolina del Norte había una tienda llamada Berstein's, propiedad de una familia judía. En el mismo pueblo había otras familias, no judías, también de apellido Berstein. "Los no judíos pronunciaban su apellido como *Bernstain,* mientras que a la tienda departamental le decían *Berstin.*" "¿Por qué?", le preguntó Deepak. Su amigo se encogió de hombros. "Era la única forma en la que la gente sabía contra quién tener prejuicios. Para ser honesto, nadie en mi familia había conocido a un judío en persona."

Nos negamos a creer que la tendencia a discriminar proviene de conexiones fijas en el cerebro. Si examinamos su diseño físico, el cerebro es un órgano altamente integrado en el que las diversas regiones y neuronas propias se comunican de forma constante con las demás. Para un biólogo, todas estas características, incluida la capacidad del cerebro para comunicar entre sí los miles de millones de neuronas, se reduce a dos objetivos principales: la supervivencia de la especie y la supervivencia del individuo. Sin embargo, los humanos actuales no se conforman con la mera supervivencia. Si así fuera, no habría caridad para los pobres, hospitales para los enfermos y cuidadores para los discapacitados.

La preservación de la vida, no sólo de los individuos alfa que son capaces de obtener la mayoría de la comida y los derechos de apareamiento, nos ha elevado por encima de la evolución darwiniana. Compartimos los alimentos e incluso nos casamos sin procrear. En pocas palabras, estamos en constante evolución porque así lo elegimos, no por una necesidad de la naturaleza. El cerebro se mueve en una dirección cada vez más holística.

Nuestra frase favorita para describir esta tendencia es "la supervivencia del más sabio". Somos capaces de evolucionar mediante nuestras elecciones conscientes por elección.

| **ASPECTOS DEL CRECIMIENTO CEREBRAL** | CÓMO FORMAR PARTE DEL SIGUIENTE SALTO EVOLUTIVO |

- ⊙ No promueva el conflicto en ningún aspecto de su vida.
- ⊙ Haga las paces siempre que sea posible. Cuando no lo sea, aléjese.
- ⊙ Valore la compasión.
- ⊙ Elija la empatía por encima de la culpa y el escarnio.
- ⊙ Procure no siempre sentir que tiene la razón.

- Haga amistad con alguien opuesto a usted.
- Sea generoso de espíritu.
- Despréndase del materialismo a favor de la realización interna.
- Todos los días realice un acto de servicio; siempre hay algo que dar.
- Muestre preocupación genuina cuando alguien esté en problemas.
- No ignore las señales de infelicidad e insatisfacción.
- Opóngase al pensamiento "nosotros contra ellos".
- Si tiene un negocio o una empresa, practique un capitalismo con conciencia, el cual implica dar a las cuestiones éticas tanto peso como a las ganancias.

Éstos no son meros ideales. El doctor Jonas Salk, quien se hizo mundialmente famoso por encontrar la cura para la polio, también era un visionario y un filántropo. Desarrolló el concepto de "mundo metabiológico", un mundo que va más allá de la biología y que depende de los seres humanos en nuestro papel de creadores de la realidad. Todo lo que hacemos, decimos y pensamos excede a la biología. Pero ¿cuál es el propósito de lo que hacemos, decimos o pensamos? Para Salk, tenemos un solo propósito superior: desarrollar nuestro potencial absoluto. Sólo el cerebro holístico puede permitirnos alcanzar ese punto. Por sí sola, la ciencia (el ser intelectual) excluye el mundo subjetivo de los sentimientos, los instintos y las intuiciones. Para la mayoría de los físicos, el universo no tiene propósito; es sólo una vasta máquina cuyas partes funcionales existen para ser descifradas. Sin embargo, si usamos el cerebro entero, el universo tiene un propósito claro: acoger la vida y las experiencias que la vida conlleva. Cuando nuestras propias experiencias se enriquecen, el universo cumple mejor su propósito. Ésta es la razón por la cual el cerebro comenzó a evolucionar en un principio.

Soluciones supercerebrales | *Descubra su poder*

Si todos tenemos el poder de crear la realidad, ¿por qué son incontables las personas que viven insatisfechas? La capacidad de crear la realidad debería proporcionarles la realidad que en verdad desean, no aquella en la que se encuentran. Pero es imposible que eso ocurra a menos que descubran su poder. Al igual que lo demás, el poder personal debe pasar por el cerebro. Una persona poderosa combina distintas características, para las cuales ha sido entrenado el cerebro:

¿QUÉ INCLUYE EL PODER PERSONAL?

- ⊙ Tener confianza en uno mismo
- ⊙ Tomar buenas decisiones
- ⊙ Confiar en los sentimientos viscerales
- ⊙ Tener una actitud positiva
- ⊙ Influir en otros
- ⊙ Tener una autoestima alta
- ⊙ Desarrollar la habilidad de convertir los deseos en acciones
- ⊙ Desarrollar la habilidad de sobreponerse a los obstáculos

Cuando alguien se siente incapaz de cambiar una situación, sea cual sea, carece de uno o varios de estos elementos. Quizá imagine que la gente poderosa nace con una dosis extra de confianza y carisma, pero la mayoría de los directores ejecutivos más influyentes suelen ser personas calladas y organizadas que han aprendido el secreto de modelar las situaciones para lograr los objetivos que se proponen. Cada uno empezó en un punto similar al resto de la gente. La diferencia se relaciona con la retroalimentación. Ellos internalizaron cada pequeño éxito y facilitaron las siguientes oportunidades. Entrenaron su cerebro al asimilar las experiencias y elevar la vara de medición.

Por otro lado, quienes se sienten impotentes se han entrenado a través de la asimilación de experiencias negativas. En lo que al cerebro concierne, el proceso sigue siendo el mismo. Las neuronas son neutrales en relación con los mensajes de éxito o fracaso. En un mundo ideal, el título de esta sección sería: "Cinco formas de sentirse más poderoso", pero en las circunstancias actuales mucha gente se siente impotente, y la tendencia social que drena el poder personal se hace cada vez más sólida. Ya sea que estemos en conflicto a causa de la recesión, de un cónyuge controlador o del anonimato del trabajo rutinario, es crucial que descubramos nuestro poder, sobre todo porque las sabias tradiciones del mundo continúan reiterando, generación tras generación, que el poder infinito está oculto dentro de cada individuo.

En este punto queremos ser sistemáticos y esclarecer algunos errores básicos. Antes de hablar de poder personal es necesario aclarar qué no es. No es la fuerza que la gente usa como arma para salirse con la suya. No consiste en suprimir lo que no nos gusta de nosotros mismos y lograr un ideal perfecto que el mundo admire. No es dinero, estatus, bienes ni cualquier otro sustituto material. Hay herederos de grandes fortunas, rodeados de lujos y riquezas, que se sienten más impotentes que una persona promedio. Esto se debe a que las cuestiones de poder yacen en nuestro interior, donde podemos vincularnos con nosotros mismos.

Ahora que definimos qué no es el poder personal, haremos una lista de los cinco pasos que permiten que el verdadero poder se manifieste:

1. Deje de ceder su poder.
2. Analice por qué está "bien" ser una víctima.
3. Desarrolle una personalidad madura.
4. Alíneese con el flujo de la evolución o del crecimiento personal.
5. Confíe en un poder superior que trasciende la realidad cotidiana.

Cada uno de estos puntos depende de un sencillo hilo que los ata en conjunto: la realidad que percibimos a nuestro alrededor ha sido construida por medio de corrientes invisibles que fluyen alrededor y a través de nosotros.

En el interior, tenemos el apoyo de la creatividad y la inteligencia de nuestro cuerpo y su sabiduría innata. En el exterior, nos apoya la fuerza evolutiva que sostiene al universo. El error fundamental que nos lleva a sentirnos impotentes en la vida diaria es creer que estamos desconectados de estos poderes, solos y débiles dentro de una burbuja privada.

Examinemos ahora cada paso para reconectarnos con la fuente de nuestro poder personal.

1. Deje de ceder su poder.

Sentirse impotente no es un golpe trágico y repentino, como hordas de bárbaros que tiran la puerta de una casa y la incendian. Es un proceso tan gradual que la mayoría de la gente ni siquiera se percata de él. De hecho, en general las personas están más que dispuestas a ceder su poder poco a poco. ¿Por qué? Porque la impotencia parece una forma sencilla de ser popular, aceptado y protegido.

Cedemos nuestro poder cuando complacemos a otros con tal de encajar.

Cedemos nuestro poder cuando seguimos a la multitud.

Cedemos nuestro poder cuando decidimos que los demás importan más que nosotros.

Cedemos nuestro poder cuando permitimos que alguien que aparenta tener más poder tome control sobre nosotros.

Cedemos nuestro poder cuando guardamos rencores.

Todas estas acciones ocurren en el nivel psicológico, el cual es invisible. Si una mujer cede su poder sin darse cuenta, le parecerá más que correcto y adecuado sentarse al fondo, sólo dar opiniones aceptables, vivir por sus hijos y permitir que su marido controlador la pisotee con tal de conservar la paz. Sean grandes o pequeños, estos sacrificios disminuyen su sentido de valor propio, y, sin valor propio, ella misma reduce lo que su cerebro puede hacer al bajar las expectativas.

Todo el poder oculto es poder propio. Si usted taladra su valor propio, lo sustituirá una serie de compromisos, gestos falsos, hábitos y condicionamientos. El cerebro se entrena para ver la vida como un declive gradual de desafíos emocionantes; sin dichos desafíos, crear la realidad se vuelve un asunto rutinario. Además, la baja autoestima funciona como un filtro que bloquea las señales de éxito que se le envían con frecuencia.

Romper la barrera: para dejar de ceder su poder, rechace la urgencia de seguir a otros. Aprenda a hablar por sí mismo. Deje de posponer las pequeñas cosas que desprecia hacer. Dese la oportunidad de obtener un pequeño logro cada día. Fíjese en sus éxitos y permita que se registren como momentos de satisfacción. Deje de equiparar la autonegación con virtud. Obtener menos para que los demás tengan más es una racionalización que implica falta de satisfacción. Deje de albergar rencores y de gastar su energía en ira reprimida. La próxima vez que perciba una amenaza, pregúntese cómo puede transformarla en una oportunidad.

2. Analice por qué está "bien" ser una víctima.

Una vez que empieza a taladrar su valor propio, falta apenas un breve paso para la victimización. Definimos ser una víctima como "dolor abnegado". Al afirmar: "Yo no cuento", se puede convertir el dolor que se padece en una especie de virtud, como lo hacen los mártires. Está bien ser un mártir si es por un propósito espiritual superior (según lo creen algunas religiones), pero ¿qué pasa si no hay propósito superior? La mayoría de las víctimas se sacrifica en el altar de las causas inútiles.

EL "BUEN" SUFRIMIENTO QUE NO NECESITAMOS

- Echarnos la culpa de los errores ajenos.
- Encubrir el abuso, sea físico o psicológico.
- Permitir que nos menosprecien en público.

⊙ Permitir que nuestros hijos nos falten al respeto.

⊙ Callar nuestra verdad personal.

⊙ Negarnos la satisfacción sexual.

⊙ Fingir que amamos a otros.

⊙ Trabajar en algo que odiamos.

Fomentar cualquiera de estos tipos de sufrimiento innecesario lo hará más vulnerable a las cosas negativas en general, pues la victimización, al volverse un hábito en el cerebro, restringe nuestras reacciones. En estas circunstancias, usted decide, de forma inconsciente, que es el elegido para resistir el embate de los problemas. Esta expectativa es muy peligrosa y poderosa.

Las víctimas siempre encuentran "buenas" razones para sus aprietos. Si perdonan a un cónyuge abusivo, es porque perdonar es un acto espiritual, ¿cierto? Si solapan a un adicto, es porque tolerar y aceptar a los demás es igual de espiritual. Sin embargo, si tomamos distancia, las víctimas de esas situaciones se provocan sufrimiento de forma deliberada, el cual deriva en impotencia. A la víctima siempre le están haciendo algo. Hay suficientes abusadores, adictos, agresores, controladores y pequeños tiranos para mermar el poder de quien se ofrezca como voluntario para desempeñar el papel de víctima.

Romper la barrera: lo primero y más importante es que usted se dé cuenta de que el rol de víctima es voluntario. Usted no está atrapado por el destino ni por la voluntad de Dios. Toda esa mentalidad de que el sufrimiento "bueno" es divino quizá sea cierto para los santos, pero en la vida cotidiana permanecer en el papel de víctima es una mala elección. Deles un giro a sus elecciones. Reconozca a quién ha contratado para que sea el victimario y tome las medidas necesarias para despedirlo. No postergue las cosas ni las racionalice. Si se siente agredido, herido, menospreciado o maltratado de cualquier forma, enfrente la verdad y salga de ahí tan pronto como pueda.

3. Desarrolle una personalidad madura.

Los seres humanos somos las únicas criaturas que no maduramos de forma automática. El mundo está lleno de gente atorada en la infancia o la adolescencia, sin importar su edad. Madurar es una elección; alcanzar la edad adulta es un logro. Por culpa de los medios masivos de comunicación, es fácil confundir la juventud con la plenitud de la vida, cuando en realidad los jóvenes (de 13 a 22 años, más o menos) están pasando por la etapa más inquietante, insegura y estresante de la vida. No hay proyecto más decisivo para descubrir el poder personal —y la felicidad— que el de convertirse en un adulto maduro.

Este proyecto toma décadas, pero la satisfacción incrementa a medida que pasamos cada señalamiento y cada punto decisivo en el camino. Hay una clara distinción entre los ancianos que en su vejez viven arrepentidos, insatisfechos y deprimidos, y los viejos que recuerdan su paso por el mundo con alegría y satisfacción personal. Al llegar a los 70, el dado ya ha sido lanzado. Pero el proceso de madurez comienza con el objetivo en la mira. Para nosotros, el objetivo se encarna en la frase *yo nuclear*. Ésta es la parte del ser que modela la realidad y nos coloca en el meollo de las experiencias que cada uno de nosotros crea a nivel personal.

¿QUÉ SE SIENTE TENER UN YO NUCLEAR?

- Sé que soy real.
- No siento que me controlan los demás.
- No vivo en función de la aprobación ajena ni me desalienta la desaprobación.
- Tengo metas de larga duración que perseguir.
- Me esfuerzo para superar las situaciones difíciles por mi propio sentido de la dignidad y el valor propio.
- Respeto a los demás y ellos me respetan.
- Comprendo mi propia vida emocional. No me descontrolan las emociones ajenas.
- Me siento a salvo en el mundo y disfruto pertenecer a él.
- Sé que la vida me aporta cierta sabiduría.

Tener un yo nuclear significa ser autores de nuestra propia historia; es lo opuesto a ser una víctima y llevar una vida escrita por otros. Puesto que establece metas, el yo nuclear va por delante del individuo. No puede esperar alcanzarlo ahora mismo, como un niño de primaria tampoco puede aspirar a convertirse en un novato universitario de un día para otro. La razón por la que usamos el concepto *yo nuclear* en lugar de *yo maduro* es que la madurez tiene mala fama y tiende a connotar a alguien cuya vida es aburrida y solemne. Lo cierto es que el viaje de la vida se vuelve mucho más emocionante si se persigue una visión que nos inspira año tras año. Las visiones crean la oportunidad de satisfacción; por lo tanto, el yo nuclear es la fuente de un poder inmenso, del cual florece el futuro.

Romper la barrera: para empezar, deje de vincularse con actividades superficiales y mejor hágalo con el proyecto integral de convertirse en una persona madura y completamente auténtica. Siéntese y escriba su visión personal. Aspire a las metas más elevadas que imagine que le traerán satisfacción. Busque a personas que compartan la misma visión y estén alcanzando el éxito. Una vez que sepa hacia dónde se dirige, el camino se desplegará con su propia orientación interna. Permita que esto ocurra; su potencial floreciente requiere refuerzos diarios.

4. Alíneese con el flujo de la evolución o del crecimiento personal.

Este capítulo sobre el cerebro en evolución ha establecido que la evolución futura es una elección. El cerebro no está atado a la evolución darwiniana, y su supervivencia no está en juego, pero su satisfacción sí. Elegir crecer de forma automática implica enfrentarse a lo desconocido. Al principio, las guías en el camino son inestables. Todos tenemos cierto tipo de inseguridad que gradualmente cede el paso a elementos de control propio y conocimiento verdadero.

Sin embargo, sin evolución no habría camino, y sólo vagaríamos sin propósito. La evolución es una fuerza cósmica; es la razón por la cual las nubes de polvo estelar a la deriva crearon la vida en la Tierra. Es la fuente de toda la creatividad e inteligencia. Cada buena idea que haya tenido y cada momento de revelación demuestran que la evolución trabaja de forma invisible, tras bastidores, para guiar la vida.

Creemos con fervor que el universo fomenta la evolución de todos, pero al mismo tiempo podemos guiar nuestro propio crecimiento. La clave está en el deseo. Todos deseamos más y mejores cosas para nosotros mismos. Si aquellas cosas son buenas para nuestro crecimiento, estamos guiando nuestra propia evolución. Si lo que deseamos puede ayudar a otros, se vuelve más probable que lo alcancemos.

¿QUÉ HACE EVOLUTIVO A UN DESEO?

- ⊙ No repite el pasado, sino que es nuevo y refrescante.
- ⊙ Ayuda a más personas y no sólo a uno mismo.
- ⊙ Trae consigo un halo de alegría y satisfacción.
- ⊙ Satisface un deseo profundo.
- ⊙ No nos arrepentimos de él.
- ⊙ Surge de forma natural y se da con facilidad.
- ⊙ No nos pone a pelear con nosotros mismos o con fuerzas externas.
- ⊙ Satisfacerlo es útil para nosotros mismos, pero también para otros.
- ⊙ Abre un campo de acción más amplio.
- ⊙ Expande nuestra conciencia a medida que la satisfacción aumenta.

El deseo resulta una guía poco fiable si lo único en lo que pensamos es en la satisfacción inmediata y en evitar lo que nos hace sentir mal. Se requiere entonces un mayor marco de referencia. La cultura india hace una distinción entre *Dharma* y *Adharma*. *Dharma* incluye todo lo que sostiene la vida de forma natural: la felicidad,

la verdad, el deber, la virtud, el asombro, la adoración, la reverencia, el aprecio, el rechazo a la violencia, el amor y el respeto por
uno mismo. Para cada individuo, el flujo de la evolución sustenta
todas estas cualidades, pero primero está en nosotros elegirlas.

Por otro lado, existen las malas elecciones, o *Adharma,* las cuales no sustentan la vida de forma natural: la ira, la violencia, el
miedo, el control, el dogmatismo, el escepticismo riguroso, los actos poco virtuosos, la autoindulgencia, el condicionamiento de los
hábitos, el prejuicio, la adicción, la intolerancia y la inconsciencia
en general. Lo que conecta las tradiciones de sabiduría mundial,
del Oriente y del Occidente, es saber qué es dhármico y qué es
adhármico. Lo primero nos guía hacia la iluminación y la libertad;
lo segundo, hacia el sufrimiento y las ataduras.

Romper la barrera: siga el camino dhármico. *Dharma* es el poder
por excelencia, pues si la evolución sustenta toda la creación, es
fácil que nos sustente como individuos. Observe con franqueza
su vida cotidiana y las elecciones que hace. Pregúntese cómo puede incrementar las elecciones dhármicas y reducir las adhármicas.
Paso a paso, alimente su convicción de evolucionar.

5. Confíe en un poder superior que trasciende la realidad cotidiana.

Nada de lo descrito hasta ahora podrá ser posible sin una visión
suprema de la realidad. Por lo pronto, dejemos de lado la religión
y cualquier otra referencia a Dios. Es mucho más importante observar la oportunidad que tenemos de ir más allá del rol pasivo
para asimilar el de creadores de la realidad. Sin importar qué lo
esté reteniendo en un estado de impotencia, si usted cree que está
destinado a quedarse estancado ahí, será incapaz de recuperar el
poder.

Por fortuna, el poder de superar el sufrimiento siempre ha existido y es nuestro derecho de nacimiento. Tener aunque sea una
pizca de conciencia implica estar conectado con la conciencia

infinita que sustenta la evolución, la creatividad y la inteligencia. Ninguna de estas cosas es accidental ni un privilegio otorgado a unos pocos afortunados. Cuando pedimos conectarnos a una realidad superior, la conexión se establece.

VISTAZOS A UNA REALIDAD SUPERIOR

- Nos sentimos resguardados y protegidos.
- Nos sentimos cuidados.
- Reconocemos las bendiciones de la vida que se perciben como acciones de gracia.
- Estamos agradecidos de estar vivos.
- La naturaleza nos llena de asombro.
- Hemos tenido alguna experiencia en la que vemos o sentimos una luz sutil.
- Una presencia divina nos ha influido en un nivel personal.
- Hemos experimentado momentos de éxtasis puro.
- Los milagros parecen posibles.
- Sentimos que tenemos un propósito superior en la vida. Nada ha sido accidental.

¿Qué tan cerca está la realidad superior? Usemos una metáfora para explicarlo. Imagínese que está atrapado en una red. Todas las redes tienen agujeros, así que encuentre uno y pase a través de él para liberarse. La realidad superior estará ahí, esperándolo.

La esposa de un hombre dominante se dio cuenta de que se sentía impotente y sometida. Nunca había trabajado fuera de casa y durante 20 años se había abocado a criar a su familia. Pero se liberó de la red cuando descubrió la pintura, la cual resultó ser mucho más que un simple pasatiempo. El arte era su vehículo de escape. Cuando empezó a encontrar compradores que apreciaban sus cuadros, en su interior ocurrió un cambio. Su imagen de la realidad pasó de ser "Estoy atrapada y no hay nada que pueda hacer" a "Debo valer más de lo que imagino, pues he creado algo hermoso".

Romper la barrera: los vehículos de escape están en todas partes en la conciencia. Lo único que necesita es estar al tanto de los potenciales ocultos en su conciencia y prenderse de ellos. ¿Qué posibilidades siempre ansió explorar pero nunca lo hizo? Ésas son las opciones que debe revisar. Si persigue algo que aprecia profundamente, la realidad superior se volverá a conectar con usted. Esta nueva conexión registra lo interior como alegría y curiosidad, como un nuevo apetito por el futuro. También registra lo exterior como posibilidades cada vez mayores que nos sostienen cuando menos lo esperamos.

A la postre, todo lo que hemos discutido es una especie de vehículo de escape. Los vehículos de escape nos llevan al yo nuclear, a la persona que nació para ser un creador de la realidad. A esta persona no le interesa el poder individual; lo que en verdad valora se extiende más allá de sí mismo: es la gloria de la creación, la belleza de la naturaleza, las cualidades emotivas del amor y la compasión, el poder mental para descubrir cosas nuevas y las epifanías inesperadas que muestran la presencia de Dios. Estos aspectos universales son la verdadera fuente de poder. Son parte de nosotros, como nosotros somos cada uno de ellos.

DONDE RADICA LA FELICIDAD

Si usted es capaz de crear la realidad, ¿cómo sería su realidad ideal? Para empezar, sería algo muy personal. A medida que el cerebro se remodela, se adapta a lo que usted, como individuo único, quiere de la vida. ¿Felicidad? Quizá suponga que ésta encabezaría la lista, pero resulta que el deseo de felicidad evidencia de inmediato una seria debilidad. Aunque estamos diseñados para ser creadores de la realidad, la mayoría de la gente no posee habilidades específicas para lograr que su realidad individual la haga feliz.

Apenas hasta hace poco, con el surgimiento de una nueva especialidad conocida como psicología positiva, la felicidad ha sido estudiada de cerca. Los resultados encontrados son mixtos. Cuando a las personas se les pide que predigan qué tipo de cosas las harán felices, elaboran listas que parecen obvias: dinero, matrimonio e hijos. Pero los detalles de cada una no fomentan la felicidad. Estar al cuidado de niños pequeños es, en realidad, una de las mayores fuentes de estrés para las madres jóvenes. La mitad de los matrimonios se divorcian. El dinero compra la felicidad sólo hasta el punto en el que asegura los aspectos materiales de la vida. La pobreza es, sin duda, una fuente de infelicidad, pero también lo es el dinero, pues una vez que la gente tiene lo suficiente para cubrir sus necesidades básicas, el dinero extra no los hace felices; de hecho, el incremento de las responsabilidades, junto con el miedo a perder el dinero, suele tener el efecto contrario.

Al ver el panorama completo, nos sorprende encontrar que incluso cuando las personas obtienen lo que desean, la mayoría de ellas no llegan a ser tan felices como esperaban. Alcanzar la cima profesional, obtener un título deportivo o ganar un millón de dólares aparentan ser una meta maravillosa, pero aquellos que la alcanzan afirman que el sueño era mejor que el logro. La competencia se puede volver un proceso interminable, y sus recompensas disminuyen con el paso del tiempo. (Un estudio realizado entre jugadores de tenis profesionales descubrió que se sentían menos motivados por la alegría de ganar que por el temor y la decepción de la pérdida.) ¿Qué hay de la gente que fantasea con hacerse millonaria y no volver a trabajar en su vida? Un estudio realizado entre ganadores de la lotería, para quienes esta fantasía era una realidad, descubrió que la mayoría aseguraba que haber ganado en realidad había empeorado sus vidas. Algunos no supieron administrar el dinero y lo perdieron, otros empezaron a tener problemas en sus relaciones personales, y otros tantos cayeron en una espiral imprudente de ludopatía o realizaron inversiones temerarias en empresas de dudosa reputación. Y a todos los acosaban familiares y extraños para pedirles dinero.

¿Qué se puede hacer si la gente es tan mala para predecir qué la hará feliz?

La tendencia actual en psicología asegura que la felicidad nunca puede ser permanente. Las encuestas demuestran que cerca de 80% de los estadounidenses —y hasta más— aseguran ser felices. Sin embargo, cuando se les analiza de forma individual, los investigadores han descubierto que cada persona experimenta apenas destellos de felicidad y estados temporales de bienestar que están lejos de ser permanentes. Por tanto, muchos psicólogos sostienen que nos tropezamos con la felicidad, sin saber en realidad cómo obtenerla.

Nosotros no estamos de acuerdo con este punto de vista. Sentimos que el problema radica en la creación de la realidad. Si desarrollamos mayores habilidades para crear la propia realidad individual, la felicidad permanente vendrá de forma natural.

En una sociedad consumista como la nuestra, es demasiado sencillo caer en las actitudes de la segunda lista, pues todas tienen un elemento en común: vinculan la felicidad con el placer temporal

EL CAMINO A LA FELICIDAD DURADERA

QUÉ HACER

- Dé parte de sí mismo. Cuide a otros e interésese en ellos.

- Trabaje en algo que le encante.

- Póngase metas de larga duración que le tome años alcanzar.

- Mantenga la mente abierta.

- Adquiera resiliencia emocional.

- Aprenda del pasado y luego déjelo atrás. Viva en el presente.

- Planee el futuro sin ansiedad, miedo o temor.

- Desarrolle vínculos sociales cercanos y cálidos.

QUÉ NO HACER

- Condicionar su felicidad a la obtención de recompensas externas.

- Posponer ser feliz hasta después.

- Esperar que alguien más lo haga feliz.

- Equiparar la felicidad con el placer momentáneo.

- Buscar recibir estímulos cada vez más fuertes.

- Permitir que sus emociones se vuelvan hábitos y se estanquen.

- Cerrarse a nuevas experiencias.

- Ignorar las señales de tensión y conflicto internos.

- Vivir en el pasado o con miedo al futuro.

y las recompensas externas. Sin embargo, veamos el caso de un hombre llamado Brendon Grimshaw, quien debe tener un instinto finamente pulido para la felicidad, pues creó su propio paraíso.

El paraíso es personal

Grimshaw nació en Devonshire, Inglaterra, y trabajaba como periodista en Sudáfrica cuando dejó su empleo en 1973. Dio un paso impresionante: compró su propia isla tropical —la isla Moyenne, en el archipiélago de las Seychelles, localizado entre India y África— por 8 000 libras. Fue dueño de Moyenne durante nueve años, pero luego dio el paso decisivo de vivir ahí, sólo con un ayudante nativo de las islas. El panorama que enfrentaba este Robinson Crusoe moderno era descorazonador. Pero él hizo lo contrario a tirarse en la playa. La maleza era tan densa cuando llegó a la isla que los cocos que caían de las palmeras no llegaban al suelo.

Grimshaw se dio a la tarea de quitar la maleza y, mientras lo hacía, dejó que la isla le hablara (así es como él describe la forma en que supo qué plantar). Descubrió que los árboles de caoba se desarrollaban bien en la isla, así que importó unos cuantos de inicio y ahora tiene más de 700, que miden entre 18 y 21 metros de alto. Éstos representan apenas una parte de los 16 000 árboles que ha plantado con sus propias manos. También alberga 120 individuos de una especie de tortuga gigante oriunda de las Seychelles. Las aves vuelan en parvadas hacia su santuario protegido, y al menos 2 000 de ellas son nuevas visitantes.

En 2007 falleció el ayudante de Grimshaw, por lo que a la edad de 87 años es el único cuidador de la isla. Se rumora que rechazó una oferta de 50 millones de dólares por su propiedad. Se decepciona cada vez que un visitante cree que los árboles de caoba son apenas una fuente de madera para hacer muebles y que las prístinas playas son un paraíso en potencia para los vacacionistas millonarios que visitan Seychelles cada vez con más frecuencia. Moyenne seguirá siendo una reserva tras la muerte de Grimshaw, quien es un hombre curtido por el sol y envejecido que anda en bermudas y sombrero de explorador, pero que está notablemente lleno de vida. La alegría que de él emana puede equipararse, casi punto por punto, a los elementos de nuestra lista. Dio de sí mismo al trabajar en algo que amaba. Se planteó una meta que le llevó años lograr. No dependía de la aprobación constante de agentes exteriores.

Quizá el único aspecto de la felicidad duradera que falta en esta historia es la vinculación social. Para algunas personas, la soledad es mejor compañía que la sociedad, como es el caso de Grimshaw. Su vida también se ajusta al concepto del cerebro totalmente integrado, que fusiona todas las necesidades que está diseñado para satisfacer. Éstas incluyen:

- Conectarse con el mundo natural
- Ser útil
- Ejercitar el cuerpo
- Encontrar un trabajo satisfactorio
- Lograr el propósito de nuestra vida
- Aspirar a llegar más allá de nuestro ego limitado

No hay región específica del cerebro que supervise la fusión de estas necesidades para configurar a una persona totalmente desarrollada. El cerebro entero se involucra en el proceso y funciona como un todo integrado. Entonces, la felicidad se fundamenta en la sensación de que estamos completos. La versión más confiable del cerebro completamente integrado es la propuesta por un psiquiatra egresado de Harvard, el doctor Daniel J. Siegel, quien ahora trabaja en la UCLA y se dedica a examinar la neurobiología de los estados de ánimo y los estados mentales de los humanos. Siegel es un pionero en el fascinante estudio de cómo nuestros estados subjetivos se correlacionan con el cerebro. Lo que lo distingue de otros investigadores que realizan miles de resonancias magnéticas para descubrir cómo se ilumina el cerebro durante ciertos estados es que el propósito de Siegel es terapéutico. Desea que sus pacientes mejoren, y la ruta hacia la sanación, afirma, implica rastrear síntomas como la depresión, la obsesión, la ansiedad y otros tantos, en la región exacta del cerebro que está ocasionando el bloqueo.

Puesto que cada pensamiento y cada sentimiento se registran en el cerebro, tiene sentido que los síntomas psicológicos como la depresión y la ansiedad sean indicativos de una red cerebral defectuosa; es decir, se ha configurado una red neuronal que repite con frecuencia los síntomas o comportamientos indeseables. Funciona como un microchip sin otra opción que reiterar la misma señal. Sin embargo, ahora sabemos que la configuración neuronal puede modificarse, por medio de terapia, por ejemplo; Siegel utiliza terapia verbal para complementar su teoría fundamentada en el cerebro.

El objetivo de Siegel es que el cerebro del individuo esté sano y sustente su bienestar. Desde su punto de vista, el cerebro necesita recibir una nutrición saludable todos los días. Su postura va de la mano de la nuestra, pues prescribe a sus pacientes un "plato diario de nutrientes mentales", con la idea de que una mente saludable nos lleva a tener un cerebro saludable. En este plato de nutrientes, Siegel y su colega David Rock colocan siete "platillos":

- Tiempo para dormir
- Tiempo físico
- Tiempo de concentración
- Tiempo interior
- Tiempo de recuperación
- Tiempo de juego
- Tiempo para conectarse

Tras estas simples recetas yacen años de investigación sobre el cerebro. Sin embargo, a medida que la ciencia aprende que todos los aspectos de la vida se remiten al cerebro, la nutrición ofrecida en el plato mental de Siegel puede ser más importante para el cuerpo que cualquier recomendación habitual. El cerebro tiene una sorprendente capacidad de integración, pero además, si se utiliza de manera holística, prospera en su afán de unirlo todo.

El trabajo requerido

Examinemos los beneficios de estos siete nutrientes, los cuales dividiremos en dos categorías: *trabajo interno* y *trabajo externo*.

Trabajo interno: tiempo para dormir, tiempo de concentración, tiempo interior, tiempo de recuperación.

El trabajo interno es materia de la experiencia subjetiva. Un día saludable, desde el punto de vista del cerebro, sigue un ciclo natural. En éste, ha dormido lo suficiente y ha descansado de forma adecuada. Es capaz de concentrarse con fuerza, y se permite suficiente tiempo de recuperación para permitir que el cerebro se equilibre de nuevo y encuentre un lugar de descanso accesible. El tiempo de recuperación sirve para permitir a la mente y al cerebro ser, sin hacer trabajo mental alguno. Y designa un periodo para lo que muchos occidentales desdeñan: mirar al interior a través de la meditación y la reflexión personal. Éste es el tiempo más preciado, en realidad, pues abre el camino hacia la evolución y el crecimiento.

¿Qué ocurre en el mundo interior? La mayoría de las personas, si son francas, dedican ocho horas laborales a actividades de concentración. Luego se van a casa, encuentran una forma de relajarse y se distraen hasta que es hora de dormir. Si su empleo no es satisfactorio, no se concentran en él más de lo necesario, y su verdadero placer "interno" proviene de métodos de distracción pura, que les permiten desviar sus frustraciones por medio de la televisión, los videojuegos, el tabaco y el alcohol.

Sin embargo, como señala Siegel, el cerebro está atrapado en dos estados disfuncionales: caos y rigidez. Si su mundo interior es caótico, los individuos se sentirán confundidos. El conflicto emocional es difícil de resolver, como tampoco es sencillo resistirse a los impulsos. Si el caos se desata, el miedo y la hostilidad vagarán a voluntad por su mente, y en ocasiones las personas no serán responsables de su propio comportamiento. Describimos a la gente caótica en términos poco precisos, como *voluble, un desastre, histérica, fuera de control, caprichosa*, en un intento por comprender el estado de confusión desordenada en el que vive.

La rigidez se contrapone al caos de forma negativa. Las personas rígidas están reprimidas y su comportamiento sigue patrones fijos. Se niegan a ser espontáneas, e incluso desprecian (aunque en el fondo le temen) a la gente que de pronto se siente feliz. La rigidez promueve un comportamiento ritualístico, como el de los matrimonios de años que repiten las mismas peleas y discusiones una y otra vez. Llevada al extremo, la rigidez nos hace juzgar con intransigencia a otros y a hacerlos cumplir las reglas mediante castigos severos. En términos coloquiales, describimos a la gente rígida como *quisquillosa, meticulosa, autoritaria, fascista, policía moral;* estos términos tienen en común el hecho de que connotan una concepción de la vida constreñida y sumamente ordenada. Pero si se aísla del juicio, el sufrimiento que provoca un mundo interno estricto y tieso es muy real. La rigidez es merecedora de cierta aprobación social, pues genera una mayor sensación de seguridad que su contraparte caótica. Todas las sociedades tienen un partido que promueve la ley y el orden; ninguna tiene un partido *carpe diem* que viva para disfrutar el momento.

Siegel coloca el cerebro integrado a medio camino entre el caos y la rigidez; es la solución auténtica a ambos, razón por la cual el trabajo interno es necesario. Más adelante profundizaremos en el aspecto espiritual del trabajo interno. Por ahora, la clave por asimilar es que se debe respetar el ciclo natural de cada día. Por ejemplo, la investigación sobre el sueño ha indicado que todos (excepto un diminuto porcentaje) los adultos necesitan entre ocho y nueve horas de sueño reparador todas las noches. Tras una noche de descanso, el cerebro necesita despertar por sí solo, tomarse el tiempo necesario para trascender el estado químico del sueño y entrar al estado químico de la vigila, el cual es completamente diferente.

Es un mito que se pueda vivir bien con menos horas de sueño. Desde el punto de vista del cerebro, dormir seis horas en días laborales es una pérdida permanente, pues resulta imposible compensarlo con horas de sueño extra durante el fin de semana. El uso del reloj despertador también es perjudicial, pues el cerebro transita del sueño profundo en una serie de ondas, cada una de las cuales se acerca más a la vigilia absoluta. Pasamos al sueño ligero, luego a otro más profundo, luego de nuevo al ligero, y así varias veces durante el proceso para despertar. Mientras tanto, el cerebro secreta poco a poco las sustancias químicas que se requieren para estar despierto. Si se interrumpe el proceso en seco, usted podría afirmar que está despierto, pero en realidad no lo está. Los niños en edad escolar que se desvelan jugando videojuegos pasarán las primeras horas de clase aún dormidos. Los adultos que duermen seis horas pueden trabajar considerablemente bien durante las primeras cuatro a seis horas del día laboral, pero a partir de entonces hay un declive en su desempeño. La pérdida de una hora de sueño afecta las habilidades de manejo casi tanto como un par de copas de alcohol.

La mayoría de la gente es consciente de la importancia del sueño, pero como sociedad no hacemos lo que nos beneficia en este ámbito. Nos privamos de sueño de forma crónica y hasta nos enorgullecemos de ello, pues es señal de una vida activa y de dedicación absoluta al trabajo. Pero el plato de nutrientes para la mente indica que la verdadera dedicación consistiría en equilibrar el cerebro para tener un desempeño óptimo, lo cual implica dedicar un buen tiempo interior, tiempo de recuperación y tiempo para dormir. Nuestra sociedad, sobreestimulada y agotada por el exceso de trabajo, ignora esas tres áreas.

Trabajo externo: tiempo físico, tiempo de juego, tiempo para conectarse

Ésta es el área de actividad externa. Los trabajos interno y externo no pueden separarse categóricamente entre sí, pues todos los procesos cerebrales son internos y todo el comportamiento es externo. En términos generales, entonces, cuando interactuamos con alguien más, el trabajo es exterior. Charlamos, compartimos chismes y creamos vínculos afectivos. Vamos a restaurantes y nos paseamos por bares para conocer gente. Construimos una familia y encontramos actividades para compartir con ella. Muchos sociólogos han señalado que este aspecto de la vida solía dominar la existencia cotidiana en épocas en las que las familias se sentaban en torno a la chimenea en las tardes y compartían todas las comidas.

Pero las cosas ya no son así. En la actualidad, las familias suelen ser constelaciones a la deriva; el contacto es intermitente y apresurado; cada quien tiene su propio espacio; las actividades se realizan en distintas partes de la ciudad y no se limitan al hogar. Los autos nos han dado movilidad. Los sistemas de calefacción central son quizá la fuerza nuclear que ha configurado a la sociedad moderna. Anteriormente, las habitaciones eran espacios fríos a los que la gente se retiraba a dormir. La tarde se pasaba en una o dos estancias de la casa en las que había chimenea. La cocina, que ahora se considera el corazón del hogar, solía ser provincia de sirvientes en los hogares de gente pudiente.

La separación física dificulta el trabajo exterior. En la era digital, observamos nuevos cambios cerebrales, pues esta generación se ha adaptado a la separación física mejor que ninguna otra. Los jóvenes que dedican horas a los videojuegos y a las redes sociales virtuales están expandiendo un conjunto de habilidades —como la coordinación ojo-mano que se requiere para los videojuegos y la pericia técnica para usar una computadora—, al tiempo que descuidan las conexiones neuronales dedicadas a la interacción cara a cara con las personas. Es muy elocuente el hecho de que pasar el día en Facebook —que en esencia es un álbum de fotos con comentarios que se actualiza con frecuencia— se considere "tener una relación". El contacto personal real deja de ser necesario.

Sin embargo, si dejamos los juicios de lado, las redes sociales virtuales representan un nuevo tipo de mente compartida, un cerebro mundial con actividades que conectan a cientos de millones de personas en el mundo. El sentido de conectividad que surge al asentar nuestros pensamientos en Twitter es real, como también lo es la sensación de pertenencia a algo más grande que uno mismo, como ocurrió, por ejemplo, durante la llamada Primavera Árabe en 2011, cuando las noticias sobre los sucesos turbulentos recorrían el mundo en tiempo real. Hay una postura de mucho optimismo en torno al potencial de las redes sociales para cambiar el mundo y mejorarlo. En las sociedades represoras de Medio

Oriente, algunas personas sienten que el futuro es una carrera entre los *mullahs* y las tabletas electrónicas; dicho de otro modo, es una competencia entre las fuerzas represoras tradicionales y la tecnología que libera la mente de los individuos.

Si el tiempo para conectarse va en aumento en la era digital y el tiempo de juego se dedica a una consola, el ingrediente desatendido suele ser el tiempo físico. El cerebro necesita actividad física, a pesar de que por lo regular pensemos que es un órgano mental por naturaleza. Sin embargo, considerando que monitorea y controla el cuerpo, el cerebro participa de los estímulos físicos. Nos rodea todo tipo de cosas que reducen el tiempo físico, las cuales, por desgracia, van en detrimento del cerebro. La depresión mantiene a la gente atrapada en su interior e inactiva. Cambiar el ejercicio al aire libre por una actividad compulsiva frente a la computadora coloca al cuerpo en un estado dañino de sedentarismo. Ser completamente sedentario incrementa el riesgo de casi cualquier enfermedad ligada al estilo de vida, incluidos los infartos al corazón y los derrames cerebrales.

El mensaje de que salgamos y hagamos ejercicio cada vez llega a más oídos sordos —oídos sordos culpables—, a medida que los estadounidenses y los europeos se vuelven cada vez más sedentarios y obesos. Según el reporte de 2011 de los Centros de Control de Enfermedades (CDC) de Estados Unidos, una cuarta parte de los adultos estadounidenses afirma que no dedica tiempo a realizar actividades físicas. La cifra se incrementa a 30% en el sur y los Apalaches —donde ser "la papa en el sillón" se ha vuelto una realidad funesta—, mientras que sólo 20% realiza la cantidad de actividad física recomendada. Como referencia, los lineamientos federales recomiendan que los adultos entre 18 y 64 años realicen un total de dos horas y media de actividad moderada o una hora y cuarto de actividad intensa a la semana. La cantidad de tiempo recomendada aumenta para los niños y los adolescentes (entre 6 y 17 años), quienes deberían hacer al menos una hora de actividad intensa al día, la cual por lo regular sería realizada en la clase de educación física en la escuela. Sin embargo, la participación en esta clase va en descenso constante.

Los habitantes de lugares como el noreste, la Costa Este, Colorado y Minnesota suelen ser más activos en términos físicos. (Una posible explicación de esta diferencia regional es la influencia de los semejantes. Si alguien de su grupo de amigos sale a correr, es más probable que usted también lo haga.) Sin embargo, como los datos fueron proporcionados por los propios individuos, quizá hayan reportado un nivel superior de actividad física, lo cual indicaría que las estadísticas son demasiado optimistas.

Una de las consecuencias de este problema es más que evidente. Una tercera parte de los adultos estadounidenses tiene sobrepeso, mientras que otra tercera parte padece obesidad. El ejercicio tiene una conexión cerebral directa, si consideramos lo que en verdad hace. Los beneficios de una mejor salud cardiovascular son muy citados, y también es evidente que el ejercicio mejora el tono muscular. Lo que solemos ignorar son los ciclos de retroalimentación que conectan al cerebro con todas las células del cuerpo. Por lo tanto, cuando lanzamos un balón, corremos sobre la caminadora o trotamos en la playa, miles de millones de células "ven" el mundo exterior. Las sustancias químicas que transmite el cerebro actúan del mismo modo que los órganos sensoriales: establecen contacto con el mundo exterior y aportan los estímulos que el mundo proporciona.

Es por eso que el simple paso de ser sedentario a hacer una cantidad mínima de ejercicio —como caminar, hacer jardinería y subir las escaleras en lugar de tomar el elevador— es tan saludable. (Cada paso que damos para realizar más ejercicio aporta mayores beneficios a la salud, pero el mayor beneficio de todos proviene del simple hecho de empezar por levantarse del sillón.) Nuestras células desean ser parte del mundo. En el pasado, esta afirmación habría sido disparatada. En ese entonces, los médicos más reconocidos sospechaban de la conexión entre mente y cuerpo. Como resultado, la medicina adoptó una actitud hostil hacia las explicaciones psicológicas "blandas", y les dio toda la importancia a los medicamentos y a la cirugía. Tanto los medicamentos como la cirugía requieren una relación sencilla de causa-efecto entre la enfermedad X y la causa Y. El virus del resfriado causa resfriado, así como el neumococo causa tuberculosis. Ahora bien, la separación simple entre causa y efecto es vital para la humanidad, pues nos encamina hacia la idea de que el cerebro completamente integrado —el supercerebro— es esencial para la salud.

Veamos ahora más de cerca el camino que la integración mente-cuerpo tuvo que recorrer en el caso de un tipo de padecimiento que afecta a la sociedad en masa: las cardiopatías.

Establecer el vínculo

El vínculo con el cerebro tardó en ser reconocido. En los años cincuenta del siglo pasado, en Estados Unidos hubo un incremento alarmante de infartos prematuros, que son los que ocurren sobre todo en hombres entre 40 y 60 años de edad. Conforme las cifras de muertes por cardiopatías y derrames cerebrales se disparaban, los médicos comenzaron a encontrar más y más hombres que se quejaban de dolor en el pecho, lo que muchas veces resultaba ser una angina de pecho, el síntoma primario del bloqueo de la arteria coronaria. A principios de siglo, el reconocido William Osler, uno de los fundadores de la Escuela de Medicina Johns Hopkins, afirmó que los médicos generales verían, a lo sumo, un caso de angina al mes. De pronto se volvió común que fueran media docena de casos al día.

En busca de la explicación para esta epidemia, los cardiólogos se enfocaron en las causas físicas, como el incremento drástico de las grasas en la dieta del estadounidense promedio, en comparación con la de sus ancestros, quienes comían más granos enteros y vegetales. Uno de los factores proporcionaba argumentos científicos en su contra: el colesterol. Se lanzaron campañas públicas masivas para que la gente comiera menos carnes rojas, huevo y otras fuentes de colesterol. La campaña quizá no fue un éxito absoluto, pues la dieta nacional sigue siendo alta en grasas, pero el colesterol se convirtió en una palabra aterradora (pues, en general, la gente ignora que el cuerpo produce 80% del colesterol en la sangre y que es un esteroide fundamental para el desarrollo de las membranas celulares), y se ha creado una industria multimillonaria en torno a la reducción de grasas "malas" y el incremento de las grasas "buenas". Desde un principio, nadie consideró con seriedad la posibilidad de que el cerebro fuera la causa de los infartos. Se dejó fuera de la discusión, pues no existía modelo que describiera cómo el cerebro transmitía mensajes a las células cardiacas y el término *estrés* apenas si se mencionaba.

Como suele ocurrir, algunos expertos dudaron desde el principio del colesterol, pues señalaban que en las autopsias realizadas a los soldados que habían perecido en la guerra de Corea se encontró que, a pesar de ser jóvenes de cerca de 20 años de edad, sus arterias coronarias contenían placa suficiente para provocar un infarto. Entonces, ¿por qué la epidemia de infartos surgió mucho después? Nadie lo sabía. Al analizar los múltiples datos proporcionados por el estudio cardiaco de Framingham, se sugirió que los hombres de veintitantos años que trabajaban sus problemas psicológicos de la infancia estaban mejor protegidos contra un infarto prematuro que aquellos que no lo hacían. Pero entonces no había cabida para ese tipo de explicaciones "blandas".

Nadie creía que fuera posible provocarse un infarto mediante los pensamientos. Se tomó la decisión de designar al colesterol como el villano a la medida. (No profundizaremos en los problemas que enfrenta la hipótesis del colesterol. Sólo mencionaremos que el que ingerimos no necesariamente influye en los niveles altos de colesterol en la sangre. El panorama fisiológico es complejo y cada década de investigación le aporta nuevas complejidades.) El cerebro no era tomado en cuenta, ni siquiera cuando se volvió popular un argumento psicológico respecto de las personalidades tipo A y tipo B. La gente tipo A era rígida, exigente, perfeccionista, propensa a la ira y la impaciencia, y adicta al control. Según la teoría, aquellos con personalidad tipo A eran más susceptibles de tener un infarto que aquellos con personalidad tipo B, quienes eran tranquilos, tolerantes, ecuánimes, pacientes y más flexibles al equivocarse. Al parecer, la gente tipo A tenía una mayor predisposición a generar estrés. (Surgió entonces una broma con respecto a tener un jefe con personalidad tipo A: no es la clase de persona a la que le da un infarto, sino que es el tipo de persona que los provoca.) Resultó impreciso determinar e identificar quién era tipo A y quién tipo B, así que ahora, en lugar de hablar en términos de "personalidad", la medicina se refiere a comportamientos tipo A o tipo B.

Se pensaría que, una vez que el estrés y el comportamiento aparecieron en escena, el cerebro se volvió uno de los jugadores principales, pero no fue así. Aún no existía un modelo que explicara cómo entraba el estrés exterior al cuerpo y se abría un camino tangible hacia las células.

A finales de los setenta, este camino empezó a hacerse visible con el descubrimiento de las *moléculas mensajeras,* un tipo de sustancias químicas que evidenciaban el aspecto físico de los estados de ánimo, del estrés y de trastornos como la depresión. Cada vez se oía más sobre los detalles de las neuronas, a medida que los biólogos descubrían los neuropéptidos y los neurotransmisores que se movilizan gracias a las sinapsis o espacios entre neuronas. *Serotonina* y *dopamina* se convirtieron en términos habituales, vinculados a los desequilibrios químicos del cerebro (por ejemplo, exceso de serotonina o falta de dopamina). Se avecinaba una era dorada para los descubrimientos; el paso decisivo ocurrió cuando se encontró que estas sustancias no sólo se transmiten a través de las sinapsis, sino que también recorren el torrente sanguíneo. Todas las células del cuerpo contienen receptores que son como cerraduras, y los mensajeros químicos del cerebro son las llaves que caben con precisión en dichas cerraduras. En términos simples, el cerebro le dice al cuerpo entero sus pensamientos, sensaciones, estados de ánimo y estado de salud general. El vínculo entre psique y soma, entre mente y cuerpo, por fin se había establecido.

Ahora suele aceptarse que los factores psicológicos contribuyen al riesgo de desarrollar una cardiopatía. La lista de factores incluye:

- Depresión
- Ansiedad
- Características de la personalidad
- Comportamiento tipo A

- Hostilidad
- Aislamiento social
- Estrés crónico
- Estrés agudo

El corazón participa de la aflicción mental y puede reaccionar a ella bloqueando las arterias. Éste es un descubrimiento sorprendente si se compara con lo que resultaba aceptable en términos médicos hace unas cuantas décadas. En lugar de enfocarse sólo en la prevención de enfermedades, los expertos de la salud comenzaron a referirse a algo más positivo, de largo alcance y holístico: el bienestar. El cerebro se convirtió en el director de la orquesta sinfónica química en la que participan cientos de miles de millones de células. Cuando está en armonía total, el resultado es un mejor bienestar. Por el contrario, la falta de armonía química, al igual que los trastornos del estilo de vida, aumenta los riesgos de enfermedades, envejecimiento temprano, depresión y disminución de la función inmune; la lista va en aumento y ya no sólo incluye infartos y derrames cerebrales, sino también obesidad, diabetes tipo 2 y probablemente muchos tipos de cáncer, si no es que todos.

Deseamos dar seguimiento a las implicaciones de esta nueva tendencia y observar hasta dónde nos llevarán. Apoyamos por completo la concepción de Siegel de que una mente sana nos encamina a un cerebro sano. Una mente que alcance la conciencia superior obtiene aún más beneficios, en particular en términos de felicidad. Si sigue los lineamientos para el trabajo interno y externo, le estará proporcionando a su cerebro los nutrientes adecuados.

Sin embargo, la felicidad seguirá siendo escurridiza. Los nutrientes no crean significado ni definen una visión o establecen una meta a largo plazo. Ésas son tareas de cada uno de nosotros como creadores de la realidad. Hay todavía una frontera más que debe cruzar antes de alcanzar lo más deseable de todo, el paraíso personal que nadie puede arrebatarle.

Soluciones supercerebrales | *Autosanación*

En la actualidad, no así hace dos décadas, la conexión entre mente y cuerpo ha sido demostrada una y otra vez. Es un hecho verificado, pero el siguiente paso —utilizar la mente para sanar al cuerpo— sigue siendo escurridizo y controversial. No hay una práctica que asegure resultados por sí sola; es decir, no tenemos un equivalente a una varita mágica en la relación mente-cuerpo. Aunque se han observado remisiones espontáneas en casi cualquier tipo de cáncer, y aunque algunos de los tumores malignos más letales, como el melanoma, tienen los índices más altos de curación espontánea, el fenómeno es poco frecuente (algunas encuestas estiman que son menos de 25 casos al año en Estados Unidos, aunque hay diversas dudas respecto de esta cifra).

La autosanación no tiene nada que ver con encontrar una cura milagrosa o intentar ser ese uno en un millón que se recupera, para sorpresa del médico. La sanación es tan natural como la respiración, por lo que la clave para alcanzarla es un estilo de vida que optimice lo que el cuerpo hace de forma permanente.

UN ESTILO DE VIDA SANADOR

- Realice la cantidad recomendada de actividad física moderada.
- Manténgase en un rango de peso saludable.
- Disminuya el estrés.
- Atienda los problemas psicológicos, como la depresión o la ansiedad.
- Duerma lo suficiente.
- No se preocupe por consumir suplementos alimenticios con vitaminas y minerales si su dieta es balanceada (a menos que tenga un padecimiento como anemia u osteoporosis, en cuyo caso su médico le recetará un suplemento específico).
- Evite las sustancias tóxicas como la nicotina y el alcohol.

◉ Disminuya el consumo de grasas animales.

◉ Fortalezca la conexión entre mente y cuerpo.

Todos estos lineamientos le resultarán familiares, pero no por ello dejan de ser efectivos. La mejor forma de sanar es prevenir; no hay duda al respecto. Sin embargo, el último elemento de la lista —fortalecer la conexión entre mente-cuerpo— quizá sea el más poderoso, y para mucha gente es un territorio desconocido. Ya hemos hablado del plato de nutrientes de actividad diaria que benefician al cerebro. En esta sección deseamos entrar en un terreno mucho más impreciso: la sanación a través de la conexión entre mente y cuerpo.

Sea su propio placebo

La técnica de sanación mente-cuerpo más estudiada ha sido el efecto placebo. *Placebo,* en latín, significa "agradaré". Es una buena forma de describir cómo funciona este efecto. El médico le ofrece al paciente un medicamento poderoso, el cual, le asegura, eliminará sus síntomas. El paciente obtiene alivio, como se le prometió. Sin embargo, el médico en realidad le recetó una píldora de azúcar inofensiva. (Es importante recordar que este efecto no se limita a los medicamentos: cualquier cosa en la que se crea puede funcionar como placebo.) ¿De dónde provino entonces el alivio del paciente? De la mente, que le indicó al cuerpo que se recuperara. Para ello, la mente primero debe estar convencida de que la sanación está por ocurrir.

El gran problema con el efecto placebo, el cual se sabe que funciona en un promedio de 30% de los casos, es que es el primer paso hacia el engaño. El médico engaña al paciente, lo cual es una barricada ética seria. Por lo regular, ningún médico con ética negaría el mejor cuidado a sus pacientes ni les ofrecería a cambio un sustituto inocuo, aunque en algunos casos (como en el tratamiento de la depresión leve a moderada) los estudios han demostrado que ciertos medicamentos pueden no ser más efectivos que el placebo. Esto quiere decir, por cierto, que muchas drogas comparten la cualidad de impredecibilidad del placebo. La noción de que los fármacos funcionan igual para todos los pacientes es un mito. El efecto placebo, contrario a la sospecha generalizada, es una cura "real": el dolor disminuye y los síntomas se alivian.

Es momento de plantear la pregunta más importante: ¿podemos ser nuestro propio placebo sin engaños? Si usted se toma una píldora de azúcar, sabrá de antemano que no le ayudará. ¿Entonces? ¿Ahí termina todo? Para nada. La autosanación a través del efecto placebo depende de que libere su mente de dudas, sin engañarse a sí mismo. La gente necesita saber más sobre la conexión entre mente y cuerpo, no menos.

Ser su propio placebo es lo mismo que liberar el sistema de sanación por medio de mensajes del cerebro. En esencia, toda la sanación es autosanación. Los médicos ayudan al complicado sistema de sanación del cuerpo (el cual coordina a las células del sistema inmunológico, la inflamación, las hormonas, los genes y muchas otras cosas), pero se desconoce cómo ocurre en sí.

En lo relativo a la conexión entre mente y cuerpo, la sanación debe incluir las siguientes condiciones básicas:

- La mente está contribuyendo al mejoramiento.
- La gente no contribuye a enfermarse.
- El cuerpo está en constante comunicación con la mente.
- Esta comunicación beneficia los aspectos tanto físicos como mentales del bienestar.
- Una vez que la persona recibe un tratamiento en el que confía, deja de aferrarse y permite que la reacción de sanación siga su curso de manera natural.

Cuando el efecto placebo funciona, estos cinco aspectos desempeñan su papel. La mente del paciente coopera con el tratamiento y confía en él. El cuerpo está al tanto de esta confianza. Los canales de comunicación están abiertos y, en consecuencia, las células de todo el cuerpo participan en la reacción de sanación. El sistema de sanación en conjunto es muy complejo e imposible de explicar en su totalidad. Sólo sabemos cómo funcionan algunos de sus componentes, como los anticuerpos y la respuesta inmune a las infecciones.

¿Cómo podemos reunir estas cinco condiciones de forma consciente? Por lo menos, no deberíamos combatirlas con miedo, duda, escepticismo, impotencia y desesperanza. Esos estados transmiten sus propios mensajes químicos al cuerpo. Cuando el individuo cree que la píldora de azúcar lo curará, estos mensajes sanadores comenzarán a provocar un efecto. Sin embargo, no podemos afirmar que ese 30% que se beneficia del efecto placebo esté haciendo algo bien, mientras que el 70% restante lo haga mal. La historia clínica de cada persona es distinta, así que el sistema de sanación sigue siendo demasiado turbio para ser medido con precisión. Los sentimientos negativos profundos, si acaso bloquean el efecto placebo (lo cual no es una certeza absoluta), son complejos y por lo regular inconscientes, por lo que es difícil establecer las diferencias.

La mayor de todas las promesas radica en el hecho de que se sabe que cierta intención mental del placebo funciona. Ser nuestro propio placebo requiere aplicar las mismas condiciones de la respuesta placebo clásica:

1. Confiamos en lo que está ocurriendo.
2. Lidiamos con las dudas y el temor.
3. No enviamos mensajes opuestos que se enredan entre sí.
4. Abrimos los canales de comunicación entre mente y cuerpo.
5. Nos liberamos de toda intención y permitimos que el sistema de sanación haga su trabajo.

Cuando el síntoma es menor, como una cortada en el dedo o un moretón, a cualquiera le resulta fácil no aferrarse y dejar de interferir. La mente no interviene con dudas y temores. Sin embargo, en el caso de enfermedades graves, las dudas y los temores desempeñan un papel considerable, razón por la cual prácticas como la meditación o tomar terapia grupal han demostrado ser de ayuda. Compartir la ansiedad con otros que se encuentran en el mismo predicamento es una forma de empezar a dilucidarlo.

También es útil seguir nuestros instintos más saludables. Muchos de nosotros lidiamos con la enfermedad mediante procesos engañosos como la ilusión o la negación. Nuestros miedos nos acorralan en callejones de falsa esperanza que no tienen salida. En esos casos, la mente no está en realidad alerta a lo que el cuerpo dice, y viceversa. La atmósfera es confusa. Se requiere experiencia para confiar en lo que el cuerpo nos dice, así como cierta cantidad de entrenamiento de la mente y el cuerpo, todo lo cual requiere tiempo. Por ejemplo, es un hecho bien documentado que un estilo de vida positivo, que incluye ejercicio, dieta y meditación, disminuye el riesgo de cardiopatías. Esta combinación permite que el cuerpo reduzca la cantidad de placa que bloquea las arterias coronarias. Sin embargo, la mejoría no se da de la noche a la mañana, sino que requiere paciencia, diligencia y, sobre todo, tiempo.

Es lo contrario a ser diagnosticado con cáncer, entrar en pánico y salir corriendo desesperado en busca de cualquier cura posible. Empezar repentinamente a creer en las plegarias o a meditar bajo el peso de la enfermedad casi siempre es inútil. El miedo empeora cuando estamos enfermos de gravedad, pero lidiar con la ansiedad es mucho más efectivo si se empieza a hacer años antes de enfermarse. La conexión entre mente y cuerpo debe fortalecerse antes de que surjan los problemas.

La tarea fundamental de volvernos conscientes de nuestro cuerpo no tiene por qué ser aburrida. Lo principal es que la mente y el cuerpo se reconcilien de nuevo y restablezcan su alianza natural. Una forma de hacerlo es sentarse en silencio con los ojos cerrados y sólo sentir el cuerpo.

Permita que cualquier sensación salga a la superficie. No reaccione a ella, sea placentera o desagradable. Sólo relájese y sea consciente de ella. Descubra de dónde proviene. No surgirá sólo un sentimiento o una sensación, pues la conciencia se traslada de un lugar a otro; de pronto se detendrá en su pie o en su estómago, más tarde en su pecho y quizá luego en su cuello.

Este simple ejercicio permite la reconexión entre mente y cuerpo. Muchas personas tienen el hábito sólo de prestarles atención a las señales más evidentes del cuerpo, como el dolor agudo, la parálisis, la náusea u otros malestares difíciles de ignorar. Lo que queremos es incrementar la sensibilidad y la confianza al mismo tiempo. El cuerpo sabe, de forma sutil, dónde se carece de salud y dónde está la incomodidad. Todo el tiempo envía señales, a las cuales no debemos temer.

Incluso si ignoramos de forma consciente lo que está ocurriendo en nuestras células, el intercambio de información inconsciente continúa. Hace poco, el gobierno federal de Estados Unidos decidió que no es necesario que las mujeres jóvenes se realicen mamografías, pues se consideró que 22% de los tumores de seno pequeños desaparecen de forma espontánea. Por tanto, la reacción automática de miedo, incluso ante la posibilidad de padecer cáncer, es poco realista al nivel del sistema de sanación. El sistema inmunológico elimina miles de células anormales todos los días. Todos tenemos genes supresores de tumores, aunque aún se desconoce cómo se activan.

El futuro de la autosanación se desarrollará a partir del hecho demostrado de que cada célula del cuerpo sabe, gracias a los mensajeros químicos, lo que las demás están haciendo. Incluir la mente consciente en el ciclo es benéfico para esta comunicación. Por ejemplo, los yoguis avanzados son capaces de alterar ciertas respuestas involuntarias del cuerpo, como disminuir su ritmo cardiaco y respirar a niveles muy bajos, o aumentar la temperatura corporal de una forma muy precisa. Usted y nosotros tenemos las mismas habilidades, sólo que no las usamos de forma consciente. Si realiza el ejercicio de imaginar que el centro de la palma de su mano se calienta cada vez más, ocurrirá, aunque jamás haya utilizado esta habilidad.

Podemos arriesgarnos a afirmar que el efecto placebo entra dentro de la misma categoría. Es una respuesta voluntaria que podríamos utilizar si tan sólo aprendiéramos a hacerlo. El sistema de sanación parece ser involuntario; es decir, no es necesario pensar para sanar una cortada o un moretón. Pero el hecho de que algunos pacientes sean capaces de eliminar el dolor cuando se les da una píldora de azúcar implica, sin duda, que la intencionalidad marca la diferencia en la sanación. No nos referimos a tener pensamientos positivos, los cuales suelen ser superficiales y enmascaran la negatividad subyacente. En lugar de eso, fomentamos un estilo de vida que fortalezca la conexión entre mente y cuerpo.

Nota: la conexión del cerebro con el efecto placebo es crucial, pero sólo hace poco se ha estudiado con profundidad. Puesto que un libro como éste es una discusión pública y accesible a todo tipo de personas con todo tipo de problemas de salud, debemos aclarar algo. No sugerimos de ninguna forma interrumpir los tratamientos farmacológicos convencionales o rechazar la ayuda médica. El efecto placebo sigue siendo misterioso; buscamos explorarlo de forma sencilla en este capítulo, sin que eso signifique que queramos ofrecer un manual de autosanación milagroso.

TERCERA PARTE

EL MISTERIO Y LA PROMESA

EL CEREBRO REJUVENECEDOR

Para poder liberar cualquier nueva promesa que se encuentre dentro del supercerebro, primero debemos resolver un viejo misterio, y ningún misterio es más antiguo, o más grande, que el del envejecimiento. Hasta hace poco, la única manera de evitar los estragos del tiempo era mediante elíxires, pociones y demás fuentes de la eterna juventud; acudir a recursos mágicos es prueba de la confusión que sufría nuestra mente. Envejecer es universal, sin indulto para nadie, y, aun así, desde el punto de vista médico, nadie muere de vejez. La muerte sucede cuando al menos uno de los sistemas clave del cuerpo se descompone, y entonces al resto del cuerpo le pasa lo mismo. El sistema respiratorio casi siempre está involucrado, así que para la mayoría de nosotros la causa de muerte inmediata será dejar de respirar. Aun así, una persona puede morir de insuficiencia cardiaca o renal. Mientras tanto, 99% del material genético del cuerpo sigue siendo viable al momento en que falla algún sistema vital del cuerpo.

Entonces, ¿cómo podemos prevenir que uno de los sistemas principales del cuerpo dañe todo lo demás? Usted tendría que poner atención a todo su cuerpo de por vida. Predecir lo que va a ocurrir es muy difícil, pues múltiples factores nos impiden prever hasta dónde llegará el proceso del envejecimiento.

Incertidumbre 1. Envejecer es un proceso muy lento.

Comienza alrededor de los 30 años y progresa a un ritmo de 1% al año. Este ritmo nos impide ver cómo envejecen las células; lo único que vemos son los efectos causados luego de mucho tiempo y éstos no son uniformes. Por cada detalle del deterioro físico y mental, hay gente que de hecho mejora con la edad. Con suficiente ejercicio, algunos son más fuertes en su vejez que en su juventud y, para quienes corren con suerte, a los 90 la memoria mejora, en lugar de perderse. Envejecer es como un ejército agotado en el cual algunas células se adelantan y otras se quedan atrás; sin embargo, todas avanzan sigilosamente a paso lento.

Incertidumbre 2. *Envejecer es un acto inigualable.*

Todo mundo lo hace de manera distinta. Los gemelos idénticos, quienes nacen con el mismo ADN, tendrán perfiles genéticos completamente distintos a los 70 años. Sus cromosomas serán iguales, pero los años de experiencia de vida habrán activado y desactivado sus genes, creando un patrón único; por tanto, la regulación de cada célula, minuto a minuto, durante miles de días, hace que sus cuerpos envejezcan de forma impredecible. En general, al momento de nacer son duplicados genéticos, pero al morir son únicos.

Incertidumbre 3. *El envejecimiento es invisible.*

Los aspectos del envejecimiento que se pueden atestiguar en un espejo —las canas, las arrugas, la flacidez, etcétera— son indicadores de algo que ocurre a nivel celular. Sin embargo, las células son infinitamente complicadas, pasan por miles de reacciones químicas, fijas y automáticas, a cada segundo. La síntesis ocurre entre varias moléculas y depende de las propiedades atómicas de los elementos que conforman el cuerpo, sobre todo los seis más importantes: CHNOPS (carbono, hidrógeno, nitrógeno, oxígeno, fósforo y sulfuro). Al combinarse en un matraz, estos átomos reaccionarían apenas en milésimas de segundo. Por sí solo, el fósforo es tan volátil que puede explotar si colisiona con el oxígeno. Asimismo, a lo largo de miles de millones de años, los organismos han desarrollado combinaciones increíblemente intrincadas para prevenir este tipo de reacciones. El fósforo de sus células no es explosivo, sino que se une a un químico orgánico conocido como adenosín tri-fosfato o ATP, un componente clave en la síntesis de enzimas y transferencia de energía.

Un biólogo puede pasar toda una vida estudiando las múltiples formas en las que una molécula compleja opera dentro de una célula. Aun así, el controlador de cada reacción continúa siendo invisible y desconocido; mientras una célula funcione sin proble-mas, no hace falta ver el controlador. Es obvio que un tipo de in-teligencia química se está llevando a cabo, y cabe decir que el ADN, por contener el código de la vida, es el principio y el fin de todo lo que ocurre dentro de una célula. A su vez, gracias al proceso de envejecimiento, las células funcionan con eficiencia, y entonces el elemento invisible se hace notar. Los átomos no tienen la capaci-dad de equivocarse, pero las células sí. El porqué y el cómo sólo son identificables si algo malo sucede.

Todas estas *incertidumbres* nos llevan a una única conclusión: no queda más que poner atención al cuerpo de por vida. Sin embar-go, esto es justo lo que para algunas personas parece imposible. Nuestras vidas están llenas de contrastes, y somos adictos a sus vai-venes. Caminar en línea recta nos parece estrecho y aburrido, un puritanismo sofocante en el que la abnegación es la regla y el pla-cer la excepción. Así pues, el verdadero reto es hacer que una vida de bienestar sea tan deseable que deje de ser una penitencia.

¿Cómo empezar a hacerlo? No importa cómo nos acerquemos al rejuvenecimiento, el cerebro siempre está involucrado. Ningu-na célula es una isla; todas reciben un torrente ininterrumpido de mensajes del sistema nervioso central, algunos buenos y otros ma-los. Comer diario una hamburguesa con queso manda un mensa-je, mientras que comer brócoli manda otro; tener un matrimonio feliz envía un mensaje diferente a estar en soledad y aislamiento. Usted quiere enviar a cada célula mensajes para que no envejezca, y ahí está la promesa. Si usted puede maximizar los mensajes posi-tivos y minimizar los negativos, entonces el rejuvenecimiento es una posibilidad real.

El rejuvenecimiento es un ciclo de retroalimentación vitalicia, y la razón por la cual el término "ciclo de retroalimentación" sigue apareciendo en este libro es porque la ciencia descubre cada vez más funciones suyas. En 2010, un interesante estudio conjunto entre los campus de la Universidad de California en Davis y en San Francisco reveló que la meditación provoca un incremento de una importante enzima llamada telomerasa. Al final de cada cromosoma hay una estructura química que se repite, llamada telómero, la cual actúa como un punto al final de una oración, da cierre al ADN del cromosoma y lo ayuda a seguir con sus interacciones. En fechas recientes, el deshilachamiento de los telómeros ha sido relacionado con la descomposición del cuerpo que envejece. Debido a la imperfecta división de las células, los telómeros se acortan, y existe el riesgo de que el estrés desgaste el código genético contenido en los núcleos. Tener un buen número de telómeros es importante y, por tanto, es una buena noticia que la meditación incremente la enzima que repone los telómeros y la telomerasa.

Esto suena demasiado técnico, un área de investigación que sólo interesaría a los biólogos celulares. No obstante, el estudio antes mencionado dio el siguiente paso y mostró que los beneficios psicológicos de la meditación están relacionados con la telomerasa. Los altos niveles de esta enzima, los cuales pueden incrementarse con ejercicio y una buena alimentación, son parte del ciclo de retroalimentación que sorprendentemente deriva en un sentimiento de bienestar personal y la habilidad para sobrellevar el estrés. Si toma distancia, este descubrimiento le ayudará a cimentar el principio más básico de la medicina mente-cuerpo: cada célula espía al cerebro. Una célula renal no piensa con palabras; no se dice a sí misma: "Tuve un mal día en el trabajo, el estrés me está matando", sino que forma parte muda de ese pensamiento. La meditación da a la mente una sensación de bienestar, mientras transmite esa misma sensación silenciosamente, a través de una sustancia química como la telomerasa, al ADN. Nada está excluido de este ciclo de retroalimentación.

La conexión cuerpo-mente es real, y las decisiones que tomamos hacen la diferencia. Con estos dos datos claros, el cerebro rejuvenecedor trae consigo una promesa aún no dicha.

Prevención y riesgos

Sin saber por qué, la medicina ha tomado la decisión de ver al envejecimiento como una enfermedad. Los gérmenes causan daño celular al igual que envejecer. Es sensato concentrarse en la salud y el buen funcionamiento del cuerpo. El lado físico del rejuvenecimiento es parecido a los programas de prevención de cualquier tipo de trastorno o problema. Revisemos pues los puntos más importantes, que nos parecen familiares gracias a años de campañas de salud pública, y que son vitales para nuestro bienestar físico.

CÓMO REDUCIR LOS RIESGOS DEL ENVEJECIMIENTO

- Mantenga una dieta balanceada, evite las grasas, el azúcar y los alimentos procesados. La dieta ideal es la mediterránea: aceite de oliva en lugar de mantequilla; pescado (o proteínas de origen vegetal) en lugar de carne; cereales integrales, legumbres, nueces mixtas, fruta fresca y vegetales que le proporcionen suficiente fibra.
- Evite comer de más.
- Haga ejercicio con moderación, por lo menos una hora tres veces por semana.
- No fume.
- Si bebe, que sea de preferencia vino tinto, con medida.
- Use el cinturón de seguridad en el automóvil.
- Haga lo necesario para prevenir accidentes en casa; evite pisos mojados, escalones empinados, peligros de incendio, banquetas resbalosas, etcétera.
- Duerma bien por las noches. Conforme tenga más años, lo mejor será tomar siestas en las tardes.
- Tenga hábitos constantes y manténgalos.

En cuanto a la prevención, la parte física del rejuvenecimiento continúa afinándose. Tomemos como ejemplo la obesidad, la cual se ha convertido en una epidemia en América y Europa occidental. Durante mucho tiempo, el sobrepeso ha sido considerado un factor de riesgo para varios trastornos, como hipertensión, cardio-patías y diabetes tipo 2, pero ahora una clase específica de grasa, la abdominal, se considera la más dañina. La grasa corporal no es inerte como una barra de mantequilla; al contrario, se encuentra en constante actividad, y hoy en día sabemos que la grasa abdo-minal envía señales hormonales que son dañinas para el cuerpo y que además alteran el balance metabólico. Por desgracia, el ejer-cicio no puede combatirla por sí solo, sino que se necesita una pérdida general de peso y al parecer también el consumo de sufi-ciente fibra.

Dada la riqueza del conocimiento refinado, el verdadero pro-blema es otro, el de darle seguimiento, pues saber lo que es bueno para nosotros y llevarlo a cabo son dos cosas distintas. El ejercicio es una constante en los consejos de prevención y, pese a ello, el sedentarismo de la sociedad va en aumento. Menos de 20% de la gente en edad adulta hace la cantidad recomendada de ejercicio, y una de cada 10 comidas se hacen en restaurantes de comida rápi-da, donde, como ya mencionamos, los platillos son altos en grasa y azúcar, y casi carentes de fibra y vegetales.

Dar seguimiento se complica cuando el cerebro está progra-mado para tomar malas decisiones. Por ejemplo, ciertos sabores, en particular los salados, dulces y ácidos, nos resultan más atractivos tan pronto estamos en contacto con ellos. Con la repetición, es-tos sabores son los que preferimos más, y, al consumirlos lo sufi-ciente, se convierten en nuestras elecciones automáticas, mientras nosotros nos volvemos víctimas de un hábito inconsciente. (La industria de *comida chatarra* tiene un término especial, el *munch rhythm*, que describe la forma automática en que una persona come palomitas, papas fritas o cacahuates sin parar hasta vaciar el empa-que. Ésta es una conducta inconsciente fundamental, y es la más deseada entre las empresas de este tipo, pero terrible para nuestra dieta.)

Es inútil que los expertos en salud fastidien al público año con año para que cambie sus hábitos y esperen que la gente les haga caso. Esto es aún menos efectivo en un nivel personal. Cuanto más mal se sienta consigo mismo es menos probable que siga motivado.

Suceden dos cosas al momento de la desmotivación. Primero, nos volvemos indiferentes debido a lo cansado que es luchar contra uno mismo. Luego, buscamos mitigar nuestra incomodidad, cosa que mucha gente logra con distracciones como ver la televisión o hacerse de placeres inmediatos con dulces y botanas saladas. Así pues, al intentar mejorar, terminamos haciendo lo contrario. Si fastidiar fuera efectivo, todos correríamos a diario y nos empujaríamos para ser los primeros en llegar a la sección de frutas y verduras del supermercado.

Envejecer es un proceso largo. Algunas acciones que podemos realizar para atrasarlo son ir a una sesión de manejo del estrés, hacer yoga un par de meses, ser vegetariano por una temporada. Es obvio que la prevención no es suficiente para el rejuvenecimiento sin antes solucionar el problema del seguimiento.

Decisiones de vida conscientes

El secreto para dar seguimiento a lo que ya sabemos no es tener más fuerza de voluntad ni castigarnos por no ser perfectos. El secreto está en *cambiar sin forzarnos,* pues todo lo impuesto a la fuerza será un fracaso. El rejuvenecimiento no se construye en un día, así que lo que empiece a hacer en este momento deberá hacerlo por décadas. Por tanto, dejemos de pensar en términos de disciplina y autocontrol. Hay quienes son santos patronos de la prevención, consumen una sola cucharada de grasa al día porque es la medida ideal para su salud cardiaca y hacen ejercicio diario sin importar el clima. Estos santos son una inspiración para todos los demás, pero en el fondo también nos desmotivan, pues son un recordatorio de lo mucho que nos falta para llegar a ser como ellos.

El cambio sin fuerza es asequible. Lo que hace falta es crear cimientos para tomar mejores decisiones, es decir, organizar nuestras rutinas cotidianas. Todos tenemos ya estos cimientos. Hay quienes tienen una organización tal que les permite tomar buenas decisiones con más facilidad. Una alacena sin botanas es un ejemplo de esta organización, una casa sin televisión o videojuegos también, pero si salimos a correr porque no tenemos con qué entretenernos en casa estaríamos tomando una mala decisión, pues lo físico es secundario. Los cimientos deben ser más sustanciales y sustentables, y es por esto que nos rodeamos de apoyo para realizar las acciones que consideramos mejores.

El verdadero secreto para vivir dentro de un orden cimentado donde la mente se sienta libre de tomar buenas decisiones en lugar de malas es el siguiente:

CIMIENTOS PARA UNA VIDA POSITIVA

- Tenga buenos amigos.
- No se aísle.
- Mantenga una relación estable con su cónyuge o pareja.
- Comprométase socialmente en proyectos que valgan la pena.
- Mantenga un contacto cercano con gente que lleve un estilo de vida positivo, pues los hábitos se contagian.
- Tenga un propósito en la vida.
- Deje tiempo para el ocio y la relajación.
- Satisfaga su vida sexual.
- Aborde los problemas de ira que tenga.
- Controle su estrés.
- Ocúpese de los efectos dañinos de la mente reactiva: cuando reaccione de forma negativa, deténgase, retroceda, respire profundo y ponga atención a lo que siente.

Hemos mencionado varios de estos puntos para ilustrar el estilo de vida ideal del cerebro, pero además están relacionados con la longevidad. Una de las cosas que unen estos puntos es bastante básica: el éxito es el resultado de una labor conjunta; el fracaso sucede más en soledad. Es mejor un cónyuge o una pareja que vigila nuestra dieta ("Ya comiste una galleta hoy, mejor cómete una zanahoria") que encontrarnos vagando solos por los pasillos del supermercado haciendo compras compulsivas de comida congelada. Un amigo que va al gimnasio tres veces por semana nos incentiva más que cualquier promesa que nos hagamos mientras vemos la televisión el domingo por la tarde. Es importante establecer nuestros cimientos y cumplirlos. Algunos estudios demuestran que perder una pareja nos lleva al aislamiento repentino y a la depresión, aumenta el riesgo de enfermedades y finalmente reduce nuestros años de vida. Pero si tenemos una red de apoyo que va más allá de nuestra pareja, entonces tendremos un respaldo para las influencias negativas.

La inercia es el aspecto más invalidante de la edad. Esto quiere decir que seguimos haciendo lo mismo de siempre y poco a poco abandonamos lo nuevo. La pasividad nos abruma y perdemos motivación. Un sinfín de matrimonios de muchos años se encuentran varados en la inercia, sin ver que la solución a esto se encuentra en el pasado, al final de la mediana edad. Deepak recuerda a una pareja que colapsó cuando la mujer cumplió 50 años. Ella veía esa edad como un parteaguas en su vida, una oportunidad de *volver a empezar*. Sus hijos estaban a punto de ir a la universidad y tenía un trabajo seguro; entonces quiso abrirse a nuevas cosas que no había podido explorar debido a sus responsabilidades familiares.

"Mi esposo y yo teníamos un ritual anual —dijo la mujer—. Salíamos de vacaciones un fin de semana entero para evaluar nuestro matrimonio; era un acto sistemático. Hacíamos una lista de cada elemento de la relación: el sexo, el trabajo, cualquier intención oculta o resentimiento. Ambos somos muy organizados, y justo antes de cumplir los 50 revisamos cada detalle de nuestro matrimonio y nos dimos cuenta de que sacamos ocho de diez en cada categoría. Me sentí feliz y segura."

Así pues, una noche la mujer comenzó a discutir los planes que tenía para lograr un matrimonio exitoso para los próximos 20 años, y el resultado fue perturbador. Su esposo, un hombre de negocios exitoso, le dijo: "No quiero cambiar. ¿Para qué? Nos haremos viejos. Nos veo en mecedoras esperando a que los chicos nos llamen".

Sin que ella lo previera, su esposo sucumbía a la inercia. Su vida giraba por completo alrededor del trabajo. Al retirarse, según él, ya no había más logros por obtener. "Ya hice todo lo que me tocaba. ¿Para qué repetir el pasado? Es demasiado complicado como para hacerlo una y otra vez."

La pareja fue a terapia, pero sus puntos de vista distaban mucho. Al momento del divorcio ambos estaban decepcionados, pero satisfechos con sus decisiones. La mujer se sintió con la libertad de construir una nueva vida basada en sus nuevas aspiraciones. El marido estaba feliz de hacer un repaso nostálgico del pasado mientras descansaba en sus laureles. Ambos eran personas inteligentes con buena autoestima y confianza en sí mismos.

Sin embargo, con el paso del tiempo, cuando los 50 se convierten en 60, y luego en 70, y luego en 80, ¿quién tomó la mejor decisión? La mujer construyó su vida sobre los cimientos que mantuvo en sus primeros 50 años; el marido confía en que el tiempo se hará cargo de él. No hay garantías para la vida, pero la mayoría de los psicólogos dirían que ella tiene más probabilidad de una vida longeva y, sobre todo, una mayor probabilidad de sentirse satisfecha consigo misma conforme envejezca.

Enlaces con la inmortalidad

Hasta el momento hemos hablado de los aspectos clave de la *nueva vejez,* título asignado al movimiento social que aboga por un proceso de envejecimiento positivo. En los últimos 20 años, la imagen de la senectud ha pasado por cambios sustanciales. Nadie espera ser considerado inútil a los 65 años, así como muchas personas nacidas en los años cincuenta no piensan en su retiro. Más que nunca retrasamos la vejez. De cierta manera, esto es un efecto positivo de vivir en una cultura que idealiza la juventud, pues nadie quiere confrontar el hecho de ya no ser joven. Mucha gente mayor ha implementado cambios positivos en su estilo de vida, aunque éstos no han sido rápidos (ni equitativos: el incremento de la longevidad sólo ha beneficiado a la mitad más pudiente de los asalariados estadounidenses, para quienes la esperanza de vida es de cerca de 80 años, mientras que para la mitad inferior sigue siendo de 70).

Entonces, ¿qué sigue? Creemos que el rejuvenecimiento debe ver más allá de lo físico e incluso de lo psicológico. La vida ideal se fundamenta en una visión de realización, razón por la cual es el tipo de vida que queremos extender. Es difícil tener una visión que desafíe la vejez, ya que por generaciones los seres humanos hemos observado nuestro entorno y lo que vemos es el proceso de envejecimiento, seguido de la muerte. Sin embargo, esta observación general es falsa. De cierta forma, las células son inmortales, o al menos tan inmortales como todos los organismos pueden serlo. ¿Podría esto darnos una pista para tener una nueva y mejor visión de la vida?

Las mismas algas verdes que evolucionaron hace miles de millones de años siguen con nosotros. Nunca mueren, sólo se dividen. Esto también les sucede a organismos unicelulares como las amibas y los paramecios acuáticos. Las circunstancias adversas se han encargado de destruir formas de vida primitivas, pero los accidentes no son iguales a la esperanza de vida. La esperanza de vida de muchas células es ilimitada, y es sólo cuando se unen para formar plantas o animales complejos que las células sufren el prospecto de la muerte. Tanto un corpúsculo sanguíneo con una esperanza de vida de tres meses como un glóbulo blanco que muere al consumir un germen invasor y una célula epitelial que se va con el viento viven el tiempo debido. A su vez, el cuerpo está constituido por diversas esperanzas de vida, tantas como el número de tejidos que tiene. Aun así, hay mucha flexibilidad: las células madre existen hasta en la persona más vieja y tienen el potencial de madurar y convertirse en células nuevas.

Las células del cuerpo todavía conservan mecanismos de las formas de vida primitivas, como la división celular, pero, al mismo tiempo, siguen evolucionando. Las criaturas complejas como los mamíferos adoptaron nuevas herramientas de supervivencia, como el sistema inmunológico, que los organismos primitivos no tenían. El cuerpo humano enfrenta amenazas distintas a las de las algas verdes, y aun así ambos, con el paso de la evolución, han ideado mecanismos creativos de defensa, superación y supervivencia. Desde hace mucho, la mente humana ha tomado el mando de la evolución celular. Por ejemplo, se ha argumentado que el principal beneficio para la longevidad es la salubridad; el tratamiento de aguas residuales y el agua potable fueron brincos evolutivos para la humanidad —y perderlos supone un grave peligro para cientos de millones de personas en el mundo—. La medicina es, claramente, una manera de prolongar la vida.

Cada uno de nosotros se encuentra atrapado entre dos fuerzas que pelean por un futuro personal. Por un lado, está la fuerza de la evolución, que alarga la vida, y, por el otro, la fuerza de la entropía, que provoca la descomposición con el paso del tiempo. Envejecer es una forma de entropía complicada; no es tan sencillo como una estrella que gasta todo su combustible y explota de manera espectacular como nova o supernova.

La situación es muy compleja, tanto así que cada persona puede escoger creación o destrucción por igual; la entropía no es cosa del destino. No hay razón para que usted no pueda estar a favor de la evolución todos los días. Al final, nuestro único enlace con la inmortalidad es la evolución que ha dirigido a la creación durante 13.8 miles de millones de años desde el Big Bang. Un día de primavera, cuando los árboles marquen el fin del invierno, salga y arranque una flamante flor de un arbusto. Al examinarla, verá que cada pétalo se abre a lo desconocido. A pesar de esa vulnerabilidad, el pétalo repite el proceso de creación que ha existido desde siempre: es una prueba de fe tangible que tiene la vida en sí misma.

De cierta forma, usted es el pétalo del universo. Toda una eternidad, más grande que la vida entera de la galaxia más antigua, se ha abierto paso hasta este momento en la existencia de una persona. ¿Adónde se dirige el universo? Sólo usted puede decidirlo, pues sólo usted es responsable de su propio crecimiento. Sin embargo, la decisión es más que personal. Lo atemporal está a nuestro alcance, en espera de su elección. A donde usted se dirija, ahí estará la realidad. Si cree que es una exageración, piense en su actividad celular; sin su enlace a la inmortalidad, la vida no podría existir.

Soluciones supercerebrales | *Longevidad máxima*

La conclusión biológica es que envejecemos cada vez que una de nuestras células envejece. Aun así, las células están diseñadas para sobrevivir, pues están ligadas a procesos químicos prácticamente inmortales, o al menos tan antiguos como el universo. Es irónico cómo, a pesar de que llevemos un mal estilo de vida —como fumar, comer demasiadas grasas y azúcares, no hacer ejercicio—, el mismo cerebro que está implicado en nuestras malas decisiones hace todo lo posible por ser inmortal. Las neuronas son como las demás células: siempre están en una campaña contra el tiempo, y su campaña comienza desde el momento de la concepción de una persona.

Aunque el tono se ha tornado un poco filosófico, existen formas concretas para vivir con una visión de longevidad máxima. Es posible, pero poco frecuente, ganarse la lotería genética. Varias investigaciones se han dedicado a observar mutaciones específicas que permiten a algunas familias judías askenazíes vivir más de un siglo, con padres, madres, hermanos y hermanas de más de 100 años de vida (antes no había registro histórico de este tipo de sucesos dentro de una misma familia). Tal parece que la clave son sus genes, los cuales los hacen inmunes a la placa que se forma en las arterias, la causa principal de infartos y apoplejías. Sin embargo, es remoto el prospecto de trasladar a otros esta ventaja genética.

En general, la esperanza de vida sigue aumentando en países en vías de desarrollo, y, en la actualidad, los japoneses son las personas más longevas de la Tierra. El incremento que se da cada década en la esperanza de vida de la comunidad estadounidense no es un misterio: se debe a una mejor salubridad y a mejores servicios de salud. Éstas han sido piezas cruciales. Las enfermedades infecciosas infantiles han sido controladas y, recientemente, ha habido importantes avances en los servicios de emergencias para el tratamiento de cardiopatías y programas de recuperación de pacientes que sufrieron apoplejías. La disminución del consumo del cigarro también aumenta la esperanza de vida, por lo que tal parece que los últimos dos obstáculos son la obesidad y la falta de ejercicio. En otras palabras, mientras la gente tome las precauciones debidas y haga cambios de vida positivos, las bases físicas para vivir mucho tiempo están aseguradas. Sólo una persona entre 30000 llegará a vivir 100 años, mientras que más y más de nosotros llegaremos a los 80 o 90 con buena salud.

La opinión general es que necesitamos encontrar la cura del cáncer y del Alzheimer, males característicos de la vejez, para mejorar nuestra situación actual. A pesar de los avances médicos, las cardiopatías siguen siendo la principal razón de mortandad en los Estados Unidos, pero aún no sabemos qué las detona. La placa acumulada en las arterias coronarias se asemeja al sarro de las tuberías, pero no se requiere más que una herida o una lesión microscópica en los vasos sanguíneos para que los depósitos de grasa encuentren dónde acumularse. Este proceso comienza desde temprana edad y, a pesar de que conocemos los factores de riesgo —como el estrés, el tabaquismo, tener niveles altos de colesterol, llevar una vida sedentaria y tener comportamientos tipo A—, éstos no equivalen a las causas.

Hoy en día, la longevidad nos muestra una imagen confusa, entre genes, factores de riesgo y medicamentos, los preferidos de las compañías farmacéuticas. En promedio, los viejos consumen siete tipos de medicamentos, todos con efectos secundarios. Las píldoras son fáciles de usar y de fácil prescripción, pero en la última década los tratamientos para la depresión, las cardiopatías y la artritis han sido puestos bajo escrutinio, pues quizá sean menos eficaces y más peligrosos de lo que prometían ser. En todo caso, el enfoque hacia los medicamentos ha disminuido el incentivo público de la prevención, que es benéfica y sin efectos secundarios.

Discutamos ahora la aproximación más personal a la longevidad, es decir, estar en sintonía con nuestro cuerpo. Esto requiere que tengamos conciencia de nosotros mismos. Por un lado, usted cuenta con toda una vida de gustos y aversiones, hábitos, creencias y condicionamientos. Por el otro, cuenta con la sabiduría evolutiva de cada célula. El rejuvenecimiento consiste en unir estas dos partes. Esto es un ejemplo perfecto de la supervivencia del más sabio.

**LA SABIDURÍA
DE LAS CÉLULAS** | SIETE LECCIONES DE LONGEVIDAD

1. Las células comparten y cooperan; ninguna es una isla.
2. Las células se sanan a sí mismas.
3. La vida celular requiere nutrición constante.
4. Las células son dinámicas: si se estacan, mueren.
5. El balance entre el mundo interno y el externo se mantiene siempre.
6. Las toxinas y los organismos contaminantes son localizados y atacados.
7. La muerte es parte normal del ciclo de vida de una célula.

Las células se han vuelto más sabias con el paso del tiempo y la evolución; usted puede hacer lo mismo si es autoconsciente y pone atención a cómo la biología ha resuelto muchos de los problemas más profundos de la vida diaria.

1. Las células comparten y cooperan; ninguna es una isla.

Usted forma parte de la humanidad, pues la coexistencia es la forma más natural y saludable de vida. Las células no luchan en contra de esta realidad; ellas se favorecieron al formar tejidos y órganos, y el cerebro humano es la mejor prueba de ello. Sin embargo, nos sentimos tentados a intentar hacer las cosas en solitario, impulsados por el ego a lograr cada vez más cosas solos, y quizá incluimos a nuestra familia inmediata, pero dejamos fuera a casi todos los demás. (Un libro memorable, que trata sobre cómo hacerse rico, hace una revisión de los millonarios artífices de su propio éxito y llegó a una triste conclusión: la mayoría eran unos "malditos tacaños".) Las células, por su parte, no cometen el error de querer ser la número uno.

No pretendemos con esto hacer un juicio moral. Hay estudios muy interesantes que demuestran que las conexiones sociales son extrañas y misteriosas. Los científicos sociales han hecho un sorprendente descubrimiento al revisar la inmensa base de datos del estudio cardiaco de Framingham, el cual examina los factores de riesgo relacionados con infartos al corazón a lo largo de 32 años: la obesidad, uno de los mayores riesgos de enfermedades cardiacas, se contagia como un virus. Ya sea en el círculo familiar, laboral o entre amigos, el simple hecho de relacionarnos con alguien que tenga un problema de sobrepeso nos hace más propensos a tenerlo nosotros también. "Según los datos, si una persona presenta obesidad, la probabilidad de que un amigo suyo sufra lo mismo se incrementa 57%. (Esto quiere decir que los círculos sociales predicen más la obesidad que la presencia de los genes relacionados con la enfermedad.) Si un hermano presenta obesidad, la probabilidad de que otro hermano la presente es de 40%, y de 37% si el obeso es el cónyuge."

Con métodos estadísticos que vincularon a 12067 residentes de Framingham, Massachusetts, los investigadores descubrieron que la conducta viral de la obesidad también puede aplicarse a otros padecimientos, como la adicción al cigarro y la depresión. Si usted tiene un amigo fumador, la probabilidad de que usted lo sea aumenta, mientras que un amigo que deja el cigarro incrementa la probabilidad de que usted tome la misma decisión positiva. De cualquier forma, lo más enigmático es que no es necesario que usted esté relacionado con alguien directamente. Si su amigo tiene un amigo obeso, deprimido o fumador, aunque usted no lo conozca, las probabilidades de que adquiera sus hábitos se incrementan, aunque sea un poco.

Otros científicos sociales no están de acuerdo con estas correlaciones, pero hasta el momento nadie ha descubierto un mejor modelo que explique cómo se transmiten estas conductas. Lo importante aquí es que un contexto social positivo es bueno para el cuerpo y la mente. De cierta forma, aunque no lo entendamos del todo, nuestras células significan lo que es hacer el bien. Un clásico estudio psicológico de la Universidad de Harvard, llevado a cabo en los años ochenta, pedía a los sujetos ver una película sobre el trabajo de la madre Teresa de Calcuta con niños enfermos y huérfanos. Mientras veían la película, su tensión arterial y su ritmo cardiaco disminuyeron.

Un estudio de la Universidad de Michigan efectuado en 2008 por la psicóloga social Sara Konrath fue un paso más allá y examinó la longevidad de 10 000 habitantes del estado que habían participado en un estudio médico que se remontaba a su graduación de preparatoria en 1957. Konrath se enfocó en aquellos que habían hecho trabajo social voluntario en la última década, y los resultados fueron fascinantes. Los individuos que hicieron trabajo voluntario vivían más que los que no. De 2 384 no voluntarios, 4.3% murieron entre 2004 y 2008, en contraste con 1.6% del grupo altruista.

La palabra clave es *altruista*. Se les preguntó por qué hacían trabajo voluntario, y no todas las respuestas se relacionaban con el altruismo. Algunas razones tenían que ver más con otra gente: "Me parece importante ayudar a los demás", o "Ser voluntario es una actividad importante para las personas más cercanas a mí". Otros dieron respuestas más enfocadas en lo personal: "El trabajo voluntario es un escape de mis propios problemas", o "El voluntariado me hace sentir bien conmigo mismo". Las personas que hacían trabajo voluntario por satisfacción personal tenían el mismo índice de mortalidad (4%) que las personas que no hacían trabajo voluntario. Éste es tan sólo uno de los muchos ejemplos que reflejan que las acciones invisibles del sistema cuerpo-mente tienen consecuencias físicas. Nuestras células nos conocen y saben cuáles son nuestras motivaciones. El estudio de Michigan fue el primero en demostrar que las motivaciones de los voluntarios tienen un impacto en su esperanza de vida.

Pasar del egoísmo a las acciones sociales es un proceso cuyos pasos son más o menos los siguientes:

- *Quiero agradar y que me acepten.*
- *Si me quedo con todo, la gente me rechaza.*
- *Podemos tener éxito juntos o fracasar por separado.*
- *Me puedo dar el lujo de compartir, pues no me daña; es más, se siente bien hacerlo.*

> ◗ *Al dar, me doy cuenta de que también recibo.*
> ◗ *Cuanto más tengo, más puedo dar.*
> ◗ *Es extraño, pero mientras más doy, más satisfecho me siento.*
> ◗ *El tipo de entrega más satisfactoria es darle a la gente parte de mí.*
> ◗ *La conexión más profunda viene de la generosidad espiritual.*

Como todo en esta vida, el camino que lleva a cada individuo del primero al último punto da distintas vueltas. Un niño de tres años que aprende a compartir sus juguetes no entiende la generosidad espiritual. De hecho, algunas personas nunca la entienden, sin importar su edad. Sin embargo, la construcción personal sigue este camino, en conjunto con el diseño natural de las células, que implica compartir y cooperar como estrategia de supervivencia. En el nivel personal, la supervivencia no es un problema; el problema son las recompensas que recibimos vinculándonos y conectándonos con otros, el proceso básico de una sociedad en paz.

2. Las células se sanan a sí mismas.

Cuando somos autoconscientes, aprendemos a reparar nuestros daños. Para las células resulta natural, a pesar de que la sanación es uno de los procesos corporales más complejos y confusos. Sólo sabemos que existe y que nuestra vida depende de ella. Las células tienen la fortuna de no tener que cavilar respecto de su propia sanación; sólo localizan el daño, y de inmediato se activa el mecanismo de sanación. Encontramos un equivalente en el nivel cuerpo-mente. Cuando decimos: "El tiempo cura todas las heridas", hablamos de procesos automáticos, sean dolorosos o no. Por ejemplo, la aflicción sigue su curso sin que nadie note la sanación de las emociones rotas.

Pero no todos los procesos de sanación son automáticos, como podemos observar en quienes nunca superan la aflicción. La mayoría de las veces, sanar es una actividad consciente. Todo el tiempo miramos hacia nuestro interior y nos preguntamos: "¿Cómo va todo por aquí?" Nada garantiza que encontraremos la respuesta, y, cuando la lesión interna está irritada y adolorida, el simple hecho de verla se vuelve demasiado para nosotros. La autosanación implica sobreponerse al dolor y encontrar una manera de estar en forma de nuevo. El camino es un tanto así:

- *Alguien ayúdeme, me siento mal.*
- *Alguien vuelva a ayudarme, me siento mal de nuevo.*
- *¿Por qué no me deja de doler? Si lo ignoro quizá desaparezca.*
- *Intenté distraerme, pero de verdad necesito entender lo que ocurre en mi interior.*
- *Tolero observar aquello que no anda bien.*
- *Quizá pueda hacer algo por mí mismo.*
- *Quizá el dolor intenta decirme algo. ¿Qué podrá ser?*
- *Creo que ya entendí, y el dolor empieza a disminuir.*
- *Me siento bastante aliviado; es posible sanar.*
- *Confío en mi capacidad de sanación.*

Un niño que llora por su mamá no tiene más recursos; él no entiende la última parte: "Confío en mi capacidad de sanación". Sin embargo, la sanación es parte del ciclo de retroalimentación que vincula cuerpo y mente. Su capacidad personal crece a medida que experimenta más momentos de autosanación, incluso si sólo son simulacros. Ganarles a nuestras heridas más profundas es un triunfo espiritual sin el cual la vida sería cruel, pues las heridas son ineludibles. La construcción personal es prueba de que la vida no es cruel mientras la victoria sobre el dolor sea posible. A través de la autoconsciencia, usted se da cuenta de que la sanación es una de las fuerzas más importantes que sustentan la vida.

3. *La vida celular requiere nutrición constante.*
Las células viven gracias a su completa confianza en el universo. Ésta es tan fuerte que la célula promedio no almacena reservas alimentarias y de oxígeno para más de tres o cuatro segundos. Saben que el alimento siempre vendrá. Con esa certeza, pueden dedicar todo su tiempo y su energía a las cosas que impulsan la vida, como el crecimiento, la reproducción, la sanación y el engranaje

celular interno. Al mismo tiempo, las células no escogen lo que les conviene; todo nutriente es bueno. No sobra tiempo para cometer errores o coquetear con estilos de vida riesgosos.

A continuación, un fragmento de sabiduría que se adquiere a través de la transgresión, más que a través del cumplimiento. En nuestra cultura, la emoción, el riesgo y el peligro son palabras positivas, mientras que el balance, la proporción y la moderación implican aburrimiento puro. La rebeldía nos parece un derecho natural, por lo que nos sentimos tentados a ignorar los beneficios de una vida balanceada, pero nuestras células sufren con cada experiencia. Sin embargo, la sabiduría nos enseña más de una cosa. Todos valoramos nuestro derecho a cometer errores, y la evolución es compasiva, así que siempre podemos retroceder y comenzar con un mejor estilo de vida. Lo importante es saber qué es lo mejor para nosotros y enfocarnos en eso.

Al hacerlo, la pasión se vuelve parte del equilibrio. Al parecer, cada célula siente una pasión natural por la vida, de modo que hace todo lo posible por prosperar y reproducirse. Así pues, aliméntese de las tres cosas que aumentarán su pasión por vivir. Vale la pena tomarse el tiempo de escribirlas y llevar la lista en la cartera como recordatorio constante. En general, su bienestar debe incluir cuerpo y mente, por lo que su lista debe tener:

1. La visión personal más suprema.
2. Su amor más profundo.
3. Su objetivo más ambicioso.

La visión le dará propósito y sentido; el amor, emociones vívidas y pasión duradera, y el objetivo ambicioso, un propósito cuyo éxito llevará años. En conjunto, estos elementos nos llevan a la felicidad verdadera. Al igual que otros aspectos de la sabiduría, hay un camino para alimentar nuestra vida, como el siguiente:

- *Supongo que soy lo suficientemente feliz. Mi vida es tan buena como la de mi vecino.*
- *Me gustaría que mis días no fueran tan rutinarios y predecibles.*

🟊 *Debajo de la superficie tengo sueños secretos.*

🟊 *Tal vez no es indispensable temer para alcanzar las metas.*

🟊 *Merezco más calidad y felicidad en mi vida.*

🟊 *Me arriesgaré para alcanzar la felicidad.*

🟊 *Mis ambiciones empiezan a ser reales.*

🟊 *No puedo creerlo, el universo está de mi lado.*

Éste es un camino de confianza continua, el tipo de confianza que es natural a las células, pero que a nosotros nos cuesta trabajo tener. Para la mayoría de las personas, la confianza choca con una pared a temprana edad, y entonces pierden la confianza que como niños sentían, pues de sus padres dependía alimentarlos, vestirlos y mantenerlos. Ocurre un cambio cuando entra en nuestra vida un tipo nuevo de confianza llamado autosuficiencia. Durante esta transición, aprendemos a dejar de confiar en lo exterior ("Confío en mi mami y en mi papi") para confiar en nuestro interior ("Confío en mí mismo"). Es obvio que esta transición es difícil y viene acompañada de impedimentos, por lo que se requiere una conciencia constante para seguir evolucionando. El único bienestar auténtico viene del interior. Si sigue poniendo la confianza en otros, le podrá ser arrebatada; pero si confía en usted mismo, esto no pasará. El camino empieza por afirmar "Puedo hacerlo solo"; luego: "Conmigo me basta", y termina: "El universo me sustenta". No existe camino más gratificante y sublime que éste.

4. Las células son dinámicas: si se estancan, mueren.

Las células son inmunes a los problemas de la vida diaria (para sobrevivir, tan sólo deben ser) y una bendición es que nunca se estancan. El mundo de una célula es el flujo sanguíneo, que es una supercarretera llena de tráfico químico. A simple vista, la sangre es un líquido carmesí uniforme, un poco viscoso y caliente, pero a nivel molecular abunda en variedad. Una célula nunca sabe a ciencia cierta lo que le llevará la carretera. La química sanguínea de un soldado en plena batalla, de un paciente con cáncer, de un yogui dentro de una cueva en el Himalaya o de un recién nacido, es única.

La respuesta celular a un mundo en constante cambio es la adaptabilidad. El cerebro debe ser el más adaptable, puesto que todas las acciones del cuerpo, hasta las más pequeñas, le son reportadas. Por tanto, si usted se aferra a una conducta, hábito o creencia específicos, obstaculiza su cerebro. Le tomó mucho tiempo a la ciencia médica aceptar lo grave que es aferrarse a algo. Hace 20 años, algunos de los primeros estudios sobre la relación cuerpo-mente buscaban correlaciones entre la psicología y las enfermedades. Muchos doctores suponían, sin tener un respaldo científico, que algunos pacientes tenían personalidades que los hacían más susceptibles a ciertos tipos de cáncer. Los resultados mostraron una "personalidad propensa a la enfermedad" marcada por represión emocional y tensión general, pero no surgió ninguna "personalidad propensa al cáncer". Por tanto, no sirvió de mucho descubrir que nuestra psique nos pone en un riesgo general y vago de padecer casi cualquier enfermedad, desde un resfrío hasta artritis reumatoide e infartos.

Sin embargo, podemos hacer uso de este descubrimiento al darle un giro de 180 grados. En vez de intentar localizar con precisión el tipo de conductas que ocasionan el cáncer, podemos enfocarnos en no aferrarnos ni estancarnos, pues ya sabemos que las neuronas y todas las demás células están diseñadas para ser dinámicas, flexibles y abiertas al cambio. Que el cambio es nuestro amigo no es algo que aceptemos con naturalidad, pues con el paso del tiempo nos volvemos más renuentes al cambio. El camino por seguir puede ser más o menos así:

- *Soy quien soy y nadie tiene derecho a cambiarme.*
- *La familiaridad configura mi zona de confort.*
- *Mi rutina diaria comienza a estancarse.*
- *Veo a otros que hacen más que yo. Quizá estoy suprimiendo mi curiosidad.*
- *No puedo esperar que lo nuevo venga a mí por cuenta propia. Necesito motivarme.*

Comienzo a disfrutar lo nuevo.

Es posible crear una zona de confort en pleno cambio.

Amo mi vida dinámica; me hace sentir vivo.

Para las células, este camino es innecesario, pues la evolución ha hecho que el dinamismo sea una parte más de su vida. Es a nivel personal que usted debe confrontar el estancamiento. Al final, la razón es básica y natural: usted está diseñado para evolucionar, porque así es como funciona su cuerpo. Cooperar con la naturaleza no será fácil al principio, pero, conforme insista, verá que es la manera más fácil de vivir y prosperar.

5. El balance entre el mundo interno y el externo se mantiene siempre.

Las células no se obsesionan con su mundo interior. No son neuróticas ni ansiosas respecto del futuro. No se arrepienten de nada (aunque definitivamente guardan las cicatrices del pasado; si no, pregúntele al hígado de un alcohólico o al estómago de alguien aprehensivo). Puesto que no se quejan, es fácil asumir que las células no tienen una vida interior, pero la tienen. La línea divisoria entre el interior y el exterior de una célula es la membrana externa. De muchas formas, ésta es el cerebro miniatura de la célula, ya que todos los miles de mensajes se reciben a través de los miles de receptores localizados en la membrana. Estos receptores permiten la entrada de algunos mensajes y dejan fuera otros. Como los lirios flotantes, se abren al mundo, pero tienen raíces por debajo de la superficie.

En el interior, estas raíces permiten que los mensajes lleguen a donde sea necesario. Si usted experimenta negación o represión, la censura o la erupción de ciertos sentimientos, o si siente el jalón de la adicción o la rigidez de los hábitos, todas esas cosas pueden detectarse en la membrana celular. Los receptores están en constante cambio para satisfacer la necesidad de equilibrio entre el mundo interno y el externo. Éste es otro obsequio de la adaptabilidad. A Deepak le gusta decir que no sólo tenemos experiencias, sino que también las metabolizamos. Cada experiencia se codifica como una señal química que alterará la vida celular, ya sea de una forma sustancial o no, por unos minutos o unos cuantos años.

El problema surge cuando una persona cierra su mundo interior y no logra sincronizarlo con el exterior. Hay dos extremos: en uno están los psicóticos, para quienes la realidad está hecha de alucinaciones y pensamientos truncos, y en el otro están los sociópatas, que carecen de conciencia y de un mundo interior, y lo único que ven es cómo explotar lo que está "afuera". Entre estos dos polos hay muchos tipos de conductas. Ambos mundos se salen de equilibrio a causa de cualquier tipo de mecanismo de defensa. Esto quiere decir que implementamos una pantalla que separa el mundo exterior de nuestras reacciones hacia él. Las pantallas incluyen las siguientes:

- *Negación:* rehusar enfrentar cómo nos sentimos realmente cuando algo falla.
- *Represión:* dejar de sentir para que lo que pase "allá afuera" no pueda hacernos daño.
- *Inhibición:* reprimir nuestros sentimientos con la lógica que dicta que los sentimientos truncados son más seguros y más aceptados por la sociedad.
- *Manía:* tener sentimientos desenfrenados sin pensar en las repercusiones sociales. Es lo contrario a la inhibición.
- *Victimización:* negarnos placer porque los demás no nos lo dan, o aceptar el peso del dolor porque creemos merecerlo.
- *Control:* poner una barrera entre los mundos para que ninguno cruce nuestros límites.
- *Dominación:* mantener a otros en una posición inferior mientras nos intoxicamos con una fantasía de poder.

¿Cómo sería la vida sin estas pantallas? En pocas palabras, usted tendría resiliencia emocional. Los estudios realizados con sujetos que han llegado a los 100 años en buen estado de salud indican que su secreto más grande es la resiliencia. Los centenarios han enfrentado los mismos obstáculos y las mismas desilusiones que los demás, pero al parecer han sabido superarlos con facilidad y no permiten que el peso del pasado los aplaste. Este tipo de resiliencia emocional implica que no siempre hay mecanismos de defensa presentes, pues, cuando lo están, la gente decide guardar heridas y rencores viejos e incorporar el estrés a su vida en lugar de eliminarlo. El cuerpo paga la factura cada vez que construimos una barrera defensiva.

En lugar de actuar de estas formas distorsionadas, las células dejan pasar el flujo natural de la vida; la respuesta interior de la célula empata con lo que sucede en el exterior. Para restablecer este ritmo a nivel personal es necesaria la conciencia. Todos tenemos cargas emocionales y tendemos a proteger nuestro ser interior del dolor o a ignorar nuestro mundo interno, porque enfrentarlo parece desastroso. El camino que nos lleva al balance entre el interior y el exterior va más o menos así:

- *Esto se siente mal; no quiero lidiar con esto.*
- *No es seguro mostrar lo que siento.*
- *El mundo es un lugar aterrador. Todos tenemos derecho a protegernos.*
- *Enfrentaré mis problemas mañana.*
- *Las cosas no parecen solucionarse solas.*
- *Quizá necesito enfrentar mis actitudes ocultas y sentimientos reprimidos.*
- *Eché un vistazo al interior y hay mucho por hacer. Sin embargo, no es tan temible como esperaba que fuera.*
- *Es un alivio deshacerme de problemas viejos.*
- *Comienzo a sentirme más cómodo y seguro respecto del mundo.*

6. Las toxinas y los organismos contaminantes son localizados y atacados.

Si las células pudieran opinar sobre nuestra forma de vivir, sin duda estarían sorprendidas con nuestra alta tolerancia a las toxinas. De forma natural, las células expulsan o contrarrestan toda sustancia tóxica que se cruce en su camino. La principal función del sistema inmunológico es separar a los invasores dañinos de los inofensivos. La tarea del riñón consiste en filtrar las toxinas de la sangre. Hay una gran variedad de flora bacteriana necesaria en nuestros intestinos (si usted toma un antibiótico, que indiscriminadamente elimina las bacterias, su digestión se desequilibrará por un tiempo) y una variedad similar de sustancias bioquímicas que transitan por nuestra sangre. El sistema inmunológico y los riñones han evolucionado para discernir lo bueno de lo malo. La inteligencia de su cuerpo reconoce la toxicidad y se defiende de ella. Sin embargo, para los humanos ha resultado muy difícil aprender esta lección.

La medicina convencional dañó el bienestar público al pasar por alto la campaña que estaba a favor de una dieta más natural y libre de aditivos. A partir de la adición de hormonas que aceleran la producción de la carne e incrementan drásticamente la cantidad de leche que una vaca puede dar, han ocurrido cambios sospechosos en la salud pública, como la aparición de la menstruación en niñas pequeñas y el aumento de casos de cáncer de mama (el tejido mamario es muy sensible a las sustancias ajenas y puede confundirlas con señales hormonales). Incluso hoy en día, un médico general sabe lo mínimo de nutrición y alimentación. Los médicos debieron unirse a la campaña en contra de posibles contaminantes en el aire, el agua y los alimentos.

Sabemos que las poblaciones con agua contaminada y mal sistema de drenaje son más propensas a todo tipo de epidemias y recortes en la esperanza de vida, pero no hay suficientes estudios que relacionen la esperanza de vida con los aditivos "normales" de los alimentos. Por ley, el gobierno monitorea el uso de pesticidas e insecticidas, pero aun así pocas veces se interponen los recursos jurídicos pertinentes contra quienes infringen las normas. Las grandes fuerzas económicas promueven la comida rápida, la carne llena de hormonas, el alto contenido de azúcar y los conservadores. Pero no tendríamos que esperar a que los estudios nos digan qué aditivos son tóxicos. Sabemos que una dieta alta en azúcares y grasas es riesgosa. La precaución es la mejor actitud posible, y llevar una dieta natural, lo más sensato. ¿Por qué no intentar entonces llevar una dieta lo menos tóxica posible?

Esto no debe convertirse en una lógica de extremos. Hasta el momento, ningún estudio demuestra que si una persona consume grandes cantidades de suplementos o lleva una dieta orgánica rigurosa vive más que quienes comen balanceadamente. La palabra *toxina* nos da miedo, pero una postura equilibrada es mejor que una búsqueda de pureza máxima motivada por el temor. Por ley, los pesticidas y los insecticidas deben haberse degradado para cuando la comida llega al mercado, y deben enjuagarse cuando son procesados para su venta; aun así, lavar las frutas y las verduras debe ser una norma en casa. Es sensato desconfiar de la industria alimenticia que con frecuencia nos asegura que no consumimos tantos conservadores, aditivos y pesticidas como para que nos hagan daño. A lo largo de nuestra vida, somos lo que comemos, y eso debe ser advertencia suficiente.

La campaña a favor de una mejor dieta es parte de una tendencia general, aunque lenta, de hacer cumplir la ley, pero el problema más grande son las toxinas invisibles que degeneran el bienestar. A su vez, estas toxinas tienen suficiente publicidad: el estrés, la ansiedad, la depresión, la violencia doméstica, el abuso emocional y físico. Éstas son las toxinas invisibles; sin embargo, la misma dificultad de hacer cumplir su erradicación está presente. La gente soporta demasiados estilos de vida tóxicos. Todos los días adoptamos conductas que tienen impactos negativos en nuestro cuerpo, o padecemos conductas similares por parte de nuestra familia, amigos y compañeros de trabajo. La solución es la conciencia, echar un vistazo honesto al espejo y encontrar la forma de expulsar de nuestra vida esas toxinas invisibles. El camino para hacerlo puede ser el siguiente:

- *Estoy fuerte y tengo buena salud. Puedo comer lo que quiera.*
- *Nada parece ir mal.*
- *Lo "natural" es para ex jipis y gente que se preocupa demasiado.*
- *Examiné la situación y hay más toxinas de las que pensaba.*
- *Más vale prevenir que lamentar.*
- *Debo cambiar hoy si quiero estar bien mañana.*
- *Puedo evitar la comida procesada si lo intento.*
- *Merezco estar bien. Me costará trabajo, pero lo vale.*

Deshacerse de las toxinas invisibles es otro camino, pero no es del todo diferente. Usted empieza pensando: "Puedo aguantarlo", pasa por: "Es un daño para mi vida", y termina con: "Merezco estar bien". La lógica y la inercia son cosas poderosas. Podemos pasar años aguantando las toxinas porque nuestra mente encuentra excusas para el cambio. Reconozca el poder de estas fuerzas y respételas. No necesita emprender un ataque intempestivo para purificar su vida; basta con evolucionar en la dirección correcta. Vale la pena dedicar algunos años de reflexión a la sabiduría que las células adquirieron luego de miles de millones de años de evolución.

7. La muerte es parte normal del ciclo de vida de una célula.

Las células logran algo que nosotros apenas entendemos y sólo podemos envidiar. Dedican todos sus esfuerzos a la supervivencia y no tienen miedo a la muerte. Ya hablamos de la apoptosis, es decir, la muerte programada que genéticamente dice a las células cuándo morir. La mayor parte del tiempo las células se dividen en lugar de morir de la forma que tanto tememos. Ellas desafían la mortalidad cuando se transforman en una nueva generación de células. La reencarnación sucede frente a nosotros cuando vemos el proceso de la mitosis con un microscopio. A los humanos la muerte nos perturba más, aunque en las últimas décadas nuestra actitud al respecto es menos temerosa, en gran parte gracias al revolucionario libro *Sobre la muerte y los moribundos* de Elisabeth Kübler-Ross, publicado en 1969.

La sabiduría de las células se relaciona a la perfección con los grandes maestros de la sabiduría mundial. La muerte no es igual y opuesta a la vida: es parte de la vida, que abarca todo. Todo lo que nace debe morir, y aun así, dentro del plan cósmico, morir es tan sólo una transición a otra vida. La renovación es la constante de la naturaleza. Estos temas son controversiales cuando la gente compara sus creencias religiosas y pelea por una verdad dogmática. Pero ni las células ni la naturaleza en sí tienen preferencias teológicas.

Un escéptico estará en contra de cualquier punto de vista basado en la fe; argüirá que el universo es frío e impersonal, regido por eventos aleatorios e indiferentes a la existencia humana. Curiosamente, la lucha entre la fe y el escepticismo no tiene consecuencias en la valoración que cada uno tiene de la mortalidad. Aceptar la muerte es un acto personal que trasciende las creencias. Hay creyentes devotos que tiemblan de miedo ante la idea de la muerte, así como escépticos que la toman con ecuanimidad. Lo esencial, traído a colación por Kübler-Ross, es que morir es un proceso de varias etapas que conocemos bien: duelo, negación, ira, negociación, depresión y aceptación. (Deepak conoce a dos hermanas que cuidaron a su madre de 89 años, quien se encontraba en estado terminal. Se sentaron a cada lado de la cama, turnándose la lectura de *Sobre la muerte y los moribundos,* con la esperanza de ofrecerle consuelo a su madre, que las oía en silencio con los ojos cerrados. De repente se dieron cuenta de que ya había muerto, y una de las hermanas dijo sin pensar: "¡Pero apenas vamos en la cuarta etapa!")

Entretanto, ha surgido una discusión sobre el orden y la descripción de las etapas de la muerte hecha por Kübler-Ross. La lección más grande es que morir debe ser tan dinámico como vivir, una experiencia que evolucione conforme la experimentamos. En culturas como el budismo tibetano hay una larga preparación para la muerte y una teología que detalla varios cielos e infiernos (aunque los *bardos* son más bien considerados estados de conciencia luego de que se abandona el cuerpo). En Occidente no existe esa tradición (exceptuando a los indios americanos), y cada quien debe reflexionar el problema de la muerte como algo personal. De cualquier modo, es algo sobre lo que debemos reflexionar. Temer a la muerte es malo para el cuerpo, no porque la muerte sea lúgubre, sino porque el miedo es tóxico.

Es inevitable la imagen del ciclo de retroalimentación que envía mensajes a las células. La buena noticia es que usted puede quitarse el olor a muerte, que en gran parte es psicológico. La naturaleza está de su lado. La gran mayoría de los pacientes terminales la acepta, y quienes trabajan en los hospitales se dan cuenta de que quienes sufren más ansiedad y estrés son los familiares y no los moribundos. Es demasiado superficial y erróneo relacionar la vejez con la muerte. La vejez le sucede al cuerpo, y la muerte, a la persona. Así pues, quien tenga una conciencia personal más arraigada, aquel que haya reflexionado con profundidad sobre la gran pregunta: "¿Quién soy yo?", será quien esté más tranquilo a la hora de su muerte.

Hablaremos más sobre cómo llegar a nuestro verdadero yo, o yo nuclear. Es un problema vital, ya que la sabiduría tradicional universal dicta que el verdadero yo no puede ser tocado por la muerte, que es lo que san Pablo quiere decir con "muriendo hasta la muerte". Es importante destacar en este momento que morir es una parte natural de la vida, tal como lo experimenta cada célula de nuestro cuerpo. El camino para estar en paz con la muerte puede verse de la siguiente manera:

- *No pienso en la muerte porque no tiene sentido hacerlo.*
- *Lo más importante es vivir cada instante.*
- *De cualquier forma, creo en secreto que no llegaré a la vejez ni moriré.*
- *La verdad es que no pienso en la muerte porque me aterra.*
- *He visto la muerte de un amigo, un familiar, una mascota. Sé que algún día será mi turno.*
- *Empiezo a sentirme mejor al respecto. Puedo mirar a la muerte sin tener que salir corriendo.*
- *Todos morimos. Lo mejor es acercarme a la muerte con calma y con los ojos abiertos.*
- *He sentido las primeras señales de mortalidad; es tiempo de enfrentarme a la muerte.*
- *He descubierto que me parece interesante saber más sobre la muerte.*
- *Me ha sido posible aceptar la muerte como una etapa natural de la vida.*

Alcanzar la sabiduría es un proyecto que dura toda la vida. La "nueva vejez" es un estimulante para ello, así como también los estudios que muestran el lado positivo del envejecimiento, el cual puede ser llamado madurez. En comparación con la gente joven, a los viejos no les va bien en los exámenes para determinar el coeficiente intelectual (CI), pero en las áreas de experiencia de vida salen ganando. Esto se ve, en particular, en pruebas en las que se hacen preguntas sobre decisiones difíciles, como despedir a un empleado, decirle a un amigo que su cónyuge le es infiel o enfrentar el diagnóstico de una enfermedad grave de un miembro de la familia. Lo que uno necesita para esas situaciones es madurez, y, aunque la inteligencia emocional entra en juego, ningún aspecto del CI se equipara con la madurez. La vida debe vivirse; de esa manera se adquiere la madurez. ¿Por qué no vivimos la vida tal como lo dicta la evolución, ejemplificada en las células?

EL CEREBRO ILUMINADO

¿Cómo será la iluminación? ¿El alma se encuentra más cerca? ¿Podemos conocer a Dios en persona? Para muchos, la respuesta a estas preguntas es como atrapar un unicornio: un hermoso sueño que nunca se vuelve realidad. En la Edad Media, el unicornio era el símbolo perfecto de la gracia. El caballo blanco y puro con un cuerno trenzado en la frente era una representación de Cristo; por tanto, capturarlo era un viaje interior para encontrar a Dios. Los mitos pueden hacerse realidad si seguimos el camino correcto.

La iluminación también implica un viaje interior cuyo destino es Dios, y es posible lograrlo. Sin embargo, hay otros destinos que no son Dios. El término original para iluminación, *moksha,* está en sánscrito y quiere decir "liberación". ¿Liberación de qué? Del sufrimiento, la mortalidad, el dolor, el ciclo de renovación, el karma. La espiritualidad oriental ha ofrecido muchos caminos preciados a medida que se ha desarrollado con el paso de los siglos. Aunque la *moksha* es considerada real, algo a lo que todos debemos aspirar, la frustrante verdad es que la iluminación nos ofrece pocos ejemplos de gente que la haya logrado. Y las comparaciones con unicornios son incómodas.

Lo que queremos es que la búsqueda de la iluminación se perciba como un camino natural para el cerebro. Durante siglos, antes de que se creyera en la conexión entre cuerpo y mente, a diferencia de nosotros, la gente no sabía que todas las experiencias rendían cuentas al cerebro. Es imposible ver un tostador o una tortuga sin que la corteza visual se active, y pasa lo mismo si vemos un ángel, aunque lo veamos en la mente. Lo que les concierne a las neuronas en la corteza visual es la imagen, que puede ser real o soñada y que es posible que exista "adentro" o "afuera". Es imposible procesar los estímulos visuales sin estimular esta área del cerebro. Tampoco hablamos sólo de ángeles. Para que Dios, el diablo, el alma, los espíritus ancestrales o cualquier otra experiencia espiritual exista, el cerebro debe ser capaz de registrarla, almacenarla y descifrarla. No nos referimos únicamente a la corteza visual, pues todo el cerebro es territorio virgen para la espiritualidad.

El despertar del cerebro

Algo que demuestra que la iluminación existe (y es asequible) está justo frente a nosotros. Todo el tiempo decimos cosas que nos acercan a la iluminación: "Despierta", "Mira la luz", "Enfrenta la realidad". Estas frases son indicadores de un estado de conciencia mayor. La única diferencia es que una persona iluminada ha ido un poco más allá. Con la iluminación despertamos por completo, vemos con toda claridad y nos enfrentamos a la realidad definitiva. Por tanto, nuestro cerebro deja de estar amodorrado y se pone a la par de nuestra iluminación, la cual es un estado alerta, vívido y creativo.

Un cambio espectacular ha ocurrido, y no debe sorprendernos, en esta época de fe, que el despertar sea visto en términos religiosos. En el Nuevo Testamento, ver la luz quería decir ver a Dios; cuando Jesús dijo: "Soy la luz del mundo" (Juan, 8:12), quiso decir que la gente podría ver la divinidad si lo veían no como un cuerpo de carne y sangre, sino como parte de Dios. Dios es la luz suprema, y es necesario tener nuevos ojos, los del alma, para verlo. Aun así, cualquier tipo de reflexión, sin importar lo divino o poético de la terminología, implica un cambio en el funcionamiento cerebral.

Cuando este cambio ocurra, usted verá todo con una nueva luz, incluyéndose a sí mismo. Jesús dijo a sus discípulos que no escondieran su luz en una cesta de celemín, porque ellos también eran parte de Dios. Los discípulos debían verse con los ojos del alma y luego dejar que el mundo viera su transformación. Las religiones intentan patentar las transformaciones personales y hacerlas únicas, pero éstas son procesos universales que forman parte de la conexión cuerpo-mente. Cuando decimos: "Enfrenta la realidad", nos referimos a ver las cosas como son en realidad, no como una ilusión. Una persona iluminada se ha liberado de todas las ilusiones y ve la realidad con claridad. Lo que parece común y corriente se torna divino.

Una vez que la mente despierta, ve la luz y enfrenta la realidad, el cerebro pasa por sus propios cambios físicos. La neurociencia no ha podido mapear dichos cambios, ya que muy pocos están dispuestos a someterse a exámenes y resonancias. Todo el asunto de la conciencia superior está siendo escudriñado y el proceso es lento. Es casi imposible decidir si la gente de verdad ve ángeles cuando no podemos explicar cómo ve el cerebro al mundo. Como se mencionó con anterioridad, cuando vemos cualquier cosa (una silla, una mesa o un libro) no hay una imagen en el cerebro. Las teorías sobre la visión, al igual que las de los demás sentidos, siguen siendo rudimentarias y en gran parte suposiciones.

Sin embargo, la evidencia actual de la iluminación, aunque fragmentada, es positiva. Por años, los mejores yoguis de la India han hecho hazañas físicas asombrosas bajo la mirada científica. Hay un tipo de hombres sagrados, los *sadhus,* que someten sus cuerpos a condiciones extremas como parte de sus prácticas religiosas y para adquirir mayor autocontrol. Algunos se han enterrado vivos y sobrevivido durante días, porque son capaces de bajar su respiración y su ritmo cardiaco al mínimo. Otros sobreviven con poquísimas calorías al día y llevan a cabo actos de fuerza bruta. A través de rituales espirituales específicos, los yoguis y los *sadhus* pueden controlar su sistema nervioso autónomo; esto quiere decir que son capaces de alterar de forma consciente las funciones del cuerpo que por lo regular son involuntarias.

Resultaría increíble atestiguar tal control, pero sería una impresión limitada comparada con la iluminación. En ella, el cerebro adopta una imagen nunca antes vista del mundo y, una vez que el cerebro cambia, la persona iluminada se llena de asombro y felicidad, pasa por una serie de revelaciones que lo harán exclamar "¡ajá!" y, conforme su cerebro sube peldaños, entra en una nueva visión del mundo. Con cada peldaño se anula una vieja percepción.

- Soy parte de todo.
- Anula la creencia de que usted está solo y aislado.
- Alguien se encarga de mí.
- Anula la creencia de que el universo está vacío y es impersonal.
- Estoy satisfecho.
- Anula la creencia de que la vida es una constante lucha.
- Mi vida le importa a Dios.
- Anula la creencia de que Dios no existe o es indiferente.
- No tengo límites; soy una criatura del universo.
- Anula la creencia de que los seres humanos somos una mancha insignificante en la vastedad de la creación.

Estos "¡ajás!" no llegan de golpe, sino que son parte de un proceso. Puesto que el proceso es natural y no requiere ningún esfuerzo, todo mundo puede despertar. La percepción no es difícil de modificar. En las películas (y a veces en la vida real), una mujer le dice a un hombre: "Espera un segundo. No somos sólo amigos. ¡Estás enamorado de mí! ¿Cómo es que no me di cuenta antes?" Este instante de revelación, ya sea en la realidad o en la ficción, puede cambiarle la vida a alguien, y, aunque no fuera así, el cambio interno ocurre. La mente, acompañada por el cerebro, deja de ver el mundo como *sólo somos amigos* para verlo como *me amas*. La iluminación sigue el mismo camino. La realidad A (el mundo secular) es alterada por un instante de percepción que cambia las reglas de la vida a unas que operan en la realidad B (en la cual Dios es real).

La gente quiere más sentido y satisfacción, por lo que desea la realidad B. Si cualquiera tuviera la seguridad absoluta de la existencia de Dios, renunciar a la realidad A sería un alivio y un placer. No habría más sufrimiento, ni dudas, ni temor a la muerte, y nadie tendría que preocuparse de sus pecados, el infierno o el castigo eterno. Por más cómoda que sea la realidad A, las religiones prosperan gracias a nuestros deseos de evitar las caídas del mundo secular.

La única garantía de que Dios es real viene de experiencias directas. Debemos sentir una presencia divina o sentir que Dios está entre nosotros, como sea que usted interprete estas frases. Curiosamente, Dios tiene un papel pequeño en el proceso de iluminación. La mayor parte tiene que ver con el cambio de percepción: despertar, ver la luz, enfrentar la realidad. Es un error creer que la persona iluminada es como un escapista, un Houdini espiritual que de forma misteriosa se libera de la ilusión que es la vida terrenal. El propósito real de la iluminación consiste en hacer que el mundo sea más real. La irrealidad viene de pensar que estamos solos. Cuando usted se dé cuenta de que está conectado con todo en esta vida, ¿qué será más real?

Hay grados de iluminación, y uno nunca sabe qué nos deparará el siguiente brote reflexivo. Si aprendemos a percibirlo de otra manera, hay un "¡ajá!" en potencia en cada situación. A continuación, un ejemplo personal. En un congreso, Deepak conoció a una neurocientífica que dijo sentirse más cómoda entre aves que entre personas. ¿Qué quiere decir esa afirmación? No parecía ser una locura. La mujer sabía de neurociencia, y era inteligente y elocuente.

En resumen, su experiencia era algo parecido a lo que le ocurría al susurrador de caballos, quien se vinculaba con el sistema nervioso de otras criaturas. Hace 10 años esta declaración habría parecido extraña. ¿Cómo es posible que una persona piense como perro, tal como lo hace César Millán, o como caballo, igual que Monty Roberts, el susurrador de caballos original? La respuesta está en la sensibilidad y la empatía. Ser consciente de uno mismo puede expandir nuestra conciencia a los sentimientos ajenos. Sentir la alegría o la tristeza de alguien no es un misterio sin resolver.

Tal parece que podemos hacer lo mismo con los animales, y la prueba de ello es que podemos entrenar caballos y perros casi sin ningún esfuerzo si somos capaces de susurrar en su idioma, sin látigos, bozales ni malos tratos. Cuando sabemos cómo percibe el mundo el sistema nervioso del animal, no hace falta lastimarlo para entrenarlo. No es difícil cambiar la conducta del animal si seguimos el camino natural de su cerebro. En el caso de la señora de los pájaros, la prueba de su sincronía es que muchos tipos de pájaros silvestres se sienten seguros de posarse en sus hombros y comer de su mano. ¿Esto quiere decir que es pariente de san Francisco de Asís, a quien siempre vemos representado de esta manera? De cierta manera, sí. La habilidad de san Francisco de ver toda la creación como una parte de Dios lo hacía empático a todos los seres vivos. Hay un cambio en el sistema nervioso del santo que expresa lo que la mente acepta: "Estoy en paz con el mundo y sus seres vivos. No estoy aquí para hacerles daño".

¿Debería sorprendernos tanto que otras criaturas reconozcan cuando nos acercamos en son de paz? Nuestras mascotas saben a quién gruñirle y a quién acercarse en busca de una caricia. Hay un punto en común entre el sistema nervioso de las personas y el de otros seres. Suena un tanto árido decirlo de manera tan analítica, pero lo cierto es que es hermoso cuando un pájaro se posa en la palma de nuestra mano.

Deepak recordó el caso de la señora de los pájaros, pero éste no era todavía un momento "¡ajá!" Rudy provocó la revelación cuando Deepak le preguntó algo atrevido: "El ADN humano es idéntico al de los plátanos en 65%, ¿esto quiere decir que podemos sentir empatía o comunicarnos con un plátano?" (Cuando hizo la pregunta, estaba pensando en los experimentos de Clive Baxter, los cuales consistían en conectar plantas a sensores eléctricos sensibles. Los resultados dejaron ver cambios eléctricos en las plantas, medidos con una especie de polígrafo, cuando sus dueños peleaban o estaban estresados. Lo más sorprendente fue ver que las plantas presentaban los cambios eléctricos más sustanciales cuando sus dueños pensaban en podarlas.)

Rudy respondió que, cuando comemos un plátano, los receptores de nuestra lengua se conectan con el azúcar de la fruta, así que de cierta manera somos partícipes de la realidad química del plátano. Además, el plátano nos da proteínas que se unen a receptores nuestros que son similares a los suyos. Entonces, lo que sucede es una comunicación "molecular". A la par, cuando comemos un plátano, su energía se convierte en nuestra energía, y eso es un enlace más íntimo que la comunicación. Cuando analizamos el total de ADN humano, más de 90% viene de las bacterias que viven en nuestro cuerpo de forma simbiótica. La mayor parte de nuestro ADN es similar al de las bacterias; además, los organelos que nos dan energía, las mitocondrias, son células bacterianas que están en nuestras células para energizarnos. Así pues, por la genética estamos entretejidos en la red de la vida. Ésta forma una matriz de energía, genes e información química codificada. Ninguna parte queda fuera, y ahí está el "¡ajá!" Cada vez más gente llega a esa misma revelación, y prueba de ello es el creciente interés en la ecología. Los seres humanos ya no creemos que la Tierra sea nuestra para hacer lo que queramos sin sufrir las consecuencias de nuestros actos. Sin tener la menor idea de la existencia de la capa de ozono o de la creciente temperatura de los océanos, los antiguos sabios y oráculos de la India, como parte de su camino a la iluminación, llegaban a la misma conclusión de que "el mundo se encuentra dentro de nosotros". La ecología entreteje todas las acciones a favor de la vida, ya sea que éstas sucedan en nuestras células o en las de un plátano.

¿Dónde están las pruebas?

Confrontemos el razonamiento escéptico que dice que el cerebro, capaz de crear ilusiones, se ha engañado a sí mismo con la creencia de Dios y con las demás trampas espirituales. Para un escéptico, la realidad material ("Esta piedra está dura y eso la hace real") es la única aceptable. Toda experiencia espiritual es irreal, y la misma duda se aplica a todo, sin importar si se trata de Jesús, Buda, Lao-Tzu o incontables sabios venerados durante miles de años. Para los escépticos de corazón, todo eso es basura. El etnólogo y escritor científico Richard Dawkins, quien afirma ser un ateo profesional, escribió *La magia de la realidad,* el libro para jóvenes que trata el asunto de lo que es real. En él, se le informa al lector que si quiere saber qué es real debe usar sus cinco sentidos; cuando las cosas son muy grandes o están muy lejos (por ejemplo, las galaxias lejanas), o son muy pequeñas (como las neuronas y las bacterias), debemos magnificar nuestros sentidos con telescopios y microscopios. Uno espera que Dawkins nos advierta que los cinco sentidos no siempre son de fiar, como cuando la vista nos dice que el sol sale por las mañanas y se oculta al atardecer, pero no hay tal advertencia.

Para Dawkins, nada de lo emocional o intuitivo tiene validez, y la creencia más engañosa es la "ilusión de un Dios". (Debe quedar claro que el autor no habla en nombre de todos los científicos. Según algunas encuestas, muchos científicos creen en Dios y asisten a eventos religiosos con más frecuencia que otras personas.)

El distanciamiento entre el materialismo y la espiritualidad (hechos *versus* fe) ha existido por muchos siglos, pero aun así el cerebro puede subsanarlo. Por ejemplo, hay una investigación sólida sobre la meditación que confirma que el cerebro es capaz de adaptarse a experiencias espirituales. La corteza prefrontal de los monjes budistas tibetanos que dedican sus vidas a la práctica espiritual muestra intensa actividad; la frecuencia de actividad de las ondas gamma en su cerebro es dos veces más amplia que la de la gente común. Cosas increíbles, nunca antes vistas por los investigadores, ocurren en la neocorteza de los monjes. Es por esto que desacreditar la espiritualidad como un autoengaño o una superstición es contradecir a la ciencia misma.

Lo de menos es el escepticismo; el verdadero problema es la disparidad entre la vida moderna y el viaje espiritual. Muchísimas personas quieren ver a Dios. Una vida dedicada al viaje interior puede ser muy gratificante, pero muy poca gente lleva a cabo esta búsqueda, en el sentido tradicional, pues las necesidades espirituales han cambiado desde la era de la fe, y Dios ha sido olvidado en un estante. Por otro lado, la iluminación parece muy difícil, lejana e improbable. El cerebro también es de ayuda en este punto. Redefinamos el estado de iluminación empleando términos modernos. Llamémosle el estado mayor de satisfacción. ¿Cómo sería ese estado?

- La vida sería menos difícil.
- Podríamos lograr nuestros deseos con mayor facilidad.

- Habría menos dolor y sufrimiento.
- La reflexión y la intuición tendrían más fuerza.
- El mundo espiritual de Dios y el alma serían una experiencia real.
- Nuestra existencia tendría un sentido más profundo.

Estas metas nos muestran un proceso realista que progresa de forma gradual. La iluminación es una transformación íntegra, no instantánea. Su cerebro experimenta un cambio físico al mismo tiempo que usted, su usuario y líder, alcanza nuevas etapas de cambio personal. Los siguientes aspectos por buscar, más que extravagantes, son partes de su propia conciencia actual; lo único que hay que hacer es expandirlos.

SIETE GRADOS DE ILUMINACIÓN

- Aumentan la *calma interior* y el *desapego*: permanecemos en equilibrio en medio de las actividades exteriores.
- El *sentido de conexión* se incrementa: nos sentimos menos solos, más unidos con quienes nos rodean.
- La *empatía* crece: somos capaces de percibir lo que los demás sienten y nos preocupamos por ellos.
- Llega la *claridad*: estamos menos confundidos y con menos conflictos.
- La *conciencia* se agudiza: reconocemos con más facilidad lo real y lo genuino.
- La *verdad* se devela: ya no necesitamos aceptar creencias convencionales y prejuicios, y somos menos sensibles a las opiniones externas.
- La *alegría* brota en nuestra vida: amamos con más intensidad.

No es cuestión de intentar asimilar estas distintas fases de la conciencia expandida a través de una estrategia de ataque directo e intempestivo. En realidad, cada una surge a su debido tiempo y a su ritmo. Nada necesita ser a la fuerza. Habrá algunos para quienes la alegría brote antes y con más facilidad que la claridad, y para otros quizá sea al revés. Conforme la iluminación se desarrolla, ésta sigue nuestra naturaleza: la naturaleza distinta de cada quien.

La clave es *desear* la iluminación desde el principio, la cual va de la mano con la transformación en su totalidad.

Si usted quiere transformarse —y de eso se trata la iluminación—, ¿qué hace falta que haga su cerebro? Si puede cambiar con facilidad, tal como lo hace ahora mismo, no debe haber problema alguno. Los millones de personas que desean una transformación espiritual ya la tienen a la mano. Su cerebro está transformándose constantemente. Si es cierto que es imposible pararse dos veces en el mismo lugar dentro de un río, entonces es imposible hacerlo, de igual manera, en el cerebro, pues ambos fluyen. El cerebro es un proceso, no una cosa; es verbo, no sustantivo.

Nuestro error más grande es creer que la transformación es difícil de lograr. Imagine una experiencia pasada que lo llenó y lo dejó con una sensación de cambio. Podría ser una experiencia positiva, como enamorarse o conseguir un ascenso. También podría ser algo negativo, como perder el trabajo o divorciarse. En cualquiera de los casos, hay efectos en su cerebro a corto y largo plazos. Esto se aplica a la memoria, puesto que en el cerebro hay regiones específicas para memoria de corto y largo plazos; sin embargo, los efectos van más allá. Las experiencias apabullantes cambian nuestro sentido del ser, nuestras expectativas, nuestros miedos y nuestros deseos a futuro, así como nuestro metabolismo, presión sanguínea, sensibilidad al estrés y cualquier otra cosa que sea monitoreada por el sistema nervioso. De cualquier manera, existe un cambio.

Una buena película es suficiente para lograr grandes cambios en su sistema nervioso. Las películas taquilleras compiten por ver cuál es capaz de explotar el sentido de realidad del público y generar emociones vicarias. El Hombre Araña columpiándose por la ciudad de Nueva York, Luke Skywalker conduciendo su nave espacial para entrar en la Estrella de la Muerte y demás efectos especiales, existen para transformar el cerebro.

Cuando salimos del cine, los efectos siguen con nosotros, pues son más que un brillo temporal. Besar a la chica en nuestra imaginación, vencer al villano, caminar al lado de los héroes vencedores:

ninguna es una experiencia irreal desde el punto de vista neuronal. Son experiencias reales, porque el cerebro ha sido alterado. Una película es una máquina de cambios, como también lo es la vida. Una vez que aceptamos que la transformación es un proceso natural —proceso del cual todas las células son partícipes—, alcanzar la iluminación no es imposible.

Claro que conquistar a la chica de la película no es lo mismo que la vida real. Podemos engañar al cerebro, pero nosotros sabemos que no es verdad. Regresamos a la realidad (donde el amor y el romance nos llevan a problemas de pareja complicados). Ésa es la clave. Volver a poner atención a la realidad puede convertirse en una práctica espiritual conocida como conciencia expandida. La conciencia expandida puede estar presente en cada aspecto de la vida y, cuando lo está, la transformación también se vuelve parte de la vida, de forma tan natural y fluida como queramos.

El camino consciente

¿De qué es consciente en este instante? Quizá no esté poniendo atención a nada más que a esta página, pero, tan pronto como hicimos la pregunta, su percepción despertó. Usted se dio cuenta de muchas cosas: su humor, su comodidad, la temperatura de la habitación, la luz que irradia desde su interior. Este cambio, que nos sitúa en la realidad, es la conciencia expandida.

Es posible ser conscientes de la realidad cuando queramos. Nada tiene que ser forzado, ni es necesario tener una fuerza de voluntad sobrehumana. Pero la conciencia expandida es distinta de la conciencia normal. La conciencia de la gente suele estar enfocada en una cosa o tarea específica. Para eso hemos entrenado al cerebro, para ver cosas que están frente a nosotros, mas no en el fondo. Ignoramos el fondo hasta que algo nos jala de vuelta a la conciencia. Imagine que está en una cita con alguien muy atento que no le quita los ojos de encima y escucha todo lo que usted dice. Es natural que se pierda en el placer que esto le produce, hasta que la otra persona le dice: "Disculpa, pero tienes un pedazo de espinaca entre los dientes".

En ese momento, su conciencia cambia. Ha sido alejado de su ilusión placentera. Ahora bien, regresar de golpe a la realidad no siempre es desagradable. Imagine que está a punto de conocer a alguien muy importante y se siente nervioso. Justo antes de estrecharle la mano, alguien llega y le susurra: "Don Importante ha escuchado cosas muy buenas de usted. Desea contratarlo lo antes posible". Entonces ocurre otro tipo de cambio. Usted pasa de un estado de ansiedad a uno de confianza. La conciencia expandida es la habilidad de hacer este tipo de cambio.

Tal habilidad es natural. Unas palabras al oído pueden provocar un cambio sustancial e instantáneo. A nivel hormonal, sabemos parte de la respuesta, pero todavía estamos muy lejos de saber cómo hace el cerebro para regresar a la realidad en un parpadeo. Aún así, es obvio que hay una diferencia entre tener la habilidad y hacer que nuestro cerebro se adueñe de ella. La conciencia expandida hace la diferencia. En lugar de tener a otros que nos jalen de regreso a la realidad, ya sea para bien o para mal, lo hacemos nosotros mismos. Parece confuso describir la conciencia expandida como "la conciencia de la conciencia". Aunque la definición concuerda, es mucho más fácil decir que con ella es posible regresar a la realidad cuantas veces queramos.

Por desgracia, todos hemos abandonado partes de esta habilidad. Es seguro prestar atención a algunas partes de la vida, mientras que otras están prohibidas. Por lo regular, a las mujeres les gusta hablar de sus sentimientos, y se quejan porque los hombres no lo hacen o no quieren hacerlo. Por su parte, los hombres se sienten más cómodos hablando de trabajo, deportes, proyectos o cualquier cosa que no tenga que ver con las emociones. Sin embargo, en las tradiciones espirituales orientales, hay un campo extenso que los occidentales no toman en cuenta: la conciencia de la conciencia. En términos budistas, hablamos de la conciencia expandida.

Cada vez que usted piense en sí mismo, está siendo consciente. Antes de una cita o una entrevista de trabajo, quizá verifique qué tan nervioso está. En el parto, una mujer monitorea su dolor cuando le preguntan cómo se siente. Estas revisiones son ejemplos básicos de la conciencia expandida, puesto que inspeccionamos nuestro humor, emociones, sensaciones físicas y todo aquello que está en la mente. ¿Qué pasa si vaciamos nuestra cabeza? ¿Enfrentaríamos una atemorizante y helada sensación de vacío? No. Un gran artista puede despertar un día y descubrir que todo su trabajo ha sido robado, pero aún tendría algo invisible y más especial que cualquier obra maestra: la habilidad de crear nuevas pinturas.

La conciencia expandida es ese estado de potencial creativo. Una vez borrado el contenido mental, usted tiene todo el potencial del mundo porque está en un estado de completa autoconsciencia. (Esto nos recuerda un agudo comentario del maestro espiritual J. Krishnamurti. Un día, un melómano se le acercó entusiasmado para contarle lo hermoso de un concierto al que había asistido. Krishnamurti le dijo: "Sí, hermoso. Pero usas la música para distraerte de ti mismo".) La verdadera conciencia expandida es una forma de ver qué tan conscientes somos de nosotros mismos. Como ya hemos afirmado, el supercerebro depende del crecimiento de la autoconsciencia, por lo que ser conscientes es muy importante. Es un estilo de vida.

Cuando alguien no es consciente, parece estar distraído y ensimismado. Las personas así son tan egocéntricas que no hacen conexiones con los demás, ni tienen la sensibilidad suficiente para muchas situaciones sociales. Echemos un vistazo a las diferencias entre ser egocéntrico y ser consciente. El contraste es sorprendente. Ambos estados vienen de la neocorteza, pero no se sienten igual. Ser egocéntrico requiere satisfacer ilusiones, pues todo gira alrededor de la imagen personal. No se trata de hacer un juicio en contra del egocentrismo, sino de dejar claro que es parte del entrenamiento de nuestra sociedad consumista. Nos impele a comprar cosas para ser más guapos, jóvenes y modernos, para estar más entretenidos y distraídos.

El egocéntrico: sus pensamientos están dominados por el "yo, mí, mío". Se fija en cosas específicas que pueda lograr o poseer, y cumple las metas propuestas. El ego se siente bajo control. Sus decisiones tienen resultados predecibles. El mundo de "afuera" está organizado por leyes y reglas. Las fuerzas externas son poderosas, pero contenibles y manejables.

PENSAMIENTOS TÍPICOS

- ⊙ Sé lo que hago.
- ⊙ Tomo mis propias decisiones.
- ⊙ La situación está bajo control.
- ⊙ Confío en mí mismo.
- ⊙ Si necesito ayuda, sé dónde obtenerla.
- ⊙ Soy bueno en lo que hago.
- ⊙ Me gustan los retos.
- ⊙ La gente puede confiar en mí.
- ⊙ Construyo una buena vida.

El consciente: su mente es reflexiva. Ve hacia adentro para monitorear su bienestar. El autoconocimiento es la meta más importante. No se identifica con las cosas que le pertenecen. La reflexión y la intuición son valores a veces incluso más importantes que la lógica y la razón. La empatía le viene natural. La sabiduría brota.

PENSAMIENTOS TÍPICOS

- ⊙ Esto se siente como una buena decisión, esto no.
- ⊙ Me sintonizo con la situación.
- ⊙ Sé cómo se sienten los demás.
- ⊙ Veo ambas partes del problema.
- ⊙ Las respuestas vienen a mí.
- ⊙ A veces me siento inspirado y esos instantes son los mejores.
- ⊙ Me siento parte de la humanidad; nadie me es ajeno.
- ⊙ Me siento liberado.

El estado de conciencia expandida es tan natural como cualquier otro. Cuando lo pasamos por alto, nos hacemos de problemas innecesarios.

Por ejemplo, hace unos años, a Rudy le urgía concluir unos experimentos y olvidó que a las siete de la noche debía volar a Boston. Atrapado en el tráfico de la ciudad, tuvo mala suerte y perdió el vuelo. La lista de espera no le aseguraba lugar, pero, si perdía el último vuelo a Boston, sufriría la vergüenza de no presentar su ponencia en un importante congreso internacional. Rudy reaccionó con ira y ansiedad. Gritarle al agente de la aerolínea no serviría de nada, pero igual se sintió tentado a hacerlo. Sin darse cuenta, Rudy se identificó con los sentimientos negativos que su cerebro producía.

Claro que estos sentimientos no son extraños en una situación como la suya, pero podemos decir que una mejor alternativa habría sido que Rudy sintiera la menor frustración posible y luego fuera consciente de ello. Con suficiente distancia, podría haber visto cómo la pérdida del vuelo detonó su cerebro instintivo-emocional, el cual ocasionó una reacción de estrés en todo su cuerpo. Sin la conciencia, el estrés seguiría su curso, y por desgracia, con el paso del tiempo, nuestro cuerpo se vuelve más propenso al estrés y le cuesta más trabajo recuperarse de cualquier incidente, por insignificante que sea. No es saludable permitir que el estrés nos invada, pues el estrés engendra estrés.

Al no ser un mero espectador pasivo de sus propios sentimientos negativos, Rudy pudo encargarse de la situación de una manera proactiva y aprender de ella. Lo más importante: no fue víctima de la mente reactiva. Este ejemplo resume todas las ventajas de la conciencia expandida, la cual permite:

- Manejar mejor el estrés.
- Liberarse de las reacciones negativas.
- Controlar sus impulsos con facilidad.
- Abrirse a mejores decisiones.
- Responsabilizarse de sus emociones en lugar de culpar a los demás.
- Vivir la vida desde un lugar más en equilibrio y tranquilo.

¿Cómo se cultiva la conciencia expandida? La respuesta inmediata es: con la meditación. Cuando cerramos los ojos y vemos hacia dentro, aunque sea por poco tiempo, el cerebro tiene la oportunidad de reiniciarse. No hace falta intentar centrarnos. El cerebro está diseñado para regresar a un estado de equilibrio, sin exaltaciones, tan pronto como le sea posible. Al mismo tiempo, ocurre un cambio en nuestro propio sentido del yo. En lugar de identificarnos con estados de ánimo, sentimientos y sensaciones, nos enfocamos en la tranquilidad, y, tan pronto como eso pasa, el estrés que nos perturbaba deja de ser tan insidioso. Cuando deje de identificarse con él, el estrés persistirá cada vez menos.

Hay muchos tipos de meditación avanzada —para muchos, este concepto no es tan extraño como hace unos 30 o 40 años—, pero aun así, la mayoría de las veces, comenzar con la técnica más sencilla provoca los contrastes más impresionantes.

Tome asiento y cierre los ojos. Elimine cualquier distracción y atenúe las luces. Cuando esté sentado, respire profundamente y relaje su cuerpo tanto como lo desee. En silencio, permita que su atención siga el ritmo de su respiración, como si estuviera sentado en el jardín y escuchara la brisa veraniega. No se obligue a poner atención; si sus pensamientos divagan (cosa que siempre pasa), con calma regrese su conciencia a su respiración. Si lo desea, luego de cinco minutos enfoque su atención en su ritmo cardiaco por la misma cantidad de tiempo. Como sea, usted está aprendiendo algo nuevo: lo que es el estado de conciencia expandida.

Para profundizar más, utilice un mantra sencillo. Los mantras tienen el beneficio de llevar la mente a un nivel más sutil. Siéntese en silencio, respire profundo y cuando se sienta tranquilo piense el mantra *Om shanti*. Repítalo en función de cómo lo perciba, mas no fuerce el ritmo, pues no es un canto mecánico. Ignore su respiración, sólo repita el mantra cuando perciba que su atención ha divagado de nuevo. No tiene que pensarlo en silencio, pues éste se volverá silencioso por sí solo; pero no lo piense en voz demasiado alta. Hágalo durante 10 o 20 minutos.

Es normal que los novatos quieran saber si la meditación les está funcionando. Si usted lleva un estilo de vida activo y gasta mucha energía, su cuerpo necesitará un descanso tan urgente que es posible que en muchas sesiones de meditación termine dormido.

Esto no es un fracaso. Su cerebro toma lo que más necesita. Si medita en la mañana en particular, antes de empezar el día, podrá atestiguar la paz de la conciencia que se autoexplora. Después de 10 o 20 minutos, notará lo fácil, relajante y cómodo que es estar en equilibrio.

Dijimos que la meditación era la respuesta inmediata, porque falta considerar todo el día. ¿Cómo puede ser consciente fuera de la meditación? El método le parecerá familiar: cambio sin fuerza. Mantenerse en equilibrio y consciente todo el día es algo que no podemos forzar; sin embargo, es posible elegir conductas que lo hagan posible:

- No proyecte sus sentimientos en los demás.
- No sea partícipe de la negatividad.
- Cuando presienta que habrá estrés, aléjese.
- No preste atención a la ira ni al miedo.
- Si tiene reacciones negativas déjelas ser un rato y, tan pronto como pueda, aléjese, respire y observe la reacción sin regodearse en ella.
- Cuando reaccione, no tome decisiones hasta que se sienta en equilibrio de nuevo.
- En sus relaciones, no use las discusiones para ventilar sus resentimientos. Discuta los problemas cuando ambas partes estén en paz; de esta manera, es más sencillo evitar heridas innecesarias.

Si hablamos de practicidad, la conciencia expandida implica monitorearse a uno mismo sin juicios ni culpas. Cuando no nos monitoreamos, podemos ser presa de muchos problemas. "No sé por qué lo hice" y "Estaba fuera de control" son las respuestas más frecuentes cuando la gente no es consciente. Luego de hacer algo impulsivo, se sienten arrepentidos y con remordimientos.

Desde el punto de vista del cerebro, cuando nos monitoreamos entramos en un estado de equilibrio mayor. Las reacciones primitivas del cerebro rara vez son apropiadas para la vida moderna, pues siguen funcionando como si la gente aún necesitara luchar contra depredadores o tribus rivales, y huir de todo tipo de amenazas. En el curso de la evolución, el cerebro superior ha evolucionado para tener una segunda respuesta, más adecuada para las amenazas actuales. Sin embargo, para mucha gente no hay tales amenazas. No son necesarias las reacciones primarias del cerebro inferior, aunque éstas sigan ocurriendo, ya que están grabadas en el cerebro.

Lo que podemos hacer para desactivar al cerebro inferior cuando actúe de forma inapropiada es recordar la realidad: no hay amenazas en este momento. Esa conciencia es suficiente para reducir muchos tipos de reacciones de estrés. La conciencia expandida va más allá. Luego de algún tiempo de meditación, se sentirá más equilibrado y comenzará a identificarse con la paz que da el estado de alerta en reposo. La puerta se abre a experiencias espirituales que de cualquier otra forma serían inalcanzables. Existe un hermoso pasaje de la antigua escritura india *Mandukya Upanishad* que describe lo necesaria que es la conciencia expandida:

> Como dos pájaros, amigos íntimos, posados en un mismo árbol, el ego y el yo están en un mismo cuerpo. El primer pájaro come los frutos dulces y ácidos de la vida, mientras el otro observa en silencio.

Conforme amplíe su conciencia, ambas partes de ella se reconocerán, y entonces podrán llegar a ser los amigos íntimos del pasaje. El ego, el inquieto, el "yo" activo, no necesitará actuar de acuerdo con sus motivaciones y deseos. Aprenderá que el yo, la otra parte de su naturaleza, está satisfecho con ser y estar. Es muy satisfactorio darse cuenta de que somos lo necesario dentro de nosotros mismos, sin que nos hagan falta estímulos externos para ser felices. A esta fusión la conocemos como el verdadero yo.

Soluciones supercerebrales

La existencia de Dios

Nos gustaría arrojar luz al dilema milenario de la existencia de Dios. La conciencia expandida nos puede ser útil porque, cuando de problemas de fe y esperanza se trata, la conciencia es primordial. Existe una gran brecha entre *espero, creo* y *sé*. Esto es aplicable a todo lo que sucede en la conciencia, no sólo a Dios. ¿Alguien le está siendo infiel? ¿Podrá con el nuevo puesto de supervisor en su trabajo? ¿Acaso sus hijos consumen drogas? De una u otra forma, las respuestas tienen que ver con las tres opciones: esperamos, creemos o sabemos que tenemos la respuesta. Sin embargo, como Dios es la opción más difícil, vamos a concentrarnos en él (o ella).

En lo espiritual, se supone que la fe es la respuesta, pero sus poderes parecen estar limitados. Casi todo el mundo ha tomado una decisión personal con respecto a Dios. Decimos que existe o que no existe, pero nuestra decisión es dubitativa y siempre personal. Afirmar: "Para mí Dios no existe, o al menos no creo que exista" sería más preciso. ¿Cómo podemos discernir si las preguntas espirituales importantes tienen una respuesta confiable? ¿Es Dios el mismo para todos?

De niños, todos hicimos las preguntas espirituales más básicas. Nos eran naturales: "¿Dios nos vigila?", "¿Adónde fue la abuela luego de morir?" Los niños son muy jóvenes para entender que sus padres están tan confundidos como ellos respecto de estos temas. Entonces, reciben respuestas reconfortantes, las cuales son suficientes por un tiempo. Si la abuela fue al cielo para estar con el abuelo, el niño dormirá mejor y no estará triste. Sin embargo, cuando crecemos, las preguntas regresan, y entonces nos damos cuenta de que nuestros padres, bienintencionados, nunca nos dieron herramientas para buscar respuestas, y no sólo con respecto a Dios, sino también en relación con el amor, la confianza, el propósito de nuestra vida y el sentido profundo de la existencia.

En cualquiera de estos casos, esperamos, creemos o sabemos cuál es la respuesta. "Espero que me quiera", "Creo que mi pareja es fiel", "Sé que nuestro matrimonio es sólido". Estas afirmaciones son distintas entre sí, pero estamos muy confundidos porque no diferenciamos entre decir *espero, creo* y *sé*. Nos gustaría que fueran lo mismo, pero no es así. Evitamos ver las cosas como son en verdad.

La realidad es una meta espiritual, al igual que psicológica. El camino espiritual nos lleva de un estado de incertidumbre *(espero)* a uno de seguridad *(creo),* para guiarnos en última instancia al verdadero entendimiento *(sé)*. No importa si el problema concreto tiene que ver con relaciones, Dios, el alma, el ser superior, el Cielo o el reino de los espíritus que han partido. El camino comienza con la esperanza, adquiere fuerza con la fe y se solidifica con el conocimiento.

En estos tiempos de escepticismo, muchos críticos intentan menospreciar esta progresión. Dicen que no es posible conocer a Dios, el alma, el amor incondicional, el más allá y demás asuntos profundos. Esto sólo quiere decir que los escépticos desprecian el camino sin haber siquiera puesto pie en él. Si examinamos nuestro pasado, observaremos que hemos recorrido el camino, y lo hemos hecho varias veces. De niño, esperaba ser adulto. A los 20 años, lo creía posible. Ahora sabe que ya es adulto. Usted esperó que alguien lo amara, creyó que con el tiempo alguien lo haría y ahora sabe que es amado.

Si esta progresión natural no ha ocurrido, entonces algo anda mal, porque el desarrollo de la vida está diseñado para llevarnos del deseo a la satisfacción. Ahora bien, todos conocemos los obstáculos. Podemos decirnos: "Sé que haré algo importante", cuando en realidad sólo estamos esperando hacerlo. En muchas ocasiones, divorciarse puede implicar que no supimos si de verdad fuimos amados. Podríamos dar muchos ejemplos más de sueños y promesas rotos, pero es más frecuente que la progresión funcione. Los deseos son los que guían la vida hacia la satisfacción. Lo que hoy esperamos, mañana lo sabremos.

Aquí es donde entran en juego ciertos aspectos de la conciencia expandida, los cuales parecen ser universales. Son importantes para todo aquel que no quiera estar atrapado en deseos fútiles de satisfacción y fe sin fundamentos en la realidad. Uno sólo puede confiar en lo que en verdad sabe.

¿Cómo sabemos?

Cuando sabemos algo en verdad, se aplican los siguientes principios:

- No aceptamos las opiniones de otros. Tenemos las propias.
- No nos rendimos de inmediato. Seguimos buscando a pesar de los obstáculos.
- Confiamos en que tenemos la curiosidad y la determinación suficientes para encontrar la verdad. Las verdades a medias nos parecen insuficientes.
- Lo que de verdad sabemos viene de adentro y nos hace personas distintas, tanto como dos individuos cuando uno está enamorado y el otro no.
- Confiamos en el proceso y no permitimos que el miedo o el abatimiento lo trunquen.
- Prestamos atención a nuestras emociones. El camino correcto se percibe de cierta manera, satisfactoria y clara. La incertidumbre nos marea y hasta huele mal.
- Desafiamos la lógica en las áreas donde la intuición, la reflexión y la sabiduría son más importantes y se vuelven reales.

Lo que hace que este supuesto sea universal es que el mismo proceso funciona para el Buda que busca la iluminación y para cualquier joven que aprende a estar en una relación o busca su propósito en la vida. Si dividimos los componentes del proceso, las inmensas preguntas sobre el amor, la vida, Dios y el alma se vuelven manejables.

Podemos trabajar parte por parte. ¿Tiende a aceptar opiniones de otros? ¿Suele desconfiar de sus propias decisiones? ¿Le parece que el amor es demasiado confuso y doloroso para explorarlo? Éstos no son obstáculos imposibles; son parte de usted, y, por lo tanto, nada puede ser más cercano e íntimo. Pero seamos más específicos. Imagine un problema que quiera resolver, algo que sea muy importante para usted. Puede ser filosófico, como: "¿Cuál es mi propósito en la vida?", o espiritual, como: "¿Dios me ama?" Puede ser algo sobre el trabajo o sus relaciones. Escoja algo difícil de responder, algo que lo haga dudar, resistirse y estancarse. Sigue esperando encontrar la respuesta, pero no lo ha logrado.

Sea lo que sea que escoja, encontrar una respuesta confiable implica dar ciertos pasos.

IR DE LA ESPERANZA A LA FE, Y DE AHÍ AL CONOCIMIENTO

- ⊙ **Primer paso:** dese cuenta de que la vida *debe* progresar.
- ⊙ **Segundo paso:** piense en lo bueno que es saber algo en verdad, en lugar de sólo esperar y creer. No se conforme con menos que esto.
- ⊙ **Tercer paso:** escriba el problema. Haga tres listas: una con lo que espera que sea verdad, otra con lo que cree que es verdad y una con lo que sabe que es verdad.
- ⊙ **Cuarto paso:** pregúntese por qué sabe lo que sabe.
- ⊙ **Quinto paso:** ponga en práctica lo que sabe en esas áreas de incertidumbre en las que sólo existen lo que espera y lo que cree.

Estos pasos, aplicados a Dios o al alma, tratan temas que la mayoría considera místicos y que requieren un salto de fe. Al cerebro le gusta trabajar de manera coherente y metódica, incluso en relación con lo espiritual. Los primeros dos pasos son preparación psicológica, mientras que los últimos tres nos exigen despejar nuestra mente y abrir la puerta al conocimiento. Ahora apliquemos los pasos a Dios.

Primer paso: dese cuenta de que la vida debe progresar.

En términos de espiritualidad, el progreso implica que usted quiere conocer a Dios, siente que lo merece y sabe que los beneficios de una deidad amorosa serían buenos para su vida. Esto es lo opuesto a la famosa apuesta de Pascal, la cual afirma que es mejor apostar a que Dios existe, porque si en efecto existe y no somos creyentes, nos vamos al infierno. El problema es que esta apuesta se basa en la duda y el miedo, y ninguno de los dos motiva el crecimiento espiritual. Es mejor pensar en lo satisfactorio que sería saber si Dios existe, y no en lo malo que sería quedar fuera de la ecuación.

Segundo paso: piense en lo bueno que es saber algo en verdad, en lugar de sólo esperar y creer. No se conforme con menos que esto.

Aquí nos concentramos en encontrar a Dios como una experiencia válida y no una prueba de fe. Cuando sienta dudas —todos las sentimos cuando se trata de Dios— no las ignore; mejor mantenga abierta la posibilidad de que los cargos hechos contra Dios no representan más que un lado de la historia completa. A pesar de las aflicciones de las que la humanidad es heredera, incluidas las peores que nos hacen dudar de un Dios amoroso —genocidios, guerras, armas nucleares, autoritarismo, crímenes, enfermedades y la muerte—, el asunto no termina ahí. Un Dios amoroso puede existir y permitirnos cometer errores para que aprendamos a nuestro propio ritmo. Sin embargo, no hay que llegar a conclusiones precipitadas, sino adoptar la actitud para resolver problemas como la violencia, la culpa, la pena, la ansiedad y el prejuicio, pues son la raíz de los problemas de nuestra vida, pero también de los del mundo. Tomar el crecimiento personal en nuestras manos es mucho mejor que quejarnos del estado eterno del sufrimiento humano.

Tercer paso: escriba el problema. Haga tres listas: una con lo que espera que sea verdad, otra con lo que cree que es verdad y una con lo que sabe que es verdad.

En este paso, lo importante es evitar las generalizaciones y las opiniones ajenas. La mayoría de nosotros hacemos juicios generales en contra de Dios, y luego apostamos según la situación presente (como reza el dicho: "No hay ateos en las madrigueras". Es probable que tampoco haya muchos devotos en los bares de solteros luego de la medianoche). Al hacer listas de nuestros deseos, creencias y conocimientos, podemos sorprendernos a nosotros mismos. Los asuntos espirituales resultan fascinantes, una vez que les prestamos atención. Como beneficio secundario, la lista aclara y agudiza nuestro pensamiento, lo cual le sirve al cerebro superior. Pensar es una habilidad que se lleva a cabo en la neocorteza, y eso incluye pensar en Dios.

Así que sea franco. ¿En secreto cree que Dios castiga a los pecadores, o espera que no lo haga? Si ambas cosas son verdad, entonces póngalas en dos listas, la de la esperanza y la de las creencias. ¿Piensa que ha sido testigo de un acto de gracia o perdón? Si sí, entonces póngalo en la lista de lo que sabe. Este ejercicio es muy revelador para comenzar con la exploración espiritual. Tómese su tiempo con las listas y guárdelas donde pueda consultarlas, ya que así podrá apreciar de forma realista qué tanto está progresando.

Cuarto paso: pregúntese por qué sabe lo que sabe.

La frase terminante: "Sé lo que sé" cubre una complejidad vasta. La mayoría de la gente prefiere que sus creencias estén acomodadas en su lugar, sin considerar su origen. ¿Cree usted en Dios (si es así) porque sus padres le dijeron que creyera o porque aceptó lo dicho en el catecismo? Quizá sus creencias están basadas en la esperanza apremiante de que hay un hombre allá arriba que lo está cuidando. Sin embargo, siendo realistas, en realidad no sabemos si Dios es varón, y "arriba" puede ser cualquier lugar, ningún lugar o todos los lugares de la creación.

Para tener conocimiento real de Dios, lo mejor es tener experiencias propias, pero éstas cubren un rango mayor del que podemos suponer:

- ¿Alguna vez ha sentido una presencia divina o luminosa?
- ¿Se ha sentido amado de forma absoluta?

- ¿Alguna vez ha experimentado un arrebato repentino de felicidad o dicha sin razón aparente?
- ¿Alguna vez se ha sentido cuidado y a salvo, como si su existencia fuera aceptada por el universo entero?
- ¿Tiene momentos de gran calma, fortaleza o sabiduría internas?

Como podrá darse cuenta, la palabra *Dios* no tiene que estar relacionada con las experiencias de conciencia expandida, que es lo que el cerebro registra y recuerda. Según algunas encuestas, la mayoría de las personas asegura que ha visto a personas rodeadas de luz, y muchas han experimentado la sanación o el poder del pensamiento positivo. El problema no es conocer o no a Dios, sino las experiencias reales que puedan dirigir nuestra mente a un mundo que va más allá de lo terrenal.

Conforme tome en cuenta las experiencias de vida que sabe que son verdaderas, podrá meditar sobre las escrituras y pensar en quienes las escribieron. Si sabe que disfruta la lectura de la Biblia o la poesía de Rumi, si ha sentido paz en un lugar espiritual o en compañía de una persona espiritual, entonces sabe que algo es verdad. Si presta atención y hace que esas experiencias sean significativas, da un gran paso para encontrar su lugar en el orden espiritual, como lo tiene en el orden de la vida.

Quinto paso: ponga en práctica lo que sabe en esas áreas de incertidumbre en las que sólo existen lo que espera y cree.

Si ha seguido los primeros cuatro pasos, entonces debe tener un mapa mental claro de su situación actual de esperanza, creencia y conocimiento. Este mapeo es útil en sí mismo, ya que sienta las bases para identificar cualquier señal de cambio. El cambio requiere intencionalidad, así que si le dice a su cerebro que tiene la intención de encontrar a Dios, sus poderes de percepción aumentarán. (¿No pasa justo esto cuando decidimos encontrar pareja? De pronto, vemos a quienes nos rodean bajo una luz más brillante; los extraños se vuelven intereses románticos en potencia, o no.)

A Dios le gusta estar comprometido. Esto implica que interesarse en el crecimiento espiritual no es un acto pasivo. Debemos abrirnos a hacer lo que predicamos, desde el punto de vista espiritual. Contrario a lo que se cree, esto no quiere decir que su propósito de año nuevo deba ser volver a la Iglesia (no porque no estemos de acuerdo en que lo haga) o decidir convertirse en un santo y devoto de la noche a la mañana. Ésos son puntos de partida, más que de llegada. El problema principal es cómo actuar de tal manera que la posibilidad de Dios se haga realidad.

A esto le llamamos "soluciones sutiles", porque suceden en nuestro interior. Consideremos las siguientes acciones sutiles y cómo podemos adaptarnos a ellas.

ACTUAR COMO SI DIOS FUERA REAL

- Medite.
- Tenga la mente abierta a la espiritualidad. Examine cualquier tendencia escéptica y cerrada.
- Vea el lado bueno de la gente. Deje de decir chismes, echar culpas y sentir placer mezquino si se entera de que les pasan cosas malas a quienes no le agradan.
- Lea poesía edificante y diversifique sus hábitos de lectura.
- Estudie la vida de los santos y los sabios de las tradiciones orientales y occidentales.
- Cuando se sienta afligido, pida que su ansiedad desaparezca y la carga sea menor.
- Esté abierto al surgimiento de soluciones inesperadas. No fuerce el problema ni se apoye en la necesidad de controlar todo.
- Experimente felicidad absoluta cada día. Hágalo tan sólo con oler una flor o al ver el cielo azul.
- Pase tiempo con niños y absorba su euforia espontánea por vivir.
- Ayude a quien lo necesite.
- Considere la posibilidad del perdón en un aspecto de su vida en el que haga la diferencia.

- Reflexione acerca de la gratitud y las cosas por las que esté agradecido.
- Cuando sienta ira, resentimiento o envidia, retroceda un paso, respire y vea si puede dejar ir el sentimiento; si no es posible, al menos posponga la reacción negativa.
- Sea un espíritu generoso.
- Espere lo mejor, a menos que tenga evidencia de que algo necesita ayuda, mejoría o crítica.
- Encuentre la manera de disfrutar su existencia. Aborde los obstáculos serios que le impiden hacerlo.
- Haga lo que sabe que está bien. Evite lo que sabe que está mal.
- Encuentre un camino personal de satisfacción, como sea que usted defina la palabra.

Esta lista nos muestra cosas específicas para que Dios no se convierta en una emoción o un tema vago que se pospone hasta un momento de crisis. Hemos evitado la religiosidad, no porque estemos en contra de ella, sino porque nuestra meta es otra. Lo que queremos es entrenar al cerebro de forma gradual para que vea y aprecie una nueva realidad. Es nuestra elección si queremos participar de dicha realidad. Sólo debemos ser conscientes de que, si deseamos sintonizarnos con el vasto orden de la experiencia espiritual, nuestro cerebro está listo para adaptarse.

De cierta manera, la recomendación más sencilla que nos han dado sobre Dios también es la más profunda. Al menos una vez al día permita que Dios, o su alma, o lo que sea que considere como su agente de sabiduría superior, se encargue de una situación. Analice si su vida puede hacerse cargo de sí misma, pues al final el hombre de allá arriba (o todo el Olimpo) no es quien dirige el curso de la vida. La vida evoluciona desde su interior, y Dios es sólo el nombre que damos a los poderes invisibles que existen en nosotros y esperan salir de nuestro interior. Cuando lea los siguientes versos del gran poeta bengalí Rabindranath Tagore, sea consciente de lo que le hacen sentir:

Escucha, corazón, los susurros del mundo.
Así es como el mundo te hace el amor.

O éstos:

¡Cómo añora el desierto el amor de una brizna de pasto!
El pasto niega con la cabeza, ríe y se va volando.

Si siente la ternura del primer pareado y el misterio del segundo, un lugar en su interior ha sido tocado como por el dedo
de Dios. No hay diferencia alguna, excepto que las experiencias
florecen hasta que lo divino es una realidad personal. Ése es su
privilegio. No necesita ser real para nadie más que para usted.

LA ILUSIÓN SOBRE LA REALIDAD

No podemos explorar el cerebro por completo sin abordar el misterio más grande de todos. Estamos inmersos en él cada segundo de nuestra vida. Imagine que está de vacaciones viendo el Gran Cañón; los fotones de luz brincan por los acantilados y hacen contacto con su retina y entran al cerebro. Ahí, la corteza visual se activa a través de la actividad química y eléctrica que se reduce a electrones que chocan entre sí. Sin embargo, usted no se da cuenta de este minúsculo y desordenado proceso; lo que ve son colores brillantes y formas. El asombroso cañón está frente a sus ojos; escucha el viento silbar y siente el sol del desierto sobre su piel.

Sucede algo casi indescriptible, pues ningún atributo de esta experiencia está presente en su cerebro. Por ejemplo, el Gran Cañón es de color rojo brillante, pero, por más que busque, no hallará una mancha roja en sus neuronas. Lo mismo pasa con los otros cuatro sentidos. Siente el viento en su rostro, pero no encontrará una brisa en su cerebro, y los 37 °C se sentirían igual en el Sahara y en la Antártida. Los electrones chocan entre sí; eso es todo. Puesto que éstos son incapaces de ver, tocar, oír u oler, el cerebro también lo es.

De todos los misterios, éste es el más confuso. La conciencia del mundo a nuestro alrededor no puede ser explicada si insistimos en utilizar modelos materiales. Sin embargo, el modelo en el que basamos las reacciones químicas y eléctricas, que son materiales, es justo lo que la neurociencia busca hasta el día de hoy. El creciente torrente de datos flamantes sobre las operaciones físicas del cerebro provoca gran emoción. Ayudaría mucho saber, a ciencia cierta, cómo es que la conexión mente-cerebro produce el mundo que vemos, escuchamos y sentimos.

En una ocasión, Deepak estaba dando una plática sobre el estado superior de conciencia, cuando un escéptico se levantó y dijo: "Soy científico y me parece que esto es pura charlatanería. ¿Dónde está Dios? No puede usted producir evidencia alguna de su existencia. La iluminación es un engaño. No tiene pruebas de que lo sobrenatural sea real". Sin pensarlo demasiado, Deepak le respondió: "Usted no puede probar que *lo natural* es real". Esto es cierto. Las montañas, los árboles y las nubes nos parecen reales, pero, si no tenemos la menor idea de cómo surgen los cinco sentidos a partir de electrones que sólo chocan entre sí, no hay prueba de que el mundo físico esté emparejado con nuestra representación mental.

¿Un árbol es duro? No para las termitas que lo perforan. ¿El cielo es azul? No para la gran cantidad de las criaturas daltónicas. Distintas investigaciones han descubierto un rasgo peculiar en los cuervos. Éstos reconocen caras humanas individuales y reaccionan cuando ven la misma cara de nuevo días o semanas después. Pero este rasgo, que parece tan humano, debe tener un uso distinto en el mundo de los pájaros. No podemos más que especular cuál es, pues nuestros sistemas nerviosos sólo están sincronizados con nuestra realidad, no con la de las aves.

Cada uno de los cinco sentidos puede ser manipulado para dar una imagen del mundo completamente distinta. Si por "imagen" nos referimos a la vista, el oído, el olfato, el gusto y la textura de las cosas, la conclusión es perturbadora. Fuera de la imagen poco fiable del cerebro, no hay pruebas de que la realidad sea tal como la vemos.

Einstein lo puso en otros términos cuando afirmó que lo más increíble no es la existencia del universo, sino el hecho de que seamos conscientes de ella. He aquí un milagro cotidiano, y, mientras más indaguemos en él, más nos sorprenderá. La conciencia merece ser reconocida como *el* problema más difícil, frase popularizada por David Chalmers, experto en la filosofía de la mente.

Sentimos que el problema más difícil deja de serlo si le damos a la conciencia el papel protagónico en nuestro cerebro, en lugar de uno secundario. Ya hemos dicho que usted —y al decir "usted" nos referimos a su mente— es quien usa al cerebro. Si le dice a su cerebro lo que debe hacer, no es una exageración decir que la mente viene primero y el cerebro después. También lo hemos llamado creador de realidad. El círculo se cerraría si usted no sólo estuviera remodelando su cerebro cada instante y no sólo ocasionara reacciones químicas cerebrales, sino que a la vez creara todo lo que se encuentra en el cerebro. Éste es un papel de la mente mucho más radical, pero hay científicos cognitivos y filósofos visionarios que lo han adoptado como postura personal; resulta tener muchas ventajas.

El problema más difícil es abstracto, pero ninguno de nosotros puede arriesgarse a dejarlo en manos de pensadores profesionales. Lo mejor y lo peor de lo que pueda suceder hoy —y todo lo intermedio— es fruto de nuestra conciencia. Pasamos todo el día trabajando en el mismo proyecto, uno que dura toda la vida. Llamémosle al proyecto "construcción personal o del ser". Todo mundo tiene el derecho de sentirse único, pero lo que hacemos para construirnos en lo personal consiste en mensajes negativos y positivos registrados en nuestra conciencia, empezando por los dolorosos y los placenteros. Los ladrillos del ser están hechos de materia mental, por lo que no es cierto que tengamos conciencia de la misma manera que tenemos riñones o epidermis; *somos* conciencia. Una persona adulta es un universo andante de pensamientos, deseos, motivaciones, miedos y preferencias acumulados a lo largo de los años.

La buena noticia es que el cerebro, que registra y almacena todas las experiencias, nos da señales claras de lo que necesita cambiar si no hay un equilibrio, o si hay un *mal-estar* o descompostura en la delicada convivencia entre cuerpo y mente. Podemos dividir las señales más obvias en categorías negativas y positivas.

CONSTRUIR EL SER | ¿Cuántas de las siguientes señales se aplican a usted en la actualidad?

SEÑALES POSITIVAS

- Alegría y paz interior

- Curiosidad
- Sentido de apertura
- Sensación de seguridad
- Sentido del propósito y la dedicación
- Sensación de ser aceptado y amado
- Frescura de cuerpo y mente
- Autoconfianza
- Sentido del valor propio
- Autoconsciencia alerta
- Relajación
- Compromiso

SEÑALES NEGATIVAS
- Conflicto interno
- Aburrimiento
- Fatiga física y mental
- Depresión y ansiedad
- Ira, hostilidad, actitud crítica hacia uno mismo y hacia los demás
- Confusión respecto del propósito
- Sensación de inseguridad
- Alerta frente a amenazas constantes, hipervigilancia
- Estrés
- Poco valor propio
- Confusión y duda
- Indiferencia

Sin importar en qué momento de su vida se encuentre, desde la niñez estas señales se envían al cerebro, compiten unas con otras sin parar y contribuyen a su desarrollo personal.

La sociedad dirige la construcción del ser, pero cada persona crea un *yo* único con esas bases. La forma en la que ocurre es compleja y poco entendida. Se espera que nos creemos de manera indistinta. En la mayoría de las situaciones, tanteamos el camino y el resultado general es una construcción azarosa, la cual nos tomó 20 o 30 años de vida. De cualquier modo, nadie sabe cómo llegamos a ser el *yo* que habitamos. El proceso necesita mejorar. Como todo lo que crea un ser sucede en la conciencia, ahora tiene usted una razón personal para resolver ese problema. Están por venir algunos argumentos escabrosos; sin embargo, el resultado final será un salto inmenso para alcanzar el bienestar.

Los fantasmas del átomo

Desde Isaac Newton, la física se basa en la misma creencia de sentido común con la cual todos estamos de acuerdo: el mundo físico es sólido y estable. Por tanto, la realidad empieza en el exterior. Lo damos por hecho. Einstein decía que esta creencia era su religión. Una vez, en una caminata nocturna con Niels Bohr, otro físico cuántico importante, comentaban el problema de la realidad. La ciencia no había tenido problemas hasta que llegó la era cuántica, y los pequeños objetos sólidos conocidos como átomos y moléculas empezaron a desaparecer y se convirtieron en tumultuosas nubes de energía, las cuales también eran escurridizas. Por ejemplo, las partículas como los fotones y los electrones no tenían un lugar fijo en el espacio, sino que se regían por las leyes de la probabilidad.

La mecánica cuántica dice que nada es inamovible y seguro. Hay una probabilidad infinitesimal de que la gravedad no haga que una manzana caiga de un árbol, sino que se mueva de lado a lado o hacia arriba. Pero estas anomalías no se aplican a las manzanas (la probabilidad de que una manzana no caiga es casi infinitamente remota), sino a las partículas subatómicas. Su comportamiento es tan extraño que dio fama al aforismo de Werner Heisenberg, creador del principio de incertidumbre: "El universo no es tan extraño como pensamos, sino más extraño de lo que podemos pensar que es".

Al final de su vida, Einstein se sentía intranquilo al respecto. Una discrepancia en particular tenía que ver con el observador. La física cuántica asegura que las partículas elementales existen como ondas invisibles que se extienden en todas las direcciones hasta que alguien las observa. Entonces, y sólo entonces, la partícula puede asumir su lugar en el espacio y el tiempo. Cuando estaba caminando con Bohr, quien intentaba convencerlo de que la teoría cuántica era igual a la realidad, Einstein señaló a la luna y dijo: "¿De verdad crees que la luna no existe si no la vemos?"

Según el rumbo que tomó la historia de la ciencia, Einstein estaba en el lado equivocado de la discusión. Bruce Rosenblum y Fred Kuttner, en su libro *Enigma cuántico,* explican: "Los físicos de 1923 estuvieron obligados a aceptar una dualidad en las ondas de partículas: un fotón, electrón, átomo, molécula, cualquier objeto, puede ser compacto o estar expandido. Uno puede escoger cuál de estas características opuestas demostrará". A pesar de ser una percepción muy técnica, la conclusión no lo es: "La realidad física de los objetos depende de cómo escojamos verla". La física se topó de frente con la conciencia, pero no se dio cuenta de ello.

Una y otra vez se ha reconocido el hecho de que el mundo físico no puede darse por sentado como se le concibe en la actualidad. Esto es de gran importancia para el cerebro. Todo lo que hace que la luna sea real para nosotros —su luz blanca, las sombras en su superficie, su crecimiento y sus menguas, su órbita alrededor de la Tierra— sucede a través del cerebro. Todo aspecto de la realidad nace en nuestro interior como experiencia. Incluso la ciencia, tan objetiva como pretende serlo, es una actividad de la conciencia.

Los físicos ignoran a diario sus propios impactantes descubrimientos del reino cuántico. Para ir al trabajo, conducen automóviles, no nubes de energía. Una vez que los estacionan, se quedan en su lugar; no se esfuman en ondas invisibles. Asimismo, un neurocirujano que corta la materia gris acepta que el cerebro debajo de su escalpelo es sólido y está localizado en el tiempo y en el espacio. Así pues, cuando queremos ir más allá del cerebro, debemos aventurarnos en el mundo invisible donde los cinco sentidos no existen. Si la realidad estuviera dada, no habría razón urgente para hacer el viaje. Pongamos atención a las palabras de sir John Eccles, famoso neurólogo británico: "Quiero que nos demos cuenta de que no hay colores en el mundo natural, ni sonidos. No hay tal, ni texturas, patrones, belleza o aromas".

Puede ser que ahora sienta un mareo existencial al intentar imaginar lo que sea que *esté* allá afuera si no es color, sonido o textura. Reducir los colores a vibraciones de luz no resuelve nada. Las vibraciones miden las ondas de luz, pero no nos dicen nada sobre la experiencia de percibir los colores. Las mediciones son reducciones de la experiencia, mas no la sustituyen. La ciencia rechaza al mundo subjetivo donde las experiencias ocurren, ya que éstas son cambiantes y no es posible medirlas. Si a A le gusta Picasso, pero B lo odia, existen dos experiencias opuestas, pero no podemos darles un valor numérico. Las tomografías y las resonancias tampoco ayudan, puesto que las mismas áreas de la corteza visual están activas.

Si todo cambia, ¿qué es lo concreto? No podemos vivir en un mundo basado en ilusiones escurridizas. Desde nuestro punto de vista, una salida consiste en darnos cuenta de que la ciencia ha sido engañada por su propia ilusión de realidad. Ya que la ciencia rechaza las experiencias como el amor, la belleza, la verdad, y las sustituye con datos objetivos (datos más confiables), entonces da la impresión de que las vibraciones son lo mismo que los colores, y los electrones del cerebro que chocan entre sí son iguales al pensamiento. Ninguna opción es verdadera. La ilusión de realidad necesita desaparecer y eso sólo puede lograrse si desechamos hipótesis obsoletas.

ELIMINAR LA ILUSIÓN DE REALIDAD	CREENCIAS ANTICUADAS QUE DEBEN DESAPARECER

- La creencia de que el cerebro crea conciencia. En realidad es al revés.
- La creencia de que el mundo material es sólido y confiable. En realidad, el mundo físico es cambiante y elusivo.
- La creencia de que la vista, el oído, el tacto, el gusto y el olfato encajan con el mundo exterior. En realidad, la conciencia produce todas las sensaciones.

- La creencia de que el mundo físico es el mismo para todos los seres vivos. En realidad, el mundo físico que vemos son reflejos del sistema nervioso.
- La creencia de que la ciencia utiliza datos empíricos. En realidad, la ciencia organiza y expresa matemáticamente las experiencias de la conciencia.
- La creencia de que la vida debe vivirse con sentido común y razón. En realidad, debemos tentar nuestro camino en la vida con tanta conciencia como sea posible.

Ahora estamos nadando en las escabrosas aguas de las que hablábamos antes, aunque el confiable mundo físico desapareció desde hace un siglo, cuando la realidad cuántica llegó. Ver cómo desaparecen la luna y las estrellas confunde a los físicos tanto como a la gente normal. Con un triste sentimiento de irrevocabilidad, como un sacerdote frente a un ataúd, Bernard d'Espagnat, el físico teórico francés, apunta: "La doctrina que asegura que al mundo lo conforman objetos cuya existencia es independiente de la conciencia humana termina en conflicto con la mecánica cuántica y con los resultados establecidos en los experimentos".

¿Por qué debe importarnos esto en lo personal? Porque existen muchísimas más posibilidades, es más, infinitas posibilidades de que cada uno de nosotros haga las paces con la realidad y no la ilusión. No hay razón para estar tristes. La mente siempre se sorprende a sí misma y ahora tiene la oportunidad de satisfacerse a sí misma.

Qualia

Los seres humanos tenemos la buena suerte de que nuestros cerebros pueden adaptarse a todo lo que concebimos. En términos de neurociencia, todos los colores, sonidos y texturas que experimentamos se encuentran bajo la *qualia,* "cualidades" en latín. Los colores son *qualia,* y también los olores. El amor es *qualia,* y, de hecho, también sentirse vivo entra dentro de esa categoría. Somos antenas trémulas que transforman miles de millones de datos en bruto en un ruidoso, colorido y desbordante universo, un mundo de cualidades. Cada experiencia es una experiencia *qualia*. La palabra es tan insulsa que nunca pensaríamos que *qualia* sea algo tan misterioso; sin embargo, lo es.

Según la física cuántica, es ineludible que los objetos físicos no tengan atributos fijos. Las piedras no son duras, el agua no está mojada, la luz no es brillante. Todo esto es *qualia* creada en nuestra conciencia, con el cerebro como una herramienta para su proceso. Que muchos físicos lleven automóvil al trabajo en lugar de una nube de energía no quiere decir que la nube invisible deba ser olvidada. Existe en un nivel cuántico donde el tiempo, el espacio, y todo lo que lo llena, nacen. Esto quiere decir que no podemos experimentar el tiempo, el espacio o lo que lo llena a menos que nuestro cerebro interactúe con el mundo cuántico.

Nuestro cerebro es un dispositivo cuántico, y en algún lugar, por debajo del nivel de los cinco sentidos, usted es una fuerza creativa. El tiempo es su responsabilidad. El espacio lo necesita; no necesita que exista, sino que lo haga en su propia realidad. Si le parece confuso, tome en cuenta este ejemplo esclarecedor. Tenemos un sexto sentido que muchos ignoran; sentir dónde está nuestro cuerpo, su forma y la posición de las extremidades. Este sentido se llama propriocepción. Saber dónde está el cuerpo comprende receptores musculares y neuronas sensibles que se encuentran en el oído interno y que están unidos a nuestro sentido del equilibrio localizado en el cerebelo. Es un circuito complejo, por lo cual, cuando falla, las personas tienen una extraña sensación de incorporeidad. Por ejemplo, no saben si estiran su brazo hacia arriba, enfrente o a los lados. Tales casos son fascinantes y muy raros. Para que la gente que sufre propriocepción pueda sentir su cuerpo, es necesario pasear en un automóvil descapotado. El viento que sopla a su alrededor, detectado por los receptores de la piel, sustituye este sexto sentido.

En otras palabras, la sensación de estar envuelto por el viento hace que estas personas se sientan dentro de un espacio. Ya que esta sensación ocurre en el cerebro, el espacio necesita al cerebro para existir. Si los neutrinos tuvieran un sistema nervioso no podrían reconocer su sentido del espacio, ya que son partículas subatómicas que pueden viajar por la tierra sin detenerse —la Tierra es un espacio vacío para ellas—. Bajo la misma lógica, el tiempo también necesita al cerebro, como podemos observar cuando dormimos y el tiempo se detiene. Esto no quiere decir que todos los relojes esperan a que despertemos; más bien significa que *para nosotros* el tiempo se detiene.

Una vez que nos deshacemos de todas las cualidades que el cerebro procesa, el mundo de "afuera" no tiene más propiedades físicas. Como dijo el eminente físico alemán Werner Heisenberg: "Los átomos o partículas elementales no son reales por sí sólos; conforman un mundo de potencialidades y posibilidades, más que uno de objetos y datos". Quien queda cuando esos átomos y esas partículas desaparecen es el creador de esas "potencialidades y posibilidades". ¿Quién es ese creador escurridizo que no vemos? La conciencia.

Descubrir que somos creadores es emocionante. Queremos saber más. Un término útil, acuñado por un especialista en percepción, el científico cognitivo Donald D. Hoffman de la Universidad de California en Irvine, es *agente consciente*. Un agente consciente percibe la realidad a través de un tipo de sistema nervioso particular que no es necesariamente humano. Otras especies también pueden ser agentes conscientes. Sus cerebros interactúan con el tiempo y el espacio, pero no de la misma forma que nosotros. Un perezoso sudamericano se mueve muy poco, a un paso considerado en extremo lento por nosotros, pero no desde su propio punto de vista. El tiempo se siente normal para el animal, así como para un colibrí que mueve las alas 80 veces por segundo.

Con esto desafiamos una de las creencias centrales que dan fuerza a la ilusión de la realidad: la creencia de que el mundo objetivo es igual para todos los seres vivos. Con un lenguaje un tanto técnico, Hoffman ataca esta creencia de forma contundente: "La experiencia perceptual no se acerca o empata con las propiedades del mundo objetivo, sino que provee una interfaz de usuario específica para cada especie". Si hasta el momento entiende esta lógica, entenderá la frase, excepto quizá por la expresión "interfaz de usuario", adoptada del lenguaje computacional.

Imagine el universo como una experiencia, más que como una cosa. Usted puede percibir el mundo como una vasta parte del cosmos si comienza por el banquete de estrellas dispuesto en una noche de verano; ellas no son ni una trillonésima parte del todo. El universo no puede concebirse sin un sistema nervioso infinito. Gracias al trillón de sinapsis, el cerebro humano es un digno competidor de la infinidad. Aun así nunca podría ver, escuchar o tocar nada si tuviera que estar en contacto continuo con sus sinapsis —el simple hecho de abrir los ojos requiere miles de señales sincronizadas—. De esta manera, la naturaleza ideó un atajo muy parecido al de las computadoras. Con una computadora podemos borrar una oración con sólo pulsar un botón. No hace falta ver el interior de la máquina o intervenir en la programación. No hay necesidad de reacomodar los ceros y los unos del código digital; con un clic basta. Así funciona la interfaz de usuario. De la misma manera, cuando creamos *qualia,* como la dulzura del azúcar o el esplendor de una esmeralda, no hace falta ver el interior del cerebro o intervenir en su programación. Abrimos los ojos, vemos la luz y listo, el mundo aparece de repente.

Con estos argumentos, Hoffman se volvió blanco de críticas. Está en su contra un campo entero de científicos que afirman que el cerebro crea la conciencia. Hoffman les contesta que la conciencia crea al cerebro. No es tarea fácil para nadie probar su teoría. El campo del "cerebro por delante" debe demostrar cómo aprendieron los átomos y las moléculas a pensar. El de "la conciencia por delante" debe demostrar cómo la mente crea los átomos y las moléculas. Lo astuto de la posición de Hoffman —y agradecemos su perspicaz razonamiento— es que no necesita comprometerse a explicar la realidad definitiva, un problema que desafía la razón. ¿Dios es la realidad definitiva? ¿El universo viene de un sinfín de universos? ¿Platón dio en el blanco cuando dijo hace miles de años que la existencia material está basada en lo invisible?

Hay demasiadas teorías que se contradicen, pero si nos apegamos a la de la interfaz de usuario —el atajo de la naturaleza—, encontrar la realidad definitiva no importa. Los físicos pueden conducir al trabajo y de igual modo saber que en realidad son nubes de energía invisibles. Lo que importa es el sistema nervioso que crea la imagen con la que vivimos. Así como el tiempo y el espacio sólo necesitan ser reales *para uno,* lo mismo ocurre con lo demás. Los religiosos y los ateos pueden estar juntos sin pelear. La discusión sobre la realidad definitiva no terminará pronto. Mientras tanto, cada uno de nosotros sigue en la creación de una realidad personal, y, con suerte, lo hacemos cada vez mejor.

Siga la luz

Si usted es capaz de aceptarse como agente consciente, estamos de su lado. Sin embargo, aún hay una fastidiosa pregunta por responder: ¿qué hace exactamente un agente consciente? En el libro del Génesis, Dios dijo: "Hágase la luz" y hubo luz. Usted es partícipe de ese acto creativo en este momento, excepto que no necesita palabras (seguro Dios tampoco las necesitó). En algún lugar, en silencio, el ladrillo más básico de la creación, la luz, es una realidad al momento de abrir los ojos. ¿Cómo hace de la luz una realidad para usted?

Retrocedamos 13.8 millones de años. En el instante en que ocurrió el Big Bang, el cosmos manó del vacío. La física acepta que cada partícula del universo surge y desaparece en el vacío a gran velocidad, miles de veces por segundo. El vacío tiene varios nombres: vacío cuántico, estado del universo precreado, campo de olas de probabilidad. Sin embargo, el concepto esencial es el mismo. Más real que el universo físico es el campo del potencial infinito de donde vienen el aquí y el ahora. La génesis no se detuvo en el nivel de la mecánica cuántica; todo lo pasado, presente y futuro está ahí, al igual que todo lo imaginable. Por esto hace falta un sistema nervioso infinito para poder percibir la realidad "real".

En lugar de eso, creamos imágenes cerebrales a las que llamamos realidad, a pesar de que son limitadas. El único mundo que existe para los seres humanos refleja la evolución de su sistema nervioso. Las imágenes cerebrales evolucionan. La forma en la que un físico ve el fuego no es la misma en la que un cromañón lo vio (y quizá adoró). Ahora entendemos por qué el cerebro infe-

rior no ha sido eliminado a pesar de que el cerebro ha evolucionado. Todas las versiones anteriores del sistema nervioso —desde
las respuestas sensoriales más primitivas de organismos unicelulares que respondían a la luz solar— son parte del cerebro que tenemos hoy en día. Gracias a la neocorteza, podemos disfrutar la
música de Bach, que para un chimpancé sería puro ruido; pero
si un loco le disparara al clavecinista, reaccionaríamos con todo el
poder primitivo del cerebro reptiliano para luchar y huir.

El cerebro humano no evoluciona solo; sigue una imagen del
mundo que existe en la conciencia. La interfaz mejora para estar
al día con las necesidades de los usuarios. En este momento, usted
es dueño de la versión más nueva de la interfaz, porque participa
de la "imagen del mundo" más reciente de la evolución humana.

¡Uf!

Según la teoría de Hoffman, a la cual llama realismo consciente, "el mundo objetivo está conformado por agentes conscientes
y su experiencia perceptual". Adiós a lo exterior; demos la bien-
venida a lo interior. De hecho, ambos están unidos por el origen.
A la conciencia no le es difícil tejer ambas partes de la realidad.
Nos acercamos al momento en el que es necesario que se abroche
el cinturón de seguridad. En realidad, no hay un mundo exterior
y uno interior. Sólo existe la experiencia de la *qualia*. Los átomos y
las moléculas no son objetos, sino descripciones matemáticas de la
experiencia, como también lo son el espacio y el tiempo. Nuestro
cerebro no es responsable de esto, porque el cerebro también es
simplemente una experiencia de la mente.

Éste es un gran salto que nos da poder inexpresable. Y es literalmente inexpresable, pues nuestros padres y la sociedad no son
capaces de expresarnos quiénes somos en verdad. Somos el origen de la *qualia;* los guardianes de la conciencia que no necesitan doblegarse ante la fuerza de la naturaleza. En nuestras manos
tenemos la clave para hacer que la naturaleza se doblegue ante
nosotros. A pesar de nuestra mente limitada, ordenamos que se
haga la luz, como Dios lo hace con su mente infinita. Aun así,
nuestro conocimiento no libera el poder. Si nos paramos sobre
las vías frente a un tren en movimiento y decimos: "Yo hice esta

realidad", la mente no evitará el desastroso y fatal choque entre la enorme máquina y nuestro pequeño cuerpo.

Los antiguos sabios de la India no se habrían sentido disuadidos por los trenes de diesel (si tales trenes hubieran existido en esa época), pues declaraban que el mundo era tan sólo un sueño. Si sueña que lo atropella un tren, quizá experimente todas las sensaciones de haber sido atropellado, pero es capaz de despertar del sueño. He ahí la diferencia. Despertar de un sueño parece sencillo y natural. Despertar de la realidad física parece imposible, y, mientras estemos en este mundo representativo que llamamos realidad física, sus reglas de conducta seguirán las leyes de movimiento de Newton. Pero ¿eso es definitivo?

Una vez un mago tomó la mano de su aprendiz y le dijo que lo sujetara con fuerza. "¿Ves ese árbol de allá?", le preguntó, y de repente saltó a la copa del árbol junto con su aprendiz. Cuando bajaron, el aprendiz se sintió fatal. Estaba mareado y confundido; tenía el estómago revuelto y vomitó. El mago estaba tranquilo. Ésa fue la reacción de la mente al ver su autoengaño. La mente no puede creer que sea posible brincar a la copa de un árbol con la misma facilidad que en un sueño.

Sabemos que los sueños ocurren en la cabeza, pero ignoramos que la vigilia también ocurre ahí. Sin embargo, una vez que la mente ve su error, una nueva realidad nos acoge. Quizá haya reconocido esta anécdota tomada de la obra de Carlos Castaneda y su famoso mentor, el hechicero yaqui don Juan. Ahora bien, todas las personas sensibles y cuerdas saben que esos libros son de ficción.

Sin embargo, despertar de un sueño es la clave para la iluminación, tal como lo vimos en el capítulo anterior. Es la base de la Vedanta, la tradición espiritual más antigua de la India y que propagó su influencia en toda Asia. Un concepto primordial de la Vedanta es la *Pragya paradha,* el error del intelecto. Este error se reduce a olvidar lo que somos. Al vernos por separado, aislados, nos rendimos a la visión del mundo y aceptamos que nos controlan fuerzas mecánicas. No nos pronunciamos en contra de brincar árboles o caminar por vías de tren. El estado de vigilia tiene sus reglas y sus limitantes. El argumento de la *qualia* pretende regresar a la percepción natural y básica para demostrar que la realidad no está dada. Percibimos lo que nuestro sistema nervioso siente como resultado de la evolución.

Para poner en práctica la teoría, tomemos este nuevo punto de vista y veamos cómo puede cambiar su vida.

ENCIENDA LA INTERFAZ

⊙ No hay realidad conocida sin la conciencia. Usted puede crear la *qualia* que quiera.

⊙ Todos creamos *qualia*. El secreto es hacerlo mejor.

⊙ Para mejorar debemos acercarnos a la fuente creativa.

⊙ La fuente creativa es un campo de posibilidades infinitas.

⊙ Ese campo está en todas partes, incluyendo nuestra propia conciencia.

⊙ Capture la fuente de conciencia pura y tendrá todas las posibilidades al alcance de su mano.

La secuencia anterior representa un conocimiento milenario proveniente de sabios, Einsteins de la conciencia. Una vez que regrese a su fuente, que es pura conciencia, retoma el control de su *qualia*. Si recibe mensajes negativos sobre su vida, que pueden ser pensamientos negativos del interior o eventos negativos del exterior, son *qualia*. Esto implica que pueden ser cambiados si usted cambia su conciencia.

Retomar el control de la *qualia* es la clave para reconfigurar el cerebro y nuestra realidad personal al mismo tiempo. Ante este argumento, los sabios orientales tradicionales sonreirían y afirmarían: "Por supuesto". En la era materialista, la gente se sorprende.

A estas alturas, habrá quienes digan que aquí hay gato encerrado. Leen un libro sobre el cerebro y de repente ¡ya no se habla de él! Ha sido sustituido por la conciencia que permea. Los escépticos no lo aceptan (créannos, hemos discutidos con ellos). No dejan de insistir con obstinación en que la conciencia *es* el cerebro.

A pesar de esto, Hoffman no da un paso atrás. Toma la premisa básica de este libro, que uno es el usuario del cerebro y no al revés, y la lleva al límite: "La conciencia crea la actividad cerebral y los objetos materiales del mundo". En otras palabras, no somos máquinas que aprendieron a pensar; somos pensamientos que aprendieron a hacer máquinas. Una vez que aceptemos esto, la ilusión de realidad colapsará.

La conciencia fuera del cerebro

A estas alturas, ¿qué lado cree que sea el correcto? Si cree que su cerebro es el que crea la conciencia, entonces los materialistas habrán ganado. Y no sólo ellos, también los ateos que creen que la mente muere junto con el cerebro. Asimismo, entran en la lista quienes no tienen nada en contra de Dios, pero sólo aceptan que las piedras son duras, el agua húmeda, etcétera, y todas aquellas experiencias de sentido común que unen al mundo cotidiano. La verdad surgirá al final, y, si es cierto que la conciencia viene antes que el cerebro, debe haber evidencia al respecto.

Entonces revisemos la evidencia experimental. En los años sesenta, los pioneros T. D. Duane y T. Berendt demostraron que los patrones de las ondas cerebrales de dos individuos distintos pueden sincronizarse. El experimento implicaba electroencefalogramas de gemelos idénticos (años antes de que se desarrollaran las técnicas modernas de escaneo cerebral, como las resonancias magnéticas).

Para poder examinar las anécdotas que dicen que los gemelos tienen los mismos sentimientos y las mismas sensaciones físicas, aunque no estén juntos, los investigadores alteraron el electroencefalograma de uno de los gemelos y observaron el efecto que esto tenía en el otro. En 2 de los 15 pares estudiados, cuando un gemelo cerraba los ojos, no sólo producía un ritmo alfa inmediato en su cerebro, sino también en el de su hermano, aunque éste siguiera con los ojos abiertos y estuviera en un cuarto iluminado.

¿Eran parte de una misma mente, que es lo que algunos gemelos idénticos sienten (aunque no todos)? Hay anécdotas impresionantes que refuerzan estos resultados. En su libro exploratorio, *La mente única,* el doctor Larry Dossey presenta el estudio Duane-Berendt y cuenta una historia que sustenta este argumento:

> Un caso mostraba a los gemelos idénticos Ross y Norris McWhirter, conocidos en Gran Bretaña como coeditores del *Libro de récords Guinness.* El 27 de noviembre de 1975, Ross sufrió un atentado; dos hombres le dispararon en la cabeza y en el pecho en la puerta de su casa, en Londres. Según un testigo que estaba con su hermano gemelo, Norris reaccionó de forma espectacular justo al momento de la balacera, como si a él también le hubieran disparado con una "bala invisible".

Hay estudios relacionados que prueban que una mente puede estar conectada con otra, tal como lo indican las correlaciones de ondas cerebrales. (Rudy tiene una melliza llamada Anne. Siempre le sorprende que, cuando él siente unas repentinas ganas de llamarla, ella se siente mal física o mentalmente. De una u otra forma, él intuye su malestar.) Pero no sólo los gemelos están conectados; las madres que amamantan están en sincronía con sus bebés, y los sanadores con sus pacientes. En el marco del materialismo, la existencia de sanadores no es bien vista, pero Dossey cita un estudio pionero sobre sanadores nativos hawaianos, llevado a cabo por la difunta doctora Jeanne Achterberg, fisióloga de la conexión mente-cuerpo a quien le resultaban fascinantes las anécdotas de trabajo a distancia de los sanadores nativos.

En 2005, luego de dos años de investigación, sus colegas y ella juntaron a 11 sanadores hawaianos. En promedio, cada uno tenía una experiencia de 23 años de servicio. Se les pidió a los sanadores que escogieran a una persona con la que hubieran trabajado exitosamente y con quien sintieran una conexión empática. Esta persona fue la receptora de la sanación en un ambiente controlado. Los sanadores describieron sus métodos de maneras variadas; rezos, enviar energía, buenas intenciones, o simplemente pensar y desear lo mejor a los pacientes. Achterberg llamó a los métodos "intencionalidad a distancia" (ID).

Cada receptor fue alejado de su sanador mientras era sometido a una resonancia magnética. De forma aleatoria, se les pidió a los sanadores que enviaran ID en intervalos de dos minutos. No había forma de que los receptores anticiparan la ID; sin embargo, sus cerebros sabían. Se encontraron diferencias significativas entre los periodos experimentales (envío) y de control (no envío) en 10 de los 11 casos. En los periodos de envío, áreas específicas de los cerebros de los sujetos se "encendieron" durante la resonancia, lo cual indicaba que la actividad metabólica había aumentado. No hubo tal actividad en los periodos de no envío. Dossey afirma: "Las áreas del cerebro que se activaron incluyen las áreas anteriores, intermedias y cinguladas, precuneas y frontales. Había una probabilidad inferior a 1 en 10 000 de que estos resultados pudieran explicarse como coincidencias".

En el budismo, y en otras tradiciones espirituales de Oriente, la compasión es una condición universal compartida por la mente humana. Este estudio apoya esta idea, al mostrar que la compasión enviada por uno puede tener efectos físicos medibles en otro que se encuentre lejos. Los lazos empáticos son reales. Pueden cruzar el espacio que nos separa. Esta conexión no es física; es invisible y se extiende fuera del cerebro.

Sabemos que pensar así ya no suele ocurrir de forma natural, aunque 80% de la gente conteste afirmativamente a la pregunta: "¿Dios existe?" Dios debe tener una mente, si es que él (o ella) existe, y sería imposible decir que la mente de Dios fue creada dentro del cerebro humano. Cuando se zarandea su visión del mundo, la gente se incomoda, aunque la evidencia —de físicos, estudios del cerebro y la experiencia de sabios milenarios— ofrezca una realidad alternativa. Ya que una nueva realidad nos beneficiaría a todos, vayamos a la guarida del león y veamos por qué la conciencia *no puede* ser creada por el cerebro.

En enero de 2010, Ray Tallis, erudito, médico y ateo, desafió con intensidad la postura del "cerebro es primero". Su artículo publicado en la revista *New Scientist* se titulaba: "¿Por qué no se encuentra a la conciencia en el cerebro?" Tallis, un "neuroescéptico", ataca la evidencia más básica que hace que los científicos crean que el cerebro antecede a la conciencia: las resonancias magnéticas funcionales que muestran las regiones del cerebro que se encienden en correlación con la actividad mental. Usted ya sabe bastante del tema. Tallis repite algunos de los puntos que hemos mencionado.

Una de las primeras cosas que un científico aprende es que la correlación no es la causa. Los radios se encienden cuando hay música, pero no crean la música. Igualmente, uno podría decir que la actividad cerebral no crea pensamientos, aunque ahora seamos capaces de ver qué partes se encienden.

Las redes neuronales mapean y median la actividad eléctrica. No están pensando en realidad.

La actividad eléctrica no es igual a una experiencia, la cual ocurre en la conciencia.

En relación con el tema, Tallis da otros argumentos reveladores como el siguiente: la ciencia no se ha podido explicar cómo es que vemos el mundo como un todo, pero también podemos seleccionar detalles, si queremos. A esto, Tallis le llama "mezclar sin revolver". Podemos mirar una multitud y ver un mar de caras, pero también podemos ver rostros individuales que reconozcamos. "Mi campo sensorial tiene muchos niveles que mantienen su multiplicidad", dice Tallis. No es posible describir esta habilidad de las neuronas porque en realidad carecen de ella.

Tallis sostiene que pedir al cerebro que "guarde" la memoria es imposible. Las reacciones químicas y eléctricas sólo pasan en el presente. Una sinapsis comienza en este instante, sin rastro alguno de lo que pasó hace un minuto y mucho menos de lo ocurrido hace más tiempo. Las señales químicas que cruzan cada sinapsis regresan a su posición inicial luego de que el disparo termina. Por lo tanto, el cerebro, un sistema físico, no es capaz de recordar lo sucedido en el pasado; sólo la conciencia puede hacerlo. La sal sólo se disuelve con el agua en el momento en el que la mezclamos, pero es incapaz de almacenar el recuerdo de haberse disuelto en 1989.

Tallis hace notar que hay problemas aún más básicos, como el del ser: no hemos localizado el lugar del *yo* en el cerebro, de la persona que tiene la experiencia. Lo único que sabemos es que existimos. Ninguna zona del cerebro se enciende. No se consumen calorías para mantener activo el sentido del ser. En todo caso, si se quisiera demostrar el ser científicamente, un escéptico examinaría resonancias cerebrales para probar que el *yo* no existe, pero claro que existe, con o sin la resonancia cerebral. Está en todo el cerebro. Crea imágenes del mundo sin involucrarse, igual que un artista pinta sin meterse en sus cuadros. Afirmar que el cerebro crea al ser es como decir que las pinturas crean a los artistas. El argumento no se sostiene.

Luego tenemos el principio de la acción. Si el cerebro es una máquina biológica, como dicen los mentalistas (una famosa frase de un experto en inteligencia artificial llama al cerebro "la computadora de carne"), ¿cómo hace una máquina para tomar decisiones nuevas e inesperadas? La computadora más poderosa del mundo no dice: "Quiero vacaciones" o "¿Hablemos de otra cosa?" No tiene más opción que obedecer a su programación.

Así que ¿cómo puede una máquina hecha de neuronas cambiar de parecer, tener impulsos espontáneos, negarse a comportarse de forma razonable y demás cosas complicadas que hacemos porque sí? No puede. Esto nos lleva al libre albedrío, que los deterministas escrupulosos niegan. Todos nos sentimos con la libertad de escoger un platillo de la columna A y otro de la B en un restaurante chino. Si cada reacción cerebral está predeterminada por las leyes químicas y físicas (como aseguran los neurocientíficos), entonces la comida que pidamos dentro de una semana o en 10 años está fuera de nuestro alcance. Esto es absurdo. ¿Somos prisioneros de las leyes físicas o prisioneros de nuestras propias y ciegas suposiciones?

El razonamiento de Tallis es abrumador, pero fue descartado por ser considerado mera filosofía y no ciencia. ("Cállate y calcula", dicta la frase que se repite cuando la mente científica se sale de los límites aceptados.) La neurociencia puede seguir adelante sin responder a los retos, con la defensa de que cada acertijo será resuelto en el futuro. Sin duda, muchos lo serán (y Rudy es parte de ese esfuerzo). Sin embargo, a menos que se establezca un vínculo que demuestre cómo los átomos y las moléculas aprendieron a pensar, la imagen científica de la realidad tendrá errores fatales.

Creemos que hemos presentado las pruebas necesarias. El camino de espinas ha quedado atrás. Lo que queda por hacer es demostrarle cómo puede dominar la *qualia* en su propia vida. Las señales negativas pueden transformarse en señales positivas. Pero lo más importante es que ahora es capaz de aceptar el siguiente paso de su evolución personal.

Soluciones supercerebrales | Bienestar

La felicidad es difícil de alcanzar y todavía más difícil de explicar, pero si queremos experimentar el bienestar —felicidad general y buena salud—, el cerebro debe enviar mensajes positivos en vez de negativos. ¿Qué quiere decir "positivo"? Debe ser algo más que una explosión de impulsos placenteros cuando pasa algo bueno. Las células requieren mensajes positivos para sobrevivir, así que definamos lo positivo como un estado de *qualia*. Si la calidad de nuestra vida mejora con frecuencia, lo visible, los sonidos, los sabores y las texturas estarán en constante cambio, pero en lugar de ser una mezcla caótica, habrá una tendencia hacia el bienestar de por vida.

Usted tiene el poder de crear y conservar los ingredientes del bienestar. El control existe en el interior. Tomemos como ejemplo a dos personas que tienen un trabajo idéntico, el mismo salario, casa, contexto social y educación. Aunado a esto están los años de experiencia. Sin embargo, cada persona procesa sus experiencias de manera distinta. A los 50 años, el señor A se siente cansado, intranquilo, un tanto aburrido y pesimista. Su entusiasmo por la vida empieza a gastarse. Se pregunta si hay algo nuevo que pueda revivir su espíritu. En cambio, el señor B se siente joven, comprometido y vital. Avista nuevos retos por venir. Si le preguntaran, diría que ésta es la mejor etapa de su vida.

Es claro que ambos hombres tienen diferentes niveles de bienestar. ¿Qué ocasionó esta diferencia? En términos cerebrales, todas
las experiencias deben ser procesadas por caminos físicos, como
cuando se metaboliza la energía pura de la comida. Los procesos
químicos se ven iguales en todas las células sanas. Si pudiéramos
medir el metabolismo al observar cada molécula de agua, glucosa,
sal, etcétera, que pasa por la membrana celular, las cantidades utili-
zadas serían tan parecidas que cualquier par de personas procesaría
las experiencias de igual manera. Todo depende de la calidad de
vida, no de la cantidad; por esto nos apoyamos tanto en la *qualia*.

El bienestar es un estado en el que la experiencia tiene la siguiente cualidad general conforme el cerebro la metaboliza:

- De forma sutil, cree que todo estará bien.
- Reconoce que usted mismo está bien.
- Las nuevas experiencias poseen cierta frescura.
- Disfruta el sabor de sus experiencias.
- Pasa el día enfatizando las posibilidades positivas y controla las
  implicaciones negativas.

Estas cualidades son las que el cerebro registra, mas no crea. Esto
es por el simple hecho de que nuestro cerebro no puede tener experiencias propias; sólo usted puede tenerlas y así sumar cualidades, negativas o positivas, a su vida.

Al prestar atención a lo que dicen su humor, sus creencias, sus
deseos, sus esperanzas y sus expectativas, las células del cerebro son
capaces de detectar la calidad de la vida. La neurociencia no puede
medir este proceso constante, porque lo que le interesa son los
datos medidos por la actividad química y eléctrica. Por más pequeños que sean los cambios, con el tiempo la calidad de vida deja
marcas biológicas. Nuestro cerebro muestra marcas de estados subjetivos como la depresión, la soledad, la ansiedad, la hostilidad y el
estrés en general. Irónicamente, los estados positivos tienden a verse planos o normales en las resonancias magnéticas. Sólo en casos
extraordinarios, como en los cerebros de personas que han medi-
tado por mucho tiempo, se observan cambios inusuales. De ambos

lados de la moneda, un nivel alto o bajo de bienestar tiene su origen en cómo metabolizamos las experiencias cada día, instante o segundo.

Metabolizar la experiencia

La conclusión es que podemos mejorar nuestro bienestar si ponemos atención a las sutiles señales subjetivas. Con cuánta frecuencia escuchamos que alguien dice: "Esto no pasa la prueba del olor". ¿Por qué los psicólogos están dando tanto peso a las reacciones inmediatas por considerarlas más confiables que las largas reflexiones racionales? Esto no debería ser un descubrimiento novedoso. Vivimos con la naturaleza humana desde hace mucho tiempo, pero los instintos sutiles que nos permiten tantear nuestro camino en la vida son fáciles de detectar. La mente lanza todo tipo de respuestas secundarias que no nos sirven. Éstas incluyen:

- Negación: no quiero sentir esto.
- Represión: escondo mis verdaderos sentimientos y ahora apenas si sé dónde están.
- Censura: sólo registro buenos sentimientos, los malos deben irse.
- Pena y culpa: los malos sentimientos duelen tanto que debo alejarlos lo antes posible.
- Victimización: me siento mal, pero no merezco nada mejor.

Conocemos bien estos mecanismos psicológicos. Mucha gente termina en terapia por llevarlos al extremo. Por desgracia, podemos sentirnos bien en general y aun así estar dañando nuestro bienestar poco a poco. Una vida de mentiras blancas, de evasión, de autosacrificio e ilusiones mezquinas parece inofensiva, pero al igual que la tortura china, la negatividad avanza gota a gota. Si ve a alguien llevar una vida vacía y amargada, no fue a causa de un evento aislado trágico, sino que el bienestar le fue truncado de forma gradual.

El bienestar depende de que muchas cosas estén bien en el sistema nervioso. Uno no puede atenderlas de forma individual, pues demasiados procesos ocurren al mismo tiempo. A pesar de esta complejidad, es posible empezar a poner atención a las señales sutiles. En la tradición india existen tres tipos de señales sutiles en cada experiencia.

- *Tattva:* las cualidades o aspectos de cada experiencia.
- *Rasa:* el sabor de la experiencia.
- *Bhava:* el humor o el tono emocional de la experiencia.

Veamos cómo están integradas en cada experiencia. Imagine que está de vacaciones en la playa. La *cualidad* de la experiencia sería sentir el sol, el sonido del mar y el viento en las palmeras. Dicho de otro modo, es la sensación compuesta de estar en la playa. El *sabor* de la experiencia es más sutil. Digamos que es dulce, una experiencia relajante que hace al cuerpo sentir que flota en medio de la escena. Finalmente, el *tono emocional* no está determinado por nada de lo anterior. Si está usted en la playa sintiéndose solo o peleando con su pareja, la playa no será la misma que para quien está en una luna de miel feliz o simplemente tomando el sol.

El bienestar se genera en lo sutil. Por tanto, mientras la información en bruto entra al cerebro a través de los cinco sentidos, lo que la hace buena o dañina depende de la cualidad, el sabor y el tono emocional que le imprimamos. No subestimemos al cerebro, ya que es parte vital del ciclo de retroalimentación mente-cuerpo. Hay redes neuronales que nos predisponen a tener reacciones automáticas, negativas o positivas, pero éstas son secundarias. Lo primordial es la persona que interpreta cada experiencia mientras ocurre.

Sutil pero importante

En vez de pensar todo el tiempo cómo debería ser su vida, intente algo diferente. Aprenda a confiar en el poder más holístico que tiene, o sea, sentir. Sentir comprende la base de todo. Veamos, por ejemplo, el *rasa,* el sabor de la vida. En Ayurveda, el conocimiento tradicional médico y de salud indio, hay seis sabores:

dulce, agrio, amargo y salado, los cuatro más comunes, además de picante (como los chiles, las cebollas y el ajo) y astringente (como el té, las manzanas verdes y la piel de las uvas).

Ayurveda extiende el concepto de *rasa* más allá de lo que la lengua percibe. El sabor de la vida es más sutil y penetrante. Esto se hace evidente en las palabras que utilizamos.

Decimos que hay verduras *amargas,* pero también peleas, divorcios, memorias y relaciones.

Decimos que los limones son *agrios,* pero también lo es la envidia, así como hay humores agrios, notas musicales agrias y tratos que se agrían.

Tal parece que hay una experiencia de origen para cada *rasa,* que es como una familia de sabores que permean la vida. En la Ayurveda, si lo dulce pierde equilibrio, el resultado puede ser la obesidad, pero también está vinculado con el letargo y la ansiedad. Éste es un tema demasiado amplio para abordarlo con profundidad en este libro (y demasiado ajeno a la medicina occidental para explicarlo con facilidad), pero cualquiera es capaz de percibir el sabor de la vida y evaluar las diferencias entre lo dulce y lo agrio de la existencia.

En cuanto a *tattva,* o las cualidades, también hay una conexión personal que va más allá de los cinco sentidos. Por ejemplo, el rojo puede ser considerado como una longitud de onda medible dentro del espectro de luz visible, pero también como algo caliente, iracundo, apasionado, sangriento o como una advertencia. El verde es más que una longitud de onda distinta en el espectro; es frescor, calma, y nos recuerda a la primavera. Es de suma importancia darnos cuenta de que estas cualidades humanas son más básicas para la existencia que aquellas medibles y reducidas a simples datos por la ciencia. Si nos desmayamos al ver el color rojo o nos alegramos con los primeros brotes verdes de primavera, no respondemos a la longitud de onda de luz, sino a un complejo de cualidades, sabores y emociones que en conjunto conforman la experiencia.

¿Cuál es la mejor forma de acercarnos a esta complejidad, tan intrincada para tratarla parte por parte? Puede sentir el camino hacia el bienestar si aumenta los ingredientes enriquecedores de la vida, que en sánscrito se llaman *sattva,* cuya traducción, comúnmente, es "pureza". Una vida *sattvica* tiene efectos holísticos a medida que comenzamos a refinar nuestras sensaciones en todos los contextos.

CÓMO DAR PREFERENCIA A LA PUREZA

- ⊚ Agregue dulzura a su vida y disminuya lo que sea agrio o amargo.
- ⊚ Reduzca los niveles de estrés que hay entre usted y los demás; fomente el respeto, la dignidad, la tolerancia y las interacciones amistosas.
- ⊚ Actúe por amor, siempre que sea posible. Sea compasivo. (Pero no se obligue a adoptar una positividad artificial y rígida. No es su papel sonreír como robot.)
- ⊚ Venere a la naturaleza. Recurra a ella para apreciar su belleza.
- ⊚ Encuentre la calma interior. No contribuya a la agitación que lo rodea.
- ⊚ No pisotee el nivel sutil de sensaciones de los demás. Sea consciente de que cada situación tiene una sensación y un humor que merece respeto.
- ⊚ Practique la no violencia. No mate ni lastime a los seres vivos.
- ⊚ Sea servicial. Deje que el mundo sea tan cercano a usted como lo es su familia.
- ⊚ Diga la verdad sin crudeza.
- ⊚ Haga lo que sabe que es correcto.
- ⊚ Busque la presencia divina.

Ésta es la guía para una vida sencilla y bien regulada que evita la agitación y el caos. Como marco de referencia, permite una cantidad considerable de interpretación personal. Podemos decidir qué hace dulce a nuestra vida, por ejemplo. En la tradición india, la dieta es primordial, y la *rasa,* o sabor, dulce es preferible. Una dieta *sattvica* da ligereza al cuerpo y al alma. Está es esencialmente vegetariana y tiene como base la fruta, la leche, los granos, las nueces y otros alimentos dulces.

Pero la vida no siempre puede ser dulce. La intención original de los sabios védicos no era señalar algunas *rasas* como buenas y otras como malas. (Cada *rasa,* incluido lo amargo y lo astringente, es una experiencia metabólica.) Los sabios destacaban la importancia de enviar señales positivas al cerebro y recibir señales positivas en respuesta. Puesto que el cerebro es la creación de la conciencia, la *sattva* comienza ahí. Si practicamos la pureza porque se siente bien y así queremos sentirnos, nuestro cerebro será capaz de funcionar con una autorregulación superior. La mejor autorregulación es automática, pero primero hay que inculcarla. Entonces podremos encargar más y más tareas a nuestro sistema nervioso autónomo, con la seguridad de que mantendrá el bienestar de las células, los tejidos y los órganos. El resultado será una vida más feliz y sana, y con mayor riqueza espiritual.

EPÍLOGO DEL DR. TANZI
Un panorama esperanzador
para los enfermos de Alzheimer

Resulta fascinante conectar la mente y el cerebro, pero cuando la conexión se pierde, se produce una reacción de terror. He pasado mi vida profesional investigando el lado oculto del cerebro. En el proyecto del genoma del Alzheimer, mi equipo y yo seguimos en la búsqueda de los genes involucrados con la forma más común y devastadora de la demencia (hasta el momento llevamos más de 100). Escribir este libro me dio la oportunidad de tomar distancia y ponderar el cerebro desde una perspectiva más amplia. Cuanto más sepamos de la mente, más patrones y más posibilidades adquieren nuestras investigaciones sobre el cerebro.

Quien investiga el cáncer tiene una presión inmensa para encontrar una cura, muy parecida a la que tenemos los que estudiamos el Alzheimer. Conforme la esperanza de vida aumenta, también el número de casos. Hasta el momento hay más de cinco millones de estadounidenses y 38 millones de personas en el mundo que padecen esta enfermedad. Se prevé que, para 2040, Estados Unidos albergará más de 14 millones de enfermos de Alzheimer, y en el planeta habrá más de 100 millones de casos si no desarrollamos terapias preventivas eficaces.

Por ahora, los estudios genéticos son nuestra mejor opción para erradicar el Alzheimer. Si descubrimos todos los genes ligados al Alzheimer, algún día será posible predecir a temprana edad el riesgo que tenemos de contraerla. En el caso de aquellos con predisposición genética alta, es probable que sea necesario hacerles exámenes de detección presintomática a los 30 o 40 años. Sabemos que los cambios del cerebro ocurren años antes que los primeros signos de pérdida de memoria. En una cruel progresión, el Alzheimer destruye las áreas del cerebro responsables de la memoria y el aprendizaje. La esperanza inmediata sería fortalecer a los individuos con riesgo alto por medio de terapias que puedan truncar la progresión de la enfermedad antes de que llegue la demencia.

Una vez que se desarrollen medicamentos que lo hagan, esperamos poder prevenir el Alzheimer antes de que cualquier síntoma clínico del deterioro cognitivo se manifieste. La llamada "estrategia farmacogenética" se basa en "predicción temprana-detección temprana-prevención temprana". Si estas tres acciones se vinculan, con suerte lograremos detener el Alzheimer antes de que empiece. Es una estrategia general que se remonta a la prevención de la viruela con una vacuna infantil, y que se ha expandido para fomentar la prevención del cáncer pulmonar dejando de fumar. Se puede adoptar una estrategia similar para prevenir otras enfermedades y otros padecimientos relacionados con la edad, como cardiopatías, cáncer, apoplejías y diabetes.

¿El estilo de vida influye en la aparición del Alzheimer? Todavía no podemos responder esta pregunta del todo, pero deseo prepararme para la posibilidad de hacerlo. La mente es el siguiente horizonte. Cualquier cambio en el estilo de vida comienza ahí. Para empezar, uno tiene que querer cambiar y luego guiar al cerebro a la creación de redes neuronales nuevas que apoyen nuestra decisión de cambio. Ya sabemos que eso de "úsalo o piérdelo" también es aplicable al cerebro en general, en particular en lo referente a conservar la agudeza de la memoria intacta para toda la vida. Cuando empecé a trabajar con Deepak, investigamos con profundidad la conexión cuerpo-mente. Al desarrollar el "estilo de vida ideal para el cerebro" no nos referíamos al Alzheimer en particular. Tampoco estamos diciendo que el Alzheimer se presente porque el paciente no vivió su vida de la forma correcta. La mayoría de las veces, la combinación entre genética y estilo de vida causa la enfermedad, y ciertos factores genéticos son demasiado difíciles de subsanar a través de un estilo de vida saludable.

Casi todos heredamos variaciones genéticas que pueden aumentar o disminuir nuestro riesgo de padecer Alzheimer. La combinación de estas variaciones con factores ambientales determina nuestro riesgo individual de enfermarnos. Los principales factores de riesgo incluyen una gama de posibilidades, que comprenden depresión, apoplejías, trauma cerebral, obesidad, colesterol alto, diabetes, e incluso la soledad.

Los genes que influyen en el riesgo de desarrollar Alzheimer se dividen en dos categorías: deterministas y susceptibilidad. Una pequeña parte de los individuos (menos de 5%) muestra síntomas de la enfermedad antes de los 60 años. Muchas veces esto se debe a las mutaciones en uno de los tres genes que mis colegas y yo descubrimos. Estas mutaciones heredadas casi garantizan la aparición de la enfermedad a los 40 o 50. Por suerte, son mutaciones muy raras. En la mayoría de los casos, el Alzheimer ataca a partir de los 60 años. En estos casos ya hemos descubierto genes con las variantes que influyen en la susceptibilidad. Dichas variantes no necesariamente causan la enfermedad, pero cuando se heredan, confieren un mayor o menor riesgo de padecerla a medida que se envejece.

La buena noticia es que, en muchos casos de Alzheimer, el estilo de vida tiene el potencial de truncar la disposición genética a la enfermedad. El panorama genético es similar en la mayoría de los padecimientos vinculados con la edad, como cardiopatías, apoplejías y diabetes. ¿Es posible que ciertos comportamientos indiquen un patrón de actividad cerebral que pueda ser tratado tempranamente? Hay investigaciones sobre autismo que se preguntan lo mismo en el caso de niños que aún no muestran síntomas del trastorno, pero que ladean la cabeza de cierta forma que es precursora del autismo. El público en general ha pasado por alto uno de los avances más grandes de las investigaciones del cerebro. El foco de atención se ha movido de la sinapsis a la red neuronal. Durante décadas, la neurociencia se enfocó en cómo la sinapsis —la comunicación entre dos neuronas— funciona en los individuos. El trabajo de investigación fue extenuante y meticuloso. Imagine intentar detener un rayo conforme pasa por el cielo, sólo que a una escala millones de veces menor. Los descubrimientos importantes, que fueron lentos, implicaron congelar el tejido cerebral para extraer las moléculas mensajeras conocidas como neurotransmisores. El estudio de dos de ellos en particular, la serotonina y la dopamina, permitieron hacer grandes avances en el tratamiento de transtornos como la depresión y la enfermedad de Parkinson.

Pero el estudio de la sinapsis no nos llevó muy lejos. Es claro, por ejemplo, que hay diferentes tipos de depresión, cada uno con su propia firma química. Sin embargo, los antidepresivos de amplio espectro no servían para identificar cada tipo, ya que no era probable que el rango de síntomas del paciente A fuera igual que el del paciente B, aunque ambos experimentaran tristeza, impotencia, fatiga, sueño irregular, pérdida del apetito, etcétera. La depresión forma redes neuronales únicas, que varían de individuo a individuo.

Por eso surgió una estrategia de sistemas, que implicaba observar patrones más amplios de redes que se extienden más allá de la sinapsis. Si en su casa examina un solo fusible no es muy diferente a ver todo el cableado. No ocurre así con el cerebro. Las redes neuronales están vivas, son dinámicas y están interrelacionadas de manera que los cambios en las conexiones reverberan por todo el sistema nervioso.

Por abstracto que resulte, el estudio de las redes abre un número sorprendente de puertas. Confrontamos al cerebro como un proceso fluido, no un objeto. Puesto que pensar y sentir también son procesos fluidos, es como ver dos universos paralelos. (La mente inconsciente puede ser considerada paralela a la materia "oscura" y la energía que controlan de forma misteriosa los eventos del cosmos visible.) En este amplio panorama, las neuronas actúan en sincronía con lo que sucede a su alrededor, e incluso los genes participan. Lejos de permanecer quietos y en silencio en el corazón de las células, sus genes se activan y se desactivan, y cambian su desempeño químico dependiendo de lo que pase en su vida. La conducta da forma a la biología. Con esa consigna, la investigación nos muestra que los cambios positivos en el estilo de vida, como la dieta, el ejercicio, el manejo del estrés y la meditación, influyen en 400 o 500 genes, y probablemente en más.

¿Qué puede hacer usted para prevenir o postergar la aparición del Alzheimer? Adopte el estilo de vida que se ha demostrado que funciona para prevenir otras enfermedades. Para empezar, haga ejercicio. Un colega cercano, Sam Sisodia, demostró que proveer a los sujetos de estudio (ratones con mutaciones de Alzheimer humano) de ruedas para hacer ejercicio por las noches, disminuyó la patología cerebral de forma considerable. El ejercicio puede promover la actividad genética que reduce los niveles de beta-amiloide del cerebro. Estudios epidemiológicos confirman que el ejercicio moderado (tres veces por semana durante una hora) puede reducir el riesgo de padecer Alzheimer. Una prueba clínica demostró que 60 minutos de ejercicio intenso dos veces por semana era capaz de frenar el progreso de la enfermedad, una vez que ésta estaba en su etapa inicial.

Lo segundo es la dieta. La regla general es que si lo que comemos es bueno para nuestro corazón, entonces es bueno para el cerebro. Tal como lo mencionamos, la dieta mediterránea, rica en aceite de oliva virgen y cantidades moderadas de vino tinto y chocolate amargo, está asociada con un riesgo menor de contraer el Alzheimer. Un método preventivo simple implica sólo comer menos. En animales, la restricción calórica aumenta la longevidad y disminuye la aparición de enfermedades cerebrales. (Más recientemente, se ha propuesto el uso del aceite de coco virgen para tratar y prevenir la enfermedad. Sin embargo, se requieren más resultados concluyentes para evaluar dicha afirmación.)

Conforme lee este libro está reforzando el tercer método de prevención: la estimulación intelectual, la cual promueve el desarrollo de nuevas sinapsis en el cerebro. Cada nueva sinapsis fortalece las existentes. Al igual que guardar dinero en el banco, desarrollar nuevas sinapsis implica que no estará en la bancarrota antes de la aparición de la enfermedad. Aunque afecta a gente con cualquier nivel de escolaridad, algunos estudios sugieren que tener estudios universitarios puede protegernos. Quizá algo más importante que la estimulación intelectual es el compromiso social. Una mayor interacción social se asocia con la reducción de riesgos, mientras que se ha reportado que la soledad es un factor de riesgo para contraer la enfermedad.

Sería estupendo que el Alzheimer pudiera dar la misma vuelta de tuerca que el cáncer. Hace 10 años, la tendencia hacia el cáncer era la detección temprana, el uso de medicamentos, radiación y cirugía. Hoy en día, el reporte más reciente del Centro de Control de Enfermedades (2012) estima que dos tercios de los casos de cáncer son prevenibles a través de un estilo de vida proactivo, que evite la obesidad y el tabaquismo. Otros centros oncológicos calculan que se previene hasta 90 o 95% de los casos con este cambio.

Las señales de progreso en todos los frentes —el químico, el genético, el conductual y el estilo de vida— son prometedoras. Sin embargo, no me habrían llevado a escribir sobre el supercerebro. En mi campo, uno puede prosperar si es un gran técnico, si delinea su nicho científico a través del análisis de cada diminuto aspecto de una enfermedad. Es posible llegar muy lejos en la ciencia si se deja de especular y se obedece la máxima "cállate y calcula". La ciencia dura está orgullosa de su estatus en la sociedad, pero también he visto de cerca que este orgullo puede llegar a convertirse en arrogancia cuando llega el momento de contemplar las contribuciones metafísicas y filosóficas en el desarrollo de teorías científicas. Este enérgico rechazo a cualquier cosa que no pueda ser medida y reducida a datos duros me parece digno de una mente extremadamente estrecha. ¿Cómo puede tener sentido rechazar la mente, sin importar lo invisible e imprecisa que sea, cuando la ciencia entera es un proyecto mental? Los más grandes descubrimientos científicos del futuro muchas veces empiezan como sueños del pasado.

El supercerebro representa los esfuerzos de dos investigadores serios, ambos con formación médica, que desean ahondar lo más posible en la conexión mente-cerebro. Es una elección atrevida para un neuroinvestigador "serio" adoptar la postura de que "la conciencia es primero", pero la evolución de mi forma pensar me ha traído aquí —como también guió a personajes eminentes de la talla de Wilder Penfield y sir John Eccles antes que a mí—. A mi parecer, los neurocientíficos no pueden permitirse ignorar la interconexión con la conciencia, porque decir que "el cerebro debe ir antes" puede hacerlos culpables de proteger su territorio más que de ser científicos reales que buscan la verdad, adonde sea que los lleve.

La verdad sobre la conciencia involucra más que sólo electrones que rebotan entre sí dentro del cerebro. Decidí dedicarme a la investigación del Alzheimer para resolver el difícil rompecabezas fisiológico, pero también por la compasión que sentía, sobre todo al ver a mi abuela sucumbir ante la enfermedad. Cuando el Alzheimer ataca, quienes lo padecen y sus allegados se sienten traicionados por completo. Incluso las primeras etapas son aterradoras. Los primeros síntomas incluyen un "impedimento cognitivo leve", lo cual parecería bastante inofensivo. Sin embargo, una vez que llega, el impedimento no es leve en absoluto, los pacientes comienzan a tener problemas con las actividades diarias y no pueden hacer varias cosas a la vez. Conforme las palabras se vuelven más difíciles de hallar, el paciente experimenta mayor dificultad para hablar y escribir.

Peor que esto es la sensación de fatalidad. No hay vuelta atrás una vez que el progreso empieza. Los recuerdos viejos se van, y los nuevos no pueden formarse. A la larga, quien sufre la enfermedad pierde noción de su condición, pero para entonces el trabajo de cuidado de tiempo completo corre a cargo de la familia inmediata. Se estima que hay más de 15 millones de cuidadores no remunerados a cargo de pacientes con Alzheimer. Este terrible ladrón de mentes crea sufrimiento dondequiera que va.

La compasión afecta a cualquiera que atestigüe la epidemia de primera mano, pero podemos esforzarnos por transformar la lástima y la fatalidad en algo más. ¿Por qué no tomar la realidad del Alzheimer como un estímulo para usar nuestros cerebros de la mejor manera posible en las décadas previas al envejecimiento? El Alzheimer aniquila el sueño de la vejez como una etapa de satisfacción en la vida. Antes de ganar la guerra y curar la enfermedad, cada uno de nosotros puede ganar otra batalla si usamos nuestros cerebros, desde temprana edad —desde la infancia—, para tener una vida satisfactoria. Ésa es la visión del supercerebro, la parte del libro más importante para mí.

Como especie, debemos tomarnos tiempo todos los días para dar gracias por este impresionante órgano que trabaja en nuestra cabeza. Su cerebro no sólo transmite el mundo sino que lo crea. Si podemos dominar nuestro cerebro, podemos dominar nuestra realidad. Una vez que la mente desata su gran poder, el resultado será una conciencia más grande, un cuerpo más sano, una tendencia a la felicidad y un crecimiento personal ilimitado. Los nuevos descubrimientos sobre la capacidad del cerebro para regenerarse y renovarse seguirán sorprendiéndonos. Esa renovación de las redes es física, pero es una respuesta a intenciones mentales. No debemos olvidar nunca que el verdadero lugar de la existencia humana está en la mente, a la que el cerebro venera como el más devoto e íntimo servidor.

EPÍLOGO DEL DR. CHOPRA
Más allá de las fronteras

Es probable que pasen décadas antes de que el supercerebro logre un verdadero impacto. Comenzamos por pedirle que creara una relación nueva con su cerebro y dominara su maravillosa complejidad. El mejor usuario del cerebro es también un líder inspirador. Esperamos que esté más cerca de desempeñar ese papel. Si es así, usted es el futuro y dará el siguiente paso en la evolución del cerebro humano.

La neurociencia sigue siendo reveladora en su época dorada, obsesionada con emparejar áreas de actividad cerebral con conductas específicas. Ése ha sido un proyecto productivo, pero se ha encontrado con contradicciones, como sucede cuando tratamos de reducir la mente a un mecanismo físico. Los seres humanos no somos marionetas operadas por el cerebro. Sin embargo, los neurocientíficos tampoco pueden tomar una postura definida al respecto. Por ejemplo, las investigaciones más recientes sobre adicción a las drogas se han tornado muy específicas respecto del daño que causan la cocaína, la heroína y las metanfetaminas a los receptores opioides. Este daño es permanente y nos hace desear mayores dosis. En algún punto, todo adicto deja de sentir el efecto de las drogas, pero mantiene el hábito destructivo con tal de sentirse normal.

Esta imagen es evidencia sólida de que la adicción ejemplifica de forma cruel que las drogas son las que usan al adicto y no al revés. Algunos expertos citan estas investigaciones y declaran que es imposible romper la adicción; las sustancias tóxicas se aferran con mano de acero. Aun así, la gente supera las adicciones. Confrontan a sus cerebros devastados y logran imponer su voluntad. Afirmar: "Puedo contra esto" no siempre funciona, pero muchas veces sí. Es un grito que viene de la mente, no del cerebro. Expresa decisión y libre albedrío. Puesto que estos aspectos carecen de popularidad dentro de la neurociencia, hemos trabajado mucho en este libro para restaurar su valor.

Nuestra segunda meta era que la conciencia superior fuera creíble. Estaba feliz de trabajar con un investigador brillante, porque me queda claro que la sociedad moderna no está dispuesta a aceptar la iluminación si no hay datos que la respalden. Los datos están ahí, abundan. El cerebro sigue el camino que señala la mente, incluso en los dominios de Dios. De todos los mensajes enviados al cerebro, los más sutiles, que no son del todo silenciosos, son guiños de divinidad. Millones de personas no prestan atención a estos mensajes, porque el silencio pasa inadvertido en medio del ritmo y el ruido cotidianos. Pero también el sistema de valores de la ciencia dificulta la creencia en la existencia de Dios, un ser invisible que no deja marca en el mundo físico.

Muchas de las cosas que damos por sentadas no parecerían reales si se midieran con evidencia física, empezando por la música y las matemáticas, y terminando con el amor y la compasión. Después de escribir este libro, me di cuenta de que Dios no es un lujo o un plus de la existencia diaria. Más allá de la religión organizada, la cual muchos abandonan, existe la necesidad de creer en una fuente de la conciencia. De no ser así, seríamos como Lois Lane en un momento gracioso de la primera película de *Superman* (1978).

Lois ha sido lanzada de un rascacielos y va directo a su muerte. Al ver esto, Clark Kent se mete dentro de una caseta telefónica y se pone su disfraz de Superman por primera vez. Vuela hacia Lois, la agarra en plena caída y le dice: "No se preocupe, señorita. Yo la sostengo". Lois está perpleja y, con los ojos desorbitados, exclama: "Pero ¿quién lo sostiene a usted?" La misma pregunta se aplica a la conciencia. Necesita de alguien o algo que la sostenga, y ese alguien es la conciencia a la que por costumbre llamamos Dios. Si no existiera Dios, tendría que ser inventado. ¿Por qué?

Analicemos el argumento de que "el cerebro es primero". Si la conciencia surgiera de interacciones químicas del cerebro, como dice el argumento, no hace falta un Dios. Los átomos y las moléculas se encargan de la mente por sí solos.

Sin embargo, hemos argumentado que es imposible que el cerebro cree conciencia. Nadie ha estado cerca de demostrar la transformación mágica que permite que las sales, la glucosa, el potasio y el agua piensen. A la sociedad moderna le parece primitivo que nuestros ancestros más remotos alabaran a los espíritus de los árboles, las montañas y otros ídolos y tótems —práctica conocida como animismo—. Esa gente atribuía una mente a las cosas. Pero ¿acaso la ciencia no es culpable del animismo cuando afirma que las sustancias químicas del cerebro piensan? Lo contrario es más plausible. La conciencia —la agencialidad invisible de la mente— creó al cerebro y lo ha usado desde que los primeros organismos caminaron por el mundo. Conforme evolucionó la conciencia, modificó al cerebro para sus propios propósitos, ya que el cerebro es sólo la representación física de la mente.

Al principio, darle la vuelta al argumento neurocientífico provoca una conmoción. Sin embargo, le da a Dios una nueva oportunidad de vida (no es que haya muerto alguna vez). Por un instante, deshágase de toda imagen de Dios. En vez de eso, imagine una mente con las mismas cualidades que la suya. Ésta es capaz de pensar y crear. Disfruta de sus nuevas posibilidades: puede amar, y lo que más ama es estar vivo. Ésta es la mente de Dios. Lo que hace que tal mente sea tan controvertida es que no es posible localizarla. Cruza todos los límites. Opera en todas las dimensiones sin importar el pasado, el presente o el futuro. Todas las tradiciones espirituales tienen un Dios así. Pero esta concepción se ha deteriorado con el tiempo. Hoy en día decimos que Dios es cuestión de fe y no un hecho de la naturaleza.

El cerebro recupera a Dios como un hecho. Una vez que se desmorona el argumento de que "el cerebro es primero", lo único que queda es la mente que se sostiene a sí misma, que siempre ha existido y permea el cosmos. Si esto parece difícil de digerir, piense en los navegantes del Medioevo que apenas habían aprendido a usar piezas de magnetita que están magnetizadas de forma natural. Al estar suspendido de un hilo, el imán apuntaba al norte como una brújula primitiva. Si usted le dijera a un navegante del Medioevo que el magnetismo está en todas partes y no sólo en una piedra, ¿le creería?

Hoy en día damos por sentado que todos tenemos una mente, y nos aferramos a un preciado fragmento de conciencia tal como los marineros lo hacían con los imanes. Pero lo cierto es que somos partícipes de una misma mente, que no ha perdido su estatus infinito al existir dentro de cada ser humano.

Estamos tan unidos a nuestros propios pensamientos y deseos que no nos cuesta nada decir "mi mente". Sin embargo, la conciencia podría ser un campo como el electromagnetismo, presente en todo el universo. Las señales eléctricas permean el cerebro, pero no por ello decimos "mi electricidad", y por eso resulta peculiar que afirmemos "mi mente". Erwin Schröndinger, pionero de la física cuántica, hizo declaraciones directas al respecto en muchas ocasiones. Aquí hay tres:

"No tiene sentido dividir o multiplicar la conciencia."

"En realidad sólo hay una mente."

"La conciencia es un singular sin plural."

Aunque suene metafísico, nos ayuda a recordar que sólo hay un único espacio y un tiempo en el cosmos, aunque por conveniencia los dividamos en porciones pequeñas.

Algún día la ciencia se pondrá al día con estos asuntos. El encuentro es ineludible, porque ya pasó. La piedra ya cayó al estanque, y nadie sabe qué tan lejos llegarán las ondas. Max Planck, famoso por dar comienzo a la revolución cuántica hace ya más de un siglo, dijo algo sorprendente y misterioso: "El universo sabe que estamos en camino". El campo de la mente es tan viejo como el universo, en tanto que el cerebro humano es productor de la evolución. ¿En qué dirección evolucionará ahora? Nadie lo sabe, pero yo me inclino por un gran salto que nos lleve a aceptar dos palabras del sánscrito: *Aham Brahmasmi,* "yo soy el universo". Aunque pareciera un salto atrás en el tiempo, los sabios védicos hablaban de un nivel de conciencia superior. El paso del tiempo no hace de "¿Quién soy?" una pregunta anticuada. Sería increíble que la sociedad contemporánea se pusiera al día con la sabiduría antigua. Entonces, ¿por qué no hacerlo?

Los cerebros de Buda, de Jesús y de los rishis, sabios iluminados de la India, alcanzaron un nivel de conciencia que nos ha inspirado durante siglos; sin embargo, como creación biológica, esos cerebros no eran muy diferentes a los del adulto promedio actual. El cerebro de Buda siguió el camino que la mente marcaba, y por eso todos los maestros espirituales dicen que cualquiera puede hacer el mismo viaje. Sólo es cuestión de poner un pie en el camino y prestar atención a las sutiles señales que el cerebro avista. Puesto que está en sincronía a nivel cuántico, el cerebro puede asimilar lo que sea que la creación le ofrezca. Entonces, Dios no prefería a los grandes santos y sabios por encima de nosotros; es sólo que ellos fueron valientes y siguieron el camino que lleva a la fuente de la conciencia.

Si los sabios iluminados estuvieran versados en el idioma de la ciencia, dirían: "El universo es un todo íntegro en constante movimiento". En realidad, esto lo dijo el visionario y físico inglés David Bohm. Es el equivalente de afirmar: "Es imposible pararse en el mismo río dos veces". Así, los misterios vuelven a surgir como hipótesis científicas.

Soy optimista y espero ver que la validación de la conciencia alcance aceptación científica total durante la siguiente década. Las barreras que nos mantienen en lo terrenal fueron fabricadas por nosotros mismos. Entre ellas está la que divide al mundo de "adentro" del de "afuera". Otra barrera separa a la mente humana como un producto único del universo, el cual carece de inteligencia. Al menos eso afirman las teorías cosmológicas dominantes. Sin embargo, en el pensamiento especulativo hay cosmólogos que han tenido la osadía de ver hacia otro lado, hacia el universo repleto de inteligencia, creatividad y autoconsciencia. Dicho universo sabría definitivamente que estamos en camino.

Este libro ha abordado muchos conceptos complejos. Pero de éste dependen todos los demás: la creación de la realidad es tarea de cada persona. No hay una forma real de ver el mundo, un ancla que podamos lanzar por la borda de una buena vez por todas. La realidad (gracias a Dios) sigue en evolución, y la prueba más evidente de ello está en el cerebro. Realidad tras realidad radican dentro de él. La realidad del cerebro reptiliano sigue ahí, pero ha sido incorporada a través de la evolución de realidades superiores, cada una empatada con una nueva estructura física.

El cerebro refleja la realidad que cada uno crea en este instante. La mente es el jinete; el cerebro, el caballo. Cualquiera que haya cabalgado sabe que los caballos pueden poner resistencia, asustarse, dejar de pastar o salir corriendo. El jinete aguanta todo esto, pero la mayor parte del tiempo él manda. Todos nos relacionamos con nuestro cerebro soportando los periodos en los que las reacciones arraigadas, los impulsos y los hábitos están en control. Ningún caballo ha corrido tan rápido como el cerebro cuando pierde el control. La base física de la adicción a las drogas, la esquizofrenia y otros trastornos es innegable.

Sin embargo, la mayor parte del tiempo la mente está en la silla de montar. El control consciente es nuestro desde siempre. No hay límites para lo que el cerebro puede lograr. Sería irónico si alguien le diera la espalda al supercerebro por parecerle demasiado increíble, porque, si tan sólo pudiera ver su potencial, se daría cuenta de que usted ya tiene un supercerebro.

AGRADECIMIENTOS

Deepak Chopra

La elaboración de este libro requirió el apoyo de muchas personas que se han convertido en miembros de mi familia extendida, la cual siempre se ayuda, es cordial y nunca se pelea en la cena de Navidad. En el Chopra Center, mi vida está en manos de Carolyn, Felicia y Tori, quienes la llevan mejor de lo que yo mismo lo haría. El mismo cuidado ponen a mis textos Julia Pastore, Tina Constable y Tara Gilbride. Les agradezco con todo mi cariño, así como a mi familia, que siempre me acompaña.

Me llevó más de dos décadas considerar la posibilidad de trabajar en colaboración con alguien más, pero ahora que esa fase ha comenzado, deseo reconocer que Rudy ha sido el mejor colaborador, así como el ejemplo más sorprendente de un científico consumado que posee una visión espiritual de las posibilidades que tiene la vida.

Rudolph E. Tanzi

No habría sido posible contribuir en este libro sin el incansable apoyo, consejo e inspiración de mi querida esposa, Dora, y sin el amor de nuestra hermosa hija, Lyla. A lo largo de la vida, he tenido la fortuna de que mi familia siempre ha destacado la importancia del amor y el equilibrio entre el desarrollo mental y el espiritual. También deseo agradecer a Julia Pastore, Tina Constable y Tara Gilbride, quienes compartieron nuestra pasión y visión, e hicieron de este libro una realidad.

Por último, quiero agradecer a Deepak por ser el mejor colaborador y por volverse no sólo un gran amigo, sino un querido hermano, durante el proceso de escritura de *Súper mente*. La mirada única y maravillosa de Deepak sobre los aspectos científicos y espirituales del mundo, junto con su impecable capacidad para ponerla en palabras, ha hecho de la redacción de este texto una auténtica dicha.

CONOCER A DIOS

Según Deepak Chopra, el cerebro tiene la capacidad de conocer a Dios. El sistema nervioso humano tiene siete respuestas biológicas que corresponden a los siete niveles de la experiencia divina. Pero estos siete niveles no pertenecen a una sola religión (ya que son compartidos por todas las religiones), sino que existen debido a la necesidad del cerebro de encontrar significado en un universo infinito y caótico. *Conocer a Dios* describe la búsqueda que todos y cada uno de nosotros emprendemos, tanto si lo sabemos como si no. En palabras del propio Chopra, "Nosotros evolucionamos para encontrar a Dios... Para nosotros, Dios no es una elección sino una necesidad".

Espiritualidad

LA RECETA DE LA FELICIDAD
Las siete claves de la felicidad y la iluminación

La felicidad es algo que todos deseamos, pero cómo encontrarla sigue siendo un misterio. En *La receta de la felicidad*, Chopra nos muestra siete claves para descubrir los verdaderos secretos de la alegría, llevándonos en un inspirador viaje hacia nuestro yo verdadero, el único lugar indiferente a los problemas y las desgracias. "La finalidad de la vida es la expansión de la felicidad", nos dice Chopra. Pero en el exigente mundo de hoy, lograr esta meta puede parecer difícil, si no completamente fuera de nuestro alcance. *La receta de la felicidad* comparte los principios espirituales de una vida basada en el yo verdadero que existe en cada uno de nosotros.

Autoayuda

VIAJE HACIA EL BIENESTAR

Viaje hacia el bienestar agrupa las principales ideas de Chopra y las organiza de tal manera que crean un auténtico viaje trascendental hasta el bienestar. A lo largo del camino, descubriremos que los pensamientos y sentimientos pueden, en realidad, cambiar nuestra biología. Aprenderemos a superar las limitaciones autoimpuestas que crean negatividad y enfermedades, y a buscar ese lugar en nuestro interior que está alineado con la inteligencia infinita del universo.

Autoayuda

REINVENTAR EL CUERPO, RESUCITAR EL ALMA
Cómo crear un nuevo tú

"Tu cuerpo físico es una ficción" nos dice Chopra. Cada célula está compuesta de dos elementos básicos: conciencia y energía. Aquí aprenderás a aprovechar esos elementos para cambiar los patrones de energía distorsionados que son la causa de las enfer-medades y el envejecimiento. Pero la transformación no trata sólo del cuerpo; debe incorporar también el alma, que en realidad crea el cuerpo. Y sólo al llegar a ella alcanzarás tu máximo potencial, y conseguirás mayor percepción, inteligencia y creatividad en todos los aspectos de tu vida. *Reinventar el cuerpo, resucitar el alma* ofrece 10 pasos que nos llevarán a la auto transformación.

Religión/Espiritualidad

TAMBIÉN DISPONIBLE
El tercer Jesús

VINTAGE ESPAÑOL
Disponibles en su librería favorita.
www.vintageespanol.com